主编——王 亮 马远征

骨内科临床实践

科学技术文献出版社
SCIENTIFIC AND TECHNICAL DOCUMENTATION PRESS
·北京·

图书在版编目（CIP）数据

骨内科临床实践/王亮，马远征主编 . —北京：科学技术文献出版社，2019. 8
ISBN 978-7-5189-5815-3

Ⅰ. ①骨…　Ⅱ. ①王…②马…　Ⅲ. ①骨科学—内科学　Ⅳ. ①R68

中国版本图书馆 CIP 数据核字（2019）第 150756 号

骨内科临床实践

策划编辑：张博冲　　责任编辑：李　丹　张博冲　　责任校对：张吲哚　　责任出版：张志平

出　版　者	科学技术文献出版社
地　　　址	北京市复兴路 15 号　邮编 100038
编　务　部	（010）58882938，58882087（传真）
发　行　部	（010）58882868，58882870（传真）
邮　购　部	（010）58882873
官方网址	www. stdp. com. cn
发　行　者	科学技术文献出版社发行　全国各地新华书店经销
印　刷　者	北京虎彩文化传播有限公司
版　　　次	2019 年 8 月第 1 版　2019 年 8 月第 1 次印刷
开　　　本	787×1092　1/16
字　　　数	520 千
印　　　张	23
书　　　号	ISBN 978-7-5189-5815-3
定　　　价	158.00 元

《骨内科临床实践》
编 委 会

序

　　中国人民解放军总医院第八医学中心全军骨科中心主任马远征教授早在 2006 年就提出了"综合骨科"理念，综合骨科强调"骨内外一体化、手术康复一体化、医护患一体化、中西医一体化"，是集骨外科、骨内科、康复科、中医科等为一体的新型骨科医疗管理模式，涵盖与骨科相关联的学科内容，达到为患者综合诊疗的目的。"综合骨科"打破传统外科医生手术诊疗骨科患者的单一模式，引入内科医生共同管理骨病患者。

　　2009 年 3 月，中国人民解放军总医院第八医学中心全军骨科中心成立全国首家综合骨科骨内科。骨内科的建设和发展符合我国人口老龄化骨科"慢病管理"和"健康中国"的需求。骨内科的发展使骨科领域中不能手术或不适宜手术的疾病得到妥善解决；骨内、外科相互协作，共同预防和治疗骨科疾病，有助于实现"预防为主"和"防治结合"的长远规划，促进具有中国特色又符合我国国情的"骨科综合防治医学体系"建立。

　　《骨内科临床实践》一书，包括骨内科学科介绍、骨内科常见疾病诊疗、骨内科常见病护理、骨内科健康教育、骨内科评估工具、骨内科疾病康复、中医治疗、常用技术介绍及围手术管理等，内容简洁明了，实用性强，本书为骨内科学科建设及临床医护技工作提供了实践参考。

　　随着人口老龄化，骨病严重威胁着人类健康，老年人由于骨质疏松、骨关节病、颈椎病、腰椎病等慢性骨病威胁导致生命质量下降、残疾乃至死亡，个人、家庭、社会面临严峻挑战。骨内科以熟悉骨病内科医生为核心，将多学科多专业交叉融合，积极开展骨病非手术诊疗。创新骨内科强调学科建设的整合观、强调医护技人文情怀，相信人自身意志力、自我修复能力对疾病预后的巨大作用，全方位关注患者、从艺术、美学和哲学角度管理骨病患者。

　　医学是艺术，创新骨内科是艺术，骨内科医务人员的心应和患者共鸣共感，不仅具备深广的同情心、而且拥有丰富而充实的精神力，智慧博精笃行的专业和信念，方能描绘出骨内科风光霁月、乾坤气象！

我们的心要能与朝阳的光芒一同放射，方能描写朝阳；能与海波的曲线一同跳舞，方能描写海波；十年，创新骨内科承载了欢愉的笑容，也有悲伤的泪水，有点点滴滴美好瞬间，同甘共苦的深情厚谊，更有前辈恩师抚慰鼓舞教诲铭刻于心

创新骨内科

七彩骨内科

浪漫骨内科

遇见你 真好！

解放军总医院第八医学中心全军骨科中心骨内科

王　亮

2019 年 8 月　北京

目　录

第一章

骨内科学科介绍

第一节　骨内科建立的背景及意义

骨内科的概念最早可追溯到 20 世纪 20 年代的欧洲，在当时的历史和社会环境下英国骨科医师 James Cyriax 提出了骨内科的概念，用于推广非手术骨科疾患诊疗方案，主要涉及软组织损伤的非手术处理。目前骨科疾病有 200 余种，其中 80%~90% 可通过非手术治疗缓解症状。骨内科强调运用内科的思维理念和诊断方法为指导诊治骨科疾病。

随着人民生活水平提高，健康状况明显改善、人均寿命大幅延长，全球老龄化趋势加快，在我国更为显著，骨科亟待解决的疾病种类亦发生相应变化，如何处理目前骨科领域不能或暂不适于手术治疗的疾病（如骨质疏松症、骨关节炎、颈椎病、腰椎病、类风湿关节炎、骨坏死及骨肿瘤等），成为临床工作者面临的严峻考验。

我国骨科领域的前辈，例如北京协和医院邱贵兴院士、中南大学湘雅二医院孙材江教授、哈尔滨医科大学附属第二医院陶天遵教授、上海复旦大学朱汉民教授、北京医院黄公怡教授、南京大学医学院附属鼓楼医院朱丽华教授、香港中文大学秦岭教授、复旦大学附属中山医院刘尚礼教授等，从 20 世纪 90 年代就积极呼吁在国内建立骨内科。1992 年由中国医药科技出版社编辑部和《老年骨骼疾病治疗学》编委会共同发起，来自全国 28 个省市的专家和教授在北京对骨内科的命名和研究进行了专题讨论。1995 年 5 月，中国人才研究会骨伤人才分会及中国老年保健医学研究会组织国内专家对骨内科这一新的学术领域进行了研讨。

20 余年来，骨内科相关著作相继出版，有《老年骨内科与骨疾病》（曹建中主编，中国医药科技出版社 1994 年）、《实用骨内科学》（孙材江主编，人民军医出版社 2008 年）、《骨内科学》（刘忠厚主编，化学工业出版社 2015 年）、《骨内科学》（秦岭主编，人民卫生出版社 2013 年）及《骨内科创新模式》（王亮，马远征主编，上海科学技术文献出版社 2017 年）等。

当今，人口老龄化已经成为世界性趋势，我国亦已经进入老龄化社会。我国 60 岁以上老年人口达到 1.73 亿，预计到 2040 年我国老年人口将达到 3.5 亿~4.5 亿。目前与骨内科相关的疾病约有 200 种。主要包括骨质疏松和骨质疏松性骨折、骨关节炎、颈椎病、腰椎病、骨坏死等骨相关重大慢性难治性疾病，由于此类疾病发病率、致残率高，并发热严重，医疗费用昂贵等特点，不仅给患者本人，也给家人和社会带来沉重的生存和经济负担。

骨质疏松及骨折是骨内科最常见的疾病，全国流行病学调查显示，我国 40~49 岁人群骨质疏松症患病率为 3.2%，其中男性为 2.2%，女性为 4.3%，城市地区为 3.5%，农村地区为 3.1%。50 岁以上人群骨质疏松症患病率为 19.2%，其中男性为 6.0%，女性为 32.1%，城市地区为 16.2%，农村地区为 20.7%。65 岁以上人群骨质疏松症患病率达到 32.0%，其中男性为 10.7%，女性为 51.6%，城市地区为 25.6%，农村地区为 35.3%。骨质疏松带来的最大危害是骨折，骨质疏松性骨折发生率随年龄增加而上升，65 岁以上人群发生率最高，全球每 3 秒钟就发生 1 例骨质疏松性骨折，约 50% 的女性和 20% 的男性在 50 岁后会遭遇初次骨质疏松性骨折，50% 初次骨质疏松性骨折患者可能会发生再次骨质疏松性骨折。髋部和椎体发生骨质疏松性骨折可降低患者预期寿命；长期卧床的髋部骨质疏松性骨折高龄患者，6~12 个月病死率高达 20%~30%，永久性致残率超过 80%。统计显示，2005 年我国医疗费个人支出中用于治疗骨折的费用高达 85 亿元，仅髋部骨折手术费用一项人均就达 2 万元，占个人支出总费用的 18%。

骨关节炎是由于全身性易感因素和局部机械性因素相互作用导致的一种以关节软骨退变为主的常见关节疾病，与衰老、性别、肥胖、损伤及遗传等多种因素有关。骨关节炎引起关节疼痛、畸形和功能障碍，是危害中老年人群健康、丧失生活工作能力、甚至致残的主要疾病之一。1999 年，世界卫生组织（WHO）将骨关节炎与心血管疾病和癌症列为三大严重影响健康的疾病，据 WHO 统计，60 岁以上人群骨关节炎的发病率可达到 50%，75 岁以上人群则达到 80%。美国 NIH 研究显示，骨关节炎年发病率为 3%，直接经济耗费达 150 亿美元，骨关节炎发病呈年轻化趋势，我国 40 岁以上人群骨关节炎患病率 46.3%，其中男性患病率为 41.6%，女性患病率为 50.4%。我国骨关节炎患者已高达 1.5 亿人，中国已成为世界骨关节炎患者数最多的国家。

脊柱退变性疾病是由于时间推移，椎间盘及小关节的退行性改变所导致功能紊乱和疼痛所引起的疾病。临床上颈椎病和腰椎间盘突出是目前影响中老年人健康和生活质量的最常见疾病。颈、腰椎退行性疾病的发病率也较高，并逐渐趋于年轻化，颈椎病 40~60 岁为高发年龄，70 岁以后患病率达 90%，21~83 岁患病率达 64.52% 以上。腰椎病是骨科门诊老年人群中最常见疾病之一，70 岁以上发病率高达 60%~90%。颈腰椎病每年医疗费用高达 500 亿美元以上。

骨股头坏死也逐渐成为危害骨骼健康、致畸致残的重要原因之一，在美国骨坏死困扰着 100 多万例患者，而且以每年 2 万例新患者的速度递增。在美国和西欧，每年有超过 50 万例患者行全髋关节成形术，其中 5%~18% 的患者是由于晚期骨坏死伴继发性骨性关节炎。而我国亦为骨坏死发病大国，根据推算，我国每年新发股骨头坏死病例 10

万~15万，累计需治疗病例高达300万~500万，且治疗费用昂贵，给社会造成巨大的经济负担。

综上所述，全球老龄化对骨科造成了史无前例的冲击，随着人们对骨科疾病，尤其是对老龄化带来的骨科慢性退行性疾病早期诊断、防治和康复需求显著增高，现对骨科的建设和发展提出新的要求，如今已不满足于晚期单纯靠外科手段进行治疗，迫切希望通过早期非手术干预措施将骨科疾病消除在萌芽阶段并对骨科疾病进行全程管理，急需在有条件医疗机构建立和发展骨内科，培养骨内科专科医师。

2011年6月，世界卫生组织分别在纽约联合国总部和日内瓦世界卫生组织总部公布了第2个"骨与关节十年"计划。2017年2月，健康骨骼作为国家战略被纳入中国防治慢性病中长期规划（2017—2025年），未来，骨内科的建立和发展将更好推动"健康骨骼"规划落实，具有重大意义。

第二节　骨内科学与外科学的关系

一个完善的医学学科，常常需要"内外结合、兼收并蓄"。外科及相关学科的协调发展，有利于对疾病全面认识和防治并且互相支撑、共同提高。在其他的临床领域里，内、外科学科分化已经较为完善成熟，例如，神经科分为神经内科和神经外科；心血管科也有心血管内科和心血管外科之分；泌尿科也可分为肾内科和泌尿外科。骨科学也应当如此，建立与"骨外科"相对应的"骨内科"。

骨科从外科中分化出来已近百年。一直以来，骨科以手术为主要治疗方法，因此，骨科隶属于外科，而内科手段处于从属地位。随着科学的发展，骨科疾病的非手术治疗方法层出不穷，疗效不断提高，绝大多数骨科疾病是不需要手术治疗的，即使采用手术治疗，术前、术中、术后（即围手术期）也都需内科参与。骨内科是以内科学手段为主治疗骨科疾病的学科。骨内科建设和发展，不但可以提高骨科疾病内科治疗水平，也能促进其外科治疗水平提高，单纯认为外科治疗是治疗骨科疾病唯一手段是对骨内科治疗认识和重视不够所导致的。

外科一般是以手术为主要疗法，而内科是以药物和手法为主要疗法，两个学科之间并不是单以病种来区分，而主要是以治疗手段来划分的。即便是同一种疾病，在不同阶段所需要采取的治疗方法也是不一样。例如在骨关节炎的早期，主要是以药物治疗和理疗为主，但到了关节破坏和活动障碍严重阶段，就需要采用关节镜、关节置换等手术方法治疗。随着科学技术发展，一些原来没有手术治疗手段的疾病现在可以通过手术治疗获得更好的效果。与此同时，一些原来必须通过手术才能治愈的疾病，现在也可以采用非手术疗法治愈。由此可见，内科和外科的界限在随时发生着变化，骨科当然也不例外。目前，骨科虽然是外科体系中的重要专科，但其含义并不是很准确，现今骨科只能称为"骨外科"。

总之，骨外科研究的学科重点是外科干预治疗的精准和高效，疾病的治疗范围相对较窄。骨内科则侧重于研究骨病的非手术治疗，疾病的治疗范围宽泛，囊括了所有骨病，如先天性疾病、遗传性疾病、代谢性疾病、骨质疏松症、感染性疾病、慢性退行性疾病、骨肿瘤等。骨内科的核心理念是整体观、辩证观及多元化。骨内科强调多学科知识融合，多种治疗方法并用，预防、医疗、保健和康复为一体，实现提高整体骨骼健康水平目标。精良的医疗技术、人性化高质量护理、个体化营养调配、物理治疗、康复治疗、心理治疗、健康指导及社区教育等都被纳入骨内科的管理范围内。医院－社区联络服务，建立骨科患者全程疾病管理系统。骨内科学发展来自于学科间的交叉融合和综合运用。骨内科建设和发展，不仅可提高骨科疾病的内科治疗水平，也能提升骨外科治疗效果。因此，将骨内科形成一个临床学科，纳入国家教育部、国家卫生健康委员会学科目录意义重大。

第三节　骨内科介绍

解放军总医院第八医学中心全军骨科中心马远征主任早在 2006 年就率先提出了"综合骨科"理念，"综合骨科"是集骨外科、骨内科、康复科、中医骨伤科等为一体的新型骨科医疗管理模式，涵盖与骨科相关的学科内容，达到为军队官兵和地方患者综合诊疗的目的。"综合骨科"打破了传统单纯靠外科医师手术治疗骨科患者单一模式，强调"骨内外一体、手术康复一体、医护患一体及中西医一体的"综合骨科诊疗模式"。骨外科和骨内科协调发展，两者互通有无，相辅相成。骨科疾病是常见病和多发病，骨内科的发展使骨科领域中不能手术或不适宜手术的疾病得到妥善解决。骨内、外科相互协作，共同预防和治疗骨科疾病，有助于实现"预防为主"和"防治结合"的长远规划。目前，解放军总医院第八医学中心全军骨科中心包括脊柱骨科、关节骨科、创伤骨科、微创骨科及骨内科。

2009 年 3 月，解放军总医院第八医学中心建立全国首个骨内科，引入内分泌代谢医学博士王亮创建骨内科，骨内科展开床位 38 张，医护人员 30 余名，其中主任医师 3 名，副主任医师 1 名，副主任护师 1 名。建科以来，骨内科累计收治住院患者 1 万余人次，门诊量 10 万余人次，先后荣获"医德医风建设先进单位""医疗安全零投诉奖""科室业务全面建设综合奖""为兵服务先进单位""基层建设先进单位"等奖项。科室创新性开展骨科常见疾病全程、一体化非手术诊疗管理，建立骨科疾病围手术期管理模式。

解放军总医院第八医学中心骨内科首创"骨内科综合诊疗模式"，以内科医师为核心，以骨质疏松及骨质疏松骨折全程防控为重点，对骨相关多系统、多器官慢性退行性疾病进行非手术综合筛查、预防、诊断、治疗、康复等全程一体化管理预防、诊断、治疗；围手术期管理及术后康复。"骨内科模式"是以骨病患者为中心，整合多学科资源，中西合璧，开拓创新，从而达到对骨病患者进行综合诊疗的目的。

骨内科主要病种包括 200 余种骨科疾病的非手术诊疗及围手术期管理，如骨质疏松及骨折、颈椎病、腰椎病、骨关节病、股骨头坏死、代谢性骨病、纤维肌痛综合征、骨肿瘤、骨质疏松、骨感染、骨不连、肾性骨病、遗传性骨病和骨软骨病等。

骨内科重视骨病的健康管理及宣教，2010 年 3 月，由骨内科牵头创办了我国第一个规模化、系统化骨病健康教育平台——骨质疏松俱乐部，俱乐部每月定期开展健康教育讲座，已连续开展 10 年，共举办 110 期活动，累计为 3 万余名军队及地方老干部进行骨病健康宣传教育，得到军队及地方媒体的赞誉，解放军报曾经特别报道。2017 年，骨质疏松俱乐部荣获"海淀区市民学习品牌"称号。骨内科成立以来，帮带医联体医院，每年定期走入社区及军地干休所进行义诊活动，包括五一劳动节、七一建党节、八一建军节、十一国庆节、世界骨质疏松日等节日，共走访了 20 余个干休所（包括原总参干休所、军事科学院干休所、国防大学干休所和中央党校干休所等），为数万名军队及地方中老年人筛查骨内科疾病，并对干休所医务人员进行了骨内科疾病非手术诊疗培训。

2011 年，骨内科获全军十二五课题"军队中老年干部骨质疏松筛查及防治研究"，2012 年，骨内科参与体检中心军队师职干部骨质疏松体检工作；2013 年，获总参军事医学和老年病科研基金重点项目"基于远程数字化平台的军队骨质疏松症健康管理模式及效果评价研究"；2017 年，获军队保健专项科研课题"军队老干部骨质疏松骨折高危人群筛查及基于精准医学综合防治研究"。2018 年获准全军远程医学教育《骨质疏松综合诊疗》授课项目。骨内科编写的《骨质疏松健康管理手册》《骨质疏松百问百答》获广泛好评。骨内科高度重视科研工作，以骨质疏松临床与基础为研究方向，建立了军队及地方老干部骨质疏松数据库，研究了军队干部峰值骨量、骨峰值年龄，为军队官兵骨内科疾病诊断和预防干预提供了重要依据。骨内科建科以来，举办国家级继续教育学习班 4 届、军队继续教育一类项目 6 届、北京市继续医学教育项目 5 届。

骨内科国内外发表论文共计 200 余篇。编著《骨内科创新模式》《痛风与晶体性关节病》，译著《骨内科学》等，承担并参与全军十一五、十二五课题、总参军事医学和老年病科研基金重点项目、军队保健专项科研课题，参与国家自然科学基金、卫健委国际交流部课题、民政部课题等国家、省部级课题及院课题 10 余项，获华夏医学科技奖一等奖 1 项、二等奖 1 项，全军医疗成果二等奖 1 项，全军医疗成果三等奖 5 项，中国老年学学会课题研究创新奖 1 项，中国老年学学会骨质疏松委员会科学技术成果创新奖 1 项，获得中国老年学和老年医学学会优秀论文奖。马远征主任荣获 2017 年中国药学发展奖、学科成就奖，骨内科王亮主任荣获 2015 年中国药学发展奖杰出青年学者奖。

解放军总医院第八医学中心骨内科将骨内科理念落地生根发芽，并且发扬光大，为骨内科学科建立了实验田，积累了丰富的临床实践经验。

第四节　骨内科事业蓬勃发展

2016 年 9 月，全军骨科中心马远征主任担任中国老年学和老年医学学会骨质疏松分会主任委员，骨内科王亮主任为副主任委员兼总干事，同年，成立中国老年学和老年医学学会骨质疏松分会骨内科专家委员会，引领全国骨内科事业发展。在马远征主委牵头下，国内知名老一辈骨科专家，例如邱贵兴院士、陶天遵教授、朱汉民教授、黄公怡教授、朱丽华教授、孙材江教授和刘尚礼教授等专家积极倡导和推动下，在中国人民解放军总医院第八医学中心建立骨内科经验模式下，由各省级医院院长或知名学科带头人在全国成立省级骨内科学组，至 2018 年在全国已建立了 10 个省/自治区骨内科学组，包括内蒙古自治区骨内科学组、山西省骨内科学组、海南省骨内科学组、山东省骨内科学

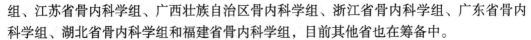

组、江苏省骨内科学组、广西壮族自治区骨内科学组、浙江省骨内科学组、广东省骨内科学组、湖北省骨内科学组和福建省骨内科学组，目前其他省也在筹备中。

全国骨内科学组建立，填补了骨科疾病非手术诊疗这一领域，从根本上培养骨内科医疗团队，弥补目前骨外科学科设置的不足。

已建立的省级骨内科学组，在全国积极举办骨内科相关领域学术活动，开展医生培训、进行健康教育和义诊工作、编写骨内科相关书籍及指南、开展国际与国内交流活动等，以下为具体工作：

1. 打造"骨内科"精品学科品牌

学科品牌是医院与患者建立的持久稳定的互需关系，是患者对医院及科室提供的医疗护理服务的认可。"骨内科"作为国内的新兴学科，人群知晓率低，部分医务人员对此涉猎不深。推广"骨内科"诊疗理念及"骨内科"学科建设进而打造"骨内科"精品学科品牌，促进了"骨内科"学科发展的要求。骨内科专家委员会着眼长远，统筹安排，整合全国优良医疗资源，汇聚优秀学科专家学者，开展骨内科疾病多中心流行病学调查、学术会议、各种专业培训及诊疗平台构建，为国内骨内科专家架设交流沟通桥梁，提供联手解决骨内科领域疑难疾病的平台，推动"骨内科"走精品学科品牌之路。

2. 推行"骨内科"健康管理模式

骨内科疾病多为"骨相关的慢性退变性疾病"，大多起病隐匿，致病因素复杂，与人们熟知的肿瘤、心脑血管疾病相比，人群普及率低，认知度及防范意识薄弱；另一方面，疾病起病隐匿，导致患者对疾病重视程度不够，就诊率低，往往出现严重症状才就医，错失防治的黄金时间。健康管理是慢病防治体系中重要的一环，骨内科专家委员会面推行健康管理模式，在全国推行"骨质疏松俱乐部"健康教育模式，带领全国骨内科学组单位积极开展义诊、健康宣教活动，向全社会普及骨内科相关疾病知识。

3. 组织编写骨内科疾病诊疗指南及专家共识及书籍

骨科主要疾病有 200 余种，其中 80%～90% 可以通过非手术治疗提高治疗效果，都属于骨内科范畴。目前，骨质疏松及骨质疏松骨折已制定全国的诊疗指南，但仍有许多其他骨内科相关疾病尚无诊疗指南或共识，骨内科专家委员会围绕骨内科相关疾病，组织全国骨内科学科领域优秀的专家和学者，倾力打造专业、严谨、全面的骨内科疾病诊疗指南或共识及相关书籍，2018 年出版《老年骨质疏松诊疗指南》，2019 年出版《骨内科学》（译著）《骨内科临床实践》等著作。

4. 加强全国培训教育规范提高"骨内科"医师诊疗水平

国内已建立的骨内科的医院，在管理及诊疗方面各有所长，但尚无统一规范。骨内科专家委员会通过组织全国省级骨内科学组开展全国或省市级学术交流活动，积极开展继续教育及基层医师培训，全面规范并提高骨内科医师诊疗水平。

5. 推进"骨内科"基础与临床转化医学发展

转化医学是将生命科学和生物技术及相关的现代科学技术整合、凝聚到 4P 医学（预测医学、预防医学、个性化医学、参与医学），加强公众对于疾病的认知，做到预防为主，争取早发现，早治疗；使诊断更精确，干预和治疗更有效；降低发病率、推迟发病平均年龄，提高治愈率、减少重症患者，降低医疗的综合成本；推动医疗改革、提高人民的健康水平和生活质量。

骨内科专家委员会重视转化医学研究，并将组建一支高水平、专业化的基础与临床转化医学研究团队，以4P医学实践模式为指导，建立疾病转化医学综合防控体系、生物样本库与信息化平台，将基础研究成果转化应用于临床，促进学科繁荣发展。

6. 加强国内国际学术交流

骨内科专家委员会秉承"合作交流，共同提高"的宗旨，把握机遇，积极开展骨内科与国内外相关专业学科间的合作交流，共同提高，共同进步，为完善和发展骨内科学科理论和实践做出贡献。

第二章

骨内科常见疾病

第一节　骨质疏松症

一、定义

骨质疏松症（osteoporosis，OP）是最常见的骨骼疾病，是一种以骨量低骨组织微结构损坏导致骨脆性增加易发生骨折为特征的全身性骨病。骨质疏松症可发生于任何年龄但多见于绝经后女性和老年男性。

二、流行病学

骨质疏松症是一种与增龄相关的骨骼疾病。目前，我国60岁以上人口已超过2.1亿（约占总人口的15.5%），65岁以上人口近1.4亿（约占总人口的10.1%），是世界上老年人口绝对数最大的国家。随着人口老龄化日趋严重，骨质疏松症已成为我国面临的重要公共健康问题。早期流行病学调查显示：我国50岁以上人群骨质疏松症患病率女性为20.7%，男性为14.4%；60岁以上人群骨质疏松症患病率明显增高，女性尤为突出。据估算2006年我国骨质疏松症患者近7000万，骨量减少者已超过2亿人。据2015年预测，我国2015、2035和2050年用于主要骨质疏松性骨折（腕部、椎体和髋部）的医疗费用将分别高达720亿元、1320亿元和1630亿元。

三、病因病机

骨骼的生长发育受许多因素影响，除遗传因素外，一些先天和后天因素都会影响骨骼的生长发育。而对骨代谢有影响的激素主要有甲状旁腺激素、性激素、降钙素、维生素D、甲状腺激素及肾上腺皮质激素等。营养、运动、生活环境和生活习惯、药物、疾病等都会影响骨骼健康。

在骨代谢过程中破骨细胞（OC）和成骨细胞（OB）的活性，在骨量的调节中起重要作用。在生理状态下，成骨细胞的造骨量精确地补充了破骨细胞吸收的骨量，它们的这种精确"合作"维持了骨量的稳定。骨质疏松症就是由于骨代谢的失衡，破骨大于成骨所致。骨代谢过程中，成骨和破骨大多发生在骨的局部区域，因而在局部微环境中，多种钙调节激素和局部因子，如维生素 A 酸、TGF - β、IGF - 1、1, 25(OH)$_2$D$_3$、PTH、PGE$_2$、IL - 6、IL - 11 等对其调控作用非常重要。促进成骨细胞分化，抑制破骨细胞分化是预防和治疗骨质疏松的关键环节。

随着年龄增高，成骨细胞活性减弱，骨形成不足，骨吸收大于骨形成，骨小梁变细。其次，随着老龄化，肾功能减退，1α 羟化酶活性减低，维生素 D 受体合成减少，肠钙吸收减少，PTH 分泌增加及降钙素分泌减少也参与了老年骨质疏松的发生。另外，进食少，钙摄取少，室外活动少，日照少，维生素 D 合成不足，肌肉缺乏锻练，骨骼内血循环减少，骨骼的钙容易被吸收和移出，各器官退变，器质性疾患增多，运动迟缓，反应迟钝，视听力减退，肌力减少，损伤机会增加都是老年人容易发生骨质疏松性骨折的原因。

四、骨质疏松症分类

骨质疏松症分为原发性骨质疏松与继发性骨质疏松。后者主要是继发于全身其他骨代谢紊乱的疾病，例如内分泌疾病（如糖尿病、甲状腺疾病、肾上腺皮质疾病等）、消化系统疾病（如慢性肝病、胃肠疾病等）、慢性肾脏疾病、免疫风湿性疾病、血液病及肿瘤等。

原发性骨质疏松症包括绝经后骨质疏松症（Ⅰ型）、老年骨质疏松症（Ⅱ型）和特发性骨质疏松症（包括青少年型）。绝经后骨质疏松症一般发生在女性绝经后 5～10 年内；老年骨质疏松症一般指 70 岁以后发生的骨质疏松；特发性骨质疏松症主要发生在青少年，病因尚未明。

继发性骨质疏松症指由任何影响骨代谢的疾病和/或药物及其他明确病因导致的骨质疏松。

五、骨质疏松症危险因素

①年龄：已经绝经的女性和 65 岁以上者为高危人群；②遗传：对骨峰值的建立，遗传因素起 70%～80% 的作用；③白种人和黄种人较黑种人更易患骨质疏松症；④有骨质疏松症家族史者易患；⑤饮食：长期低钙饮食，营养缺乏，蛋白质摄入过多或不足，高钠饮食等都会影响骨骼健康；⑥消瘦，体重指数低者，骨质疏松症发生率高；⑦过早闭经或卵巢切除导致雌激素下降者易发骨质疏松；⑧酗酒、大量吸烟、长期饮咖啡、浓茶等；⑨药物：长期使用皮质激素、巴比妥、大仑丁、肝素等；⑩疾病：内分泌疾病、营养代谢性疾病、肝肾功能不全、类风湿性关节炎、严重肝病、肿瘤等；⑪失重（如宇航员）、长期卧床者；⑫缺乏日照和体力活动者。

六、骨质疏松症的临床表现

骨质疏松患者早期可无任何表现，医学界称其为静悄悄的流行病。其比较常见的症状有：①疼痛：以腰背痛多见，占疼痛患者中的 70%～80%，一般骨量丢失 12% 以上时即可出现骨痛；②驼背、身长缩短：脊椎椎体前部几乎多为松质骨组成，而且此部位是身体的支柱，负重量大，尤其第 11、12 胸椎及第 3 腰椎，负荷量更大，容易压缩变形，使脊椎前倾，背曲加剧，形成驼背。老年人骨质疏松时椎体压缩，每椎体缩短 2mm 左右，身长平均缩短 3～6cm（图 1）；③骨折：骨折可能发生于咳嗽、打喷嚏、大笑、弯腰抱起小孩、屈身捡拾东西或回头转身时。一般骨量丢失 20% 以上时即易发生骨折。脊椎压缩性骨折约有20%～50% 的患者无明显症状。骨质疏松症骨折最常见的部位：髋部、脊椎、腕部。

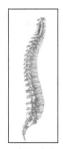 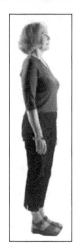 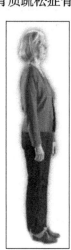 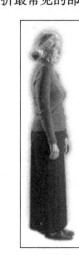 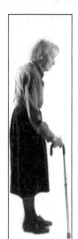

健康的脊柱　　　　　　　　　　　　　　　　　　　　　　　脊柱后凸（驼背）

50岁　更年期　　　55岁以上　　　绝经后期　　　75岁以上　驼背

图 1　骨质疏松患者脊柱的变化

七、骨质疏松症的筛查及骨折风险评估

（一）骨质疏松症一分钟评估测试（根据国际骨质疏松基金会指导）

不可控因素：

1. 父母曾被诊断有骨质疏松或曾在轻摔后骨折？
2. 父母中一人有驼背？
3. 实际年龄超过 40 岁？
4. 是否成年后因为轻摔后发生骨折？
5. 是否经常摔倒（去年超过一次），或因为身体较虚弱而担心摔倒？
6. 40 岁后的身高是否减少超过 3cm 以上？
7. 是否体质量过轻？（BMI 值少于 $19kg/m^2$）

　　　　　BMI = 体重（kg）除以身高（m）的平方

8. 是否曾服用类固醇激素（如可的松，泼尼松）连续超过 3 个月？（可的松通常用

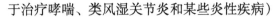

于治疗哮喘、类风湿关节炎和某些炎性疾病）

9. 是否患有类风湿关节炎？

10. 是否被诊断出有甲状腺功能亢进或是甲状旁腺功能亢进、Ⅰ型糖尿病、克罗恩病或乳糜泻等胃肠疾病或营养不良？

11. 女士回答：是否在 45 岁或以前就停经？

12. 女士回答：除了怀孕、绝经或子宫切除外，是否曾停经超过 12 个月？

13. 女士回答：是否在 50 岁前切除卵巢又没有服用雌/孕激素补充剂？

14. 男性回答：是否出现过阳萎、性欲减退或其他雄激素过低的相关症状？

可控因素（生活方式）

15. 是否经常大量饮酒（每天饮用超过两单位的乙醇，相当于啤酒 1 斤、葡萄酒 3 两或烈性酒 1 两）？

16. 目前习惯吸烟，或曾经吸烟？

17. 每天运动量少于 30min？（包括做家务、走路和跑步等）

18. 是否不能食用乳制品，又没有服用钙片？

19. 每天从事户外活动时间是否少于 10min，又没有服用维生素 D？

上述 19 个问题，只要其中有一题回答结果为"是"，即为阳性，提示存在骨质疏松症的风险，并建议进行骨密度检查。

（二）亚洲人骨质疏松自我筛查工具（Osteoporosis Self - assessment Tool for Asians，OSTA）（表 1）

OSTA 计算方法：（体重 - 年龄）×0.2 结果评定：

表 1　亚洲人骨质疏松自我筛查工具（Osteoporosis Self - assessment Tool for Asians，OSTA）

风险级别	OSTA 指数
低	> -1
中	-1 ~ -4
高	< -4

（三）骨质疏松骨折风险预测

WHO 推荐的骨折风险预测简易工具（FRAX®）可用于计算 10 年发生髋部骨折及任何重要的骨质疏松性骨折发生概率。骨折风险预测简易工具（FRAX®）可以通过以下网址获得：http：//www. shef. ac. uk/FRAX/。

由于我国尚无依据 FRAX 结果计算的治疗阈值，临床可参考其他国家的资料，例如美国指南中提到 FRAX 工具计算出髋部骨折概率≥3% 或任何重要的骨质疏松性骨折发生概率≥20% 时，视为骨质疏松性骨折高危患者，欧洲一些国家治疗阈值为髋部骨折概率≥5%。我们在应用中要根据个人情况酌情决定（图 2）。

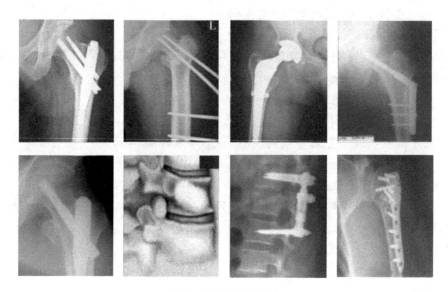

图2　骨质疏松性骨折

八、如何诊断骨质疏松症

（一）骨密度（BMD）检测

用双能 X 线骨密度仪检测骨密度目前为世界上大多数国家所应用，其诊断标准亦多采用 1994 年 WHO 建议的白人妇女的骨量诊断标准（表2）。但骨质疏松症有明显的民族和种族差异，各国学者都在研究本国的诊断标准。

表2　世界卫生组织（WHO）白人妇女骨量诊断标准

诊断	T 值
正常	T 值 ≥ -1.0
骨量低下	-2.5 < T 值 ≤ -1.0
骨质疏松症	T 值 ≤ -2.5
严重骨质疏松症	T 值 ≤ -2.5 伴有一处或多处骨折

（二）骨转换生化标志物

骨代谢的生化检测可以快速、动态地反映整体骨再建的速率，并能预测骨丢失率。骨转换生化标志物分别反映骨形成的指标和反映骨吸收的指标两类。反映骨形成的指标有骨钙素、Ⅰ型前胶原扩展肽、骨特异性碱性磷酸酶等。反映骨吸收的指标有尿羟脯氨酸、血清抗酒石酸酸性磷酸酶、尿吡啶并啉及脱氧吡啶并啉、Ⅰ型胶原 C 端肽和 Ⅰ型胶原 N 端肽等。

国际骨质疏松基金会（IOF）推荐Ⅰ型原胶原 N－端前肽（PINP）和血清Ⅰ型胶原交联 C－末端肽（S－CTX）是敏感性相对较好的两个骨转换生化标志物。

（三）其他影像学检查

包括 X 光片、定量 CT（QCT）、定量超声（QUS）及核磁（MRI）等。

X 光片在骨量减低 20% 以上才有明显的表现，故对早期诊断骨质疏松症帮助不大，但脊柱的侧位片对那些没有临床症状的脊椎骨折的发现是很有用的手段。

近年宏观和微观骨结构成像技术发展很快，容积计算机断层扫描定量测量宏观三维结构特点，例如几何形状及微观结构特点（包括骨小梁相对容积、骨小梁空间距离及其连接性），提高了评估骨强度的能力。现已开发出超高分辨率 CT 扫描仪，外周定量计算机断层扫描，用于测量人肢体骨骼，其图象显示桡骨骨小梁结构反映骨强度，也可分别测定皮质骨和松质骨的骨密度。高分辨率 MRI 和显微 MRI 也开始用于活体和体外骨小梁的研究。

QCT 可以选择性测定任意部位皮质骨和松质骨三维空间真实体积密度，排除了周围组织对测量结果的影响，单位以 mg/cm^3 表示。主要用于锥体松质骨骨密度测定（与参照体模同时扫描），通过计算机处理分析可得出每个锥体的骨密度，提高了骨密度测量的敏感性和准确性。但由于仪器昂贵，受试者接受放射剂量较大，因此临床应用受到限制。

QUS 是一种新型、无创伤的骨质疏松症诊断方法，使用超声技术测量外周骨超声声速（SOS）及超声振幅衰减（BUA）等参数，超声参数可提供除骨密度之外的骨质量和骨结构的信息。目前定量超声大多用于外周骨的研究，可检测跟骨、胫骨、髌骨及指骨，其具有廉价、便携、操作简便、无放射性辐射等优点，便于临床应用。

MRI 评价骨质疏松症是一种崭新的方法，骨质疏松时，由于骨矿含量、红骨髓数量的减少和黄骨髓的增多，导致骨髓 T_1 和 T_2 弛豫时间均缩短，可用弛豫时间参数来测定骨矿含量，但磁共振测量骨矿含量方法不及 QCT 及双能 X 线吸收测量法（DEXA）成熟。

（四）骨活检

可明确诊断骨质疏松症并了解骨质矿化情况，但因是创伤性检查，不易为患者接受。

九、骨质疏松症的预防

对于骨质疏松的预防必须关注骨质疏松高危人群，包括 X 光平片有骨量减少或脊椎畸形表现者；更年期妇女和老年人；身高下降或驼背者；长期卧病在床者；维生素 D 和钙摄取不足者；卵巢、子宫、胃或小肠切除者；患有腰痛或有髋部骨折者，骨质疏松家族史者；长期服用以下药物者（皮质激素类、抗痉挛药、利尿药、胃药、止痛药等）；长期嗜烟酗酒者；患有骨质疏松相关的慢性功能异常性疾病者（如甲状腺功能亢进症、甲状旁腺功能亢进、肾功能衰竭、肝病等）；低体重指数（BMI＜19kg/m^2）者等。

补充钙和维生素 D 是预防和治疗骨质疏松症的基础措施。

钙摄入可减缓骨丢失，改善骨矿化，所以必须要保证充足的饮食钙摄入。我国营养学会制定成人每日钙摄入推荐量 800mg（元素钙）是获得理想骨峰值，维护骨骼健康的适宜剂量。绝经后妇女和老年人每日钙摄入推荐量为 1000mg。如果饮食中钙摄入不足可选用钙剂补充。

维生素 D 可促进钙的吸收，对骨骼健康、保持肌力、改善身体稳定性、降低骨折风险有益。维生素 D 缺乏症常见于老年人，推荐推荐剂量为 400～800IU/d。有条件的医院应检测血清 25－羟基维生素 D 浓度，以了解患者维生素 D 的营养状态，国际骨质疏松会建议老年人血清 25－羟基维生素 D 水平等于或高于 30ng/ml（75nmol/L）以降低跌倒和骨折的风险。

运动负荷对成年骨骼的作用主要是减少骨量丢失而保存骨量，因为体力负荷的机械应力，可促进成骨细胞增殖和加强其活力。而且运动可以改善肌肉强度和动作的协调，对防止老年人跌到和骨折是很重要的。一些承重的有氧运动可以增强年轻人的骨质，保持中年人的骨量，例如跳舞、慢跑、滑雪、爬楼梯、打网球、散步等。体操也可使人的移动能力和平衡能力得到加强，避免摔倒，防止骨折的发生。

十、骨质疏松症的药物治疗

对于明确诊断为骨质疏松症的患者，仅仅给予钙剂和维生素 D 治疗是不够的，应当在专科医生指导下根据不同的患者选择不同的药物规范治疗。

（一）具备以下情况之一者需应用抗骨质疏松药物治疗

1. 确诊为骨质疏松症的患者（骨密度 T 值 ≤ －2.5），无论是否有过骨折；

2. 骨量低下者，（骨密度 －2.5 ＜ T 值 ≤ －1.0）并存在一项以上骨质疏松危险因素，无论是否有过骨折；

3. 无骨密度测定条件时，具备以下情况之一者，也需考虑药物治疗：

——已发生过脆性骨折

——OSTA 筛查为高风险

——FRAX® 工具计算出髋部骨折概率 ≥3% 或任何重要的骨质疏松性骨折发生概率 ≥20%。

骨质疏松症的治疗药物有多种，或以抑制骨吸收为主，或以促进骨形成为主，也有一些多重作用机制的药物。

（二）抑制骨吸收为主的药物

如双膦酸盐及降钙素、雌激素、雌激素受体调节剂（SERMs）等。

1. 双膦酸盐

双膦酸盐对骨吸收发挥干扰成熟破骨细胞，直接影响破骨细胞活化启动的细胞间过程，改变使破骨细胞活化的骨基质性质从而达到抑制破骨细胞对骨的重吸收及骨转换，增加骨密度。新近的发现认为破骨细胞从成骨细胞获得指令而活化，这种活化可被双膦酸盐类药物通过直接作用于成骨细胞而阻断。

双膦酸类药物是近20年来发展最为迅速的抗代谢性骨病药物,可用于治疗骨质疏松症、恶性肿瘤骨转移引起的高钙血症、骨痛和变形性骨炎等。从20世纪90年代开始相继试制了依替膦酸二钠、氯屈膦酸二钠、帕米膦酸二钠、阿仑膦酸钠、利塞膦酸钠、替鲁膦酸二钠、伊班膦酸钠和因卡膦酸二钠等药物。目前我国临床常用的二膦酸盐药物有如下几种。

（1）阿仑膦酸钠（Alendronate 福善美、固邦）

在国内已被SFDA批准用于治疗绝经后骨质疏松症、男性骨质疏松症及糖皮质激素诱发的骨质疏松症。临床研究证明可增加骨质疏松患者腰椎和髋部的骨密度,降低发生椎体和非椎体骨折的风险。用法为口服,70mg/周或10mg/d。为减少消化道刺激,建议空腹用200~300ml水送服,服药后30分钟内不要平卧,对患有胃及十二指肠溃疡、返流性食道炎患者慎用。

（2）利塞膦酸钠（Risedronate）

国内已被SFDA批准用于治疗绝经后骨质疏松症和由类固醇引起的骨质疏松症。临床研究证明可增加骨质疏松患者腰椎和髋部的骨密度,降低发生椎体和非椎体骨折的风险。用法为口服,5mg/d或35mg/周。服用方法同阿仑膦酸钠。

（3）伊班膦酸钠（Ibandronate）

在国内已被SFDA批准用于治疗绝经后骨质疏松症。临床研究证明可增加骨质疏松患者腰椎和髋部的骨密度,降低发生椎体和非椎体骨折的风险。用法为静脉注射,2mg,1次/月,入250ml生理盐水,静脉滴注2小时以上。

（4）唑来膦酸钠（zoledronic acid 密固达）

在国内已被SFDA批准用于治疗绝经后骨质疏松症。临床研究证明可增加骨质疏松患者腰椎和髋部的骨密度,降低发生椎体和非椎体骨折的风险。用法为静脉注射,5mg/年,静脉滴注至少15分钟以上。

2. 降钙素（Calcitonin）

降钙素是一种钙调节激素,能抑制破骨细胞的生物活性和减少破骨细胞的数量,从而阻止骨量丢失并增加骨量。可增加内啡肽及抑制神经肽的释放而缓解骨痛。SFDA批准降钙素用于绝经后骨质疏松症的治疗。目前用于临床的降钙素有两种,分别是鲑鱼降钙素及鳗鱼降钙素。用法:鳗鱼降钙素20IU/周,肌内注射。鲑鱼降钙素注射剂50IU/次,皮下或肌肉注射,根据病情每周2~7次;鼻喷剂200IU/d。

3. 雌激素

对于Ⅰ型骨质疏松症（即绝经后骨质疏松症）患者可应用雌激素替代治疗（HRT）。许多研究表明,雌激素能抑制绝经后的快速骨丢失,明显降低骨折发生的概率。但长期应用雌激素可能增加乳腺癌、子宫内膜癌及血栓性疾病的发生率,因此必须严格掌握雌激素应用的适应证和禁忌证,对有更年期症状的患者,应在专科医师的指导下严密监测药物反应和副作用。

雌激素制剂有天然和人工合成两大类。天然雌激素有倍美力、雌二醇、雌酮等。合成类雌激素包括己烯雌酚、尼尔雌醇、利维爱等。对于子宫切除的妇女可单用雌激素治疗，用量为倍美力 0.625mg/d，雌二醇 1.5~2mg/d，炔雌酮 10~25μg/d，尼尔雌醇 1~2mg/d。有子宫者为对抗雌激素对子宫内膜的促生长作用，应在医生的指导下加用孕激素，最常用安宫黄体酮，可周期用药、连续用药或联合用药。

利维爱是一种在体内可代谢为具有雌、孕、雄激素三种活性物质的制剂，其最重要的特点是其对乳腺和子宫内膜安全性很好。和传统的 HRT 药物相比，利维爱引起的出血和乳房胀痛的发生率较低。用法为 1.25~2.5mg/d。

4. 雌激素受体调节剂（selective estrogen receptor modulators，SERMs）

这类药物不是雌激素，具有组织选择性，其对骨的作用与雌二醇相似，而在子宫和乳腺没有雌激素的不利作用。国家食品药品监督管理局（SFDA）批准雷诺昔芬（Raloxifene）用于骨质疏松症的治疗。临床试验表明雷诺昔芬可降低骨转换至女性绝经前水平，阻止骨丢失，增加骨密度，降低发生椎体骨折的风险，降低雌激素受体阳性浸润性乳癌的发生率。用法为口服 60mg/d。不良反应主要是潮热和下肢痉挛，潮热症状严重的围绝经期妇女暂时不宜服用。

（三）促进骨形成及其他药物

促进骨形成的药物有维生素 D（VitD）、甲状旁腺激素等。

1. VitD 及其活性代谢物

VitD 是促进人体钙吸收的主要元素，老年人往往由于合成障碍而缺乏。VitD 对骨质疏松症的作用有：增加钙在胃肠道的吸收；促进肾脏对钙的再吸收；直接抑制 PTH 的分泌；促进骨细胞分化；降低老年妇女跌倒的风险。钙剂和活性 $VitD_3$ 已成为防治骨质疏松症基本药物。

（1）阿法骨化醇（1α - 羟基维生素 D_3）是 $VitD_3$ 的一种较重要的活性代谢物，其可改善 VitD 代谢异常引起的各种症状。口服后由肠道迅速吸收，口服 0.5~1.0μg/d。

（2）骨化三醇（1α，25 - 羟基维生素 D_3）是 $VitD_3$ 生物活性最强的代谢产物，可增强骨代谢的调节作用，能促进肠和肾小管对钙的吸收，并对钙有直接作用。口服 0.25~0.5μg/d，骨化三醇不需要经肝和肾羟化，尤可用于肾功能不全和慢性肾功能衰竭的肾性骨病患者。

骨质疏松症患者使用活性 $VitD_3$ 治疗时，应以摄入足量的钙为前提。

2. 重组人甲状旁腺激素（rhPTH）

大量的动物实验和临床研究显示单独或联合应用 rhPTH 是提高骨量、改善骨质量、治疗骨质疏松症的有效途径。甲状旁腺激素（PTH）促进骨形成的作用主要是通过增加现存的骨小梁。rhPTH 可提高骨机械活性，增加椎体、股骨颈和股骨干强度，提高骨密度，减少骨折发生率。这一特点使之更适合于治疗骨质疏松。rhPTH（1-34）用法为皮下注射，20μg/d，不应超过 2 年。

3. 四烯甲萘醌

VK_2 的一种同型物，具有提高骨量的作用。

（四）中药

根据中医理论，"肾主骨"。骨质疏松症属"痹症"和肾虚所致腰背痛之范畴。近年来大量的临床应用补肾壮骨中药治疗骨质疏松取得了满意的效果，能明显减轻患者的自觉症状。现有研究表明，一些中药制剂可明显减缓骨丢失，例如骨疏康、强骨胶囊、仙灵骨葆胶囊等。

对于继发性骨质疏松症，必须要同时对原发疾病给予有效的治疗。

第二节　骨质疏松性骨折全程管理

一、骨质疏松性骨折的特点

患者多为老年人，常合并其他疾病，易发生并发症；多为粉碎性骨折，内固定治疗稳定性差，内置物易松动、脱出，植骨易被吸收；骨形成与骨痂成熟迟缓，易发生骨折延迟愈合，甚至不愈合；卧床制动期将发生快速骨丢失，再骨折的风险明显增大；致残率、致死率较高；再骨折发生率高，髋部骨折患者1年内再次发生骨折机率比普通人群高20%。

二、骨质疏松性骨折的治疗原则

骨质疏松性骨折的治疗基本原则是复位、固定、功能锻炼和抗骨质疏松。

三、骨质疏松性骨折诊断及鉴别诊断

（一）病史、症状和体征

有骨质疏松骨折史或轻微外伤史。可出现疼痛、肿胀、功能障碍等症状，畸形、骨擦感（音）、异常活动等体征，也有患者骨折后缺乏上述典型表现。椎体压缩性骨折，可致身高变矮或驼背畸形。

（二）影像学检查

普通X线检查：①摄片应包括损伤部位上、下邻近关节，髋部骨折应包括双侧髋关节；②除有骨折征象外，还有骨质疏松的表现；③椎体压缩性骨折时，有楔形变或"双凹征"，部分可表现为椎体内"真空征"、假关节形成。

CT检查：①移位复杂的髋部、踝部、肱骨近端骨折，需用CT或三维成像；②为明确关节内或关节周围骨折、椎管内压迫情况等，可考虑为CT检查。

MRI检查：①可诊断隐匿性骨折；②可判断骨折是否愈合，未愈合的骨折T_1加权成像（T_1WI）为低信号、T_2加权成像（T_2WI）为高或等信号，抑脂序列呈高信号。

骨扫描（SPECT/ECT）：适于不能行MRI检查的患者，有助于判断疼痛责任椎体。

（三）诊断和鉴别诊断

骨质疏松性骨折的诊断应结合患者的年龄、性别、绝经史、脆性骨折史及临床表现等因素，以及影像学检查、骨密度检查和骨转换生化标志物等结果进行综合分析后作出诊断。需注意转移性骨肿瘤、胸腰椎结核、多发性骨髓瘤、甲状旁腺功能亢进、慢性肾脏病矿物质与骨代谢异常等多种疾病鉴别。

四、骨质疏松性骨折部位、特点及治疗

（一）脊柱骨折

为最常见的骨质疏松性骨折，骨质疏松性脊柱骨折往往外伤较轻或无明显外伤史，因此易漏诊或误诊为腰背肌劳损。

1. 临床症状、体征

（1）持续腰背、胸背部疼痛，可伴胸肋部痛。平卧休息时疼痛可减轻或消失，体位改变时疼痛加重，可出现脊柱后凸畸形和脊柱骨折处不愈合；②查体可见胸腰部活动受限，骨折责任椎压痛、叩击痛，一般无下肢神经损害表现（但如压缩或后凸畸形严重，也可出现神经损害表现）；③查体结合影像学检查可确定疼痛责任椎。

2. 骨质疏松性骨折治疗

（1）非手术治疗

①适应证：症状及体征较轻，影像学检查为轻度压缩骨折、无法耐受手术者可采取非手术治疗。

②治疗方法：卧床休息，一般 3～4 周，腰背部垫软枕，具体根据骨折损伤程度决定。

③支具：下地活动时建议佩戴。

④对症治疗：疼痛明显者，可给予镇痛药。降钙素能减少骨折后急性骨丢失，又对缓解骨折后急性骨痛有一定效果。

（2）微创手术治疗

①适应证：非手术治疗无效、疼痛明显；不易长时间卧床者；不稳定压缩性骨折；骨折块不愈合或内部囊性变、椎体坏死，能耐受手术。

②绝对禁忌证：无法耐受麻醉、手术的患者；无痛的骨质疏松性脊柱骨折。

③相对禁忌证：有出血倾向者；身体其他部位有活动性感染；椎体严重压缩骨折。

④治疗方法：可选经皮椎体后凸成形术或经皮椎体成形术，建议术中同时行活检术。

（3）开放手术治疗

有神经压迫症状、体征或需截骨矫形的患者，以及不适合微创手术的不稳定骨折患者，可考虑开放手术治疗。必要时可在内固定周围采用局部注射骨水泥增强技术，以增强内固定的稳定性。

（4）疗效评价

可采用视觉模拟评分法（VAS）、Oswestry 功能障碍指数（ODI）、健康调查简表（SF－36）等评分系统，对患者临床症状进行手术前后量化评估。

（二）髋部骨折

髋部骨质疏松性骨折主因包括股骨转子间骨折和股骨颈骨折，是严重的骨质疏松骨折，一般需要外科治疗。非手术治疗主要用于不能耐受麻醉和手术的患者。非手术治疗包括卧床、牵引、支具固定、营养支持等治疗措施。髋部骨折后有超过 20% 的患者会在 1 年内因各种并发症死亡，20% 的患者将在 1 年内再次骨折。

五、骨质疏松性骨折的综合治疗

（一）系统性管理

骨质疏松性骨折患者，尤其老年患者，必须对其全身状况、器官功能、风险及预后做全面评估，实施手术或非手术的综合处理。

（二）抗骨质疏松药物治疗

重视围手术期抗骨质疏松治疗。大量的动物实验和临床研究显示，现有的多数抗骨质疏松药物对骨折修复和骨折愈合无不良影响。抗骨吸收抑制剂可能会使骨折修复过程的骨痂变大，此种大骨痂也可能提供了更高的生物力学刚度和强度。规范化的常规剂量的双膦酸盐对骨折愈合无不利影响，可考虑序贯治疗。甲状旁腺素（PTH_{1-34}）和维生素 K_2 有利于骨吸收和骨形成。鲑鱼降钙素能减少急性骨丢失、缓解骨质疏松性骨痛，必要时可采用间歇性重复给药。

绝经后骨质疏松症的骨质吸收迅速，骨代谢转换率高，为高转换型，治疗可考虑应用骨吸收抑制剂；部分老年性骨质疏松症为低转换型，可考虑联合应用骨形成促进剂，以改善骨微结构及促进骨量形成，降低再骨折风险。患者具体属于何种转换类型，可通过测定骨代谢指标帮助判定。

钙和维生素 D 是骨质疏松治疗的基础补充剂，老年人肾功能不全及 1α 羟化酶缺乏者，应补充活性维生素 D，注意监测血钙与尿钙；抗骨吸收药：双膦酸盐、降钙素、选择性雌激素受体调节剂、雌孕激素替代治疗等；促骨形成药：PTH_{1-34} 片段；双向作用机制药物：活性维生素 D、维生素 K_2 等；中药：补肾壮骨类药物、含黄酮类生物活性成分等中药。

用药的注意事项：应选用基础药物；依据骨转换类型决定选用抗骨吸收药物或促骨形成药物；用药前应参照药物说明书，遇有不良反应应及时停药和处理，或更换不同药物。

（三）物理疗法

物理疗法简便、无创、有效而安全，对骨折愈合有促进作用。低强度脉冲超声（LIPUS），脉冲电磁场（PEMF）、体外冲击波（ESWT）、功能性电刺激（FES）和振动波等多种物理治疗方法均可选用。

（四）康复训练

骨质疏松性骨折的恢复慢，康复期长。在不影响骨折制动及骨折愈合的前提下，应尽早开始康复训练。目的是恢复关节运动功能，减少肌肉萎缩，增强肌肉力量，促进骨折愈合和防止再骨折。建议采用主动和被动运动相结合，以主动运动为主的运动方式，循序渐进，避免粗暴操作。

（五）运动疗法

以负重运动和抗阻力运动为主，如快步走、哑铃操、举重、划船和蹬踏运动等。通过负重运动和力量训练，增加肌力，改善步态和平衡，减少跌倒和骨折的风险。注意制定个体化的运动处方，因人而异的选择运动方式，频率，时间，以及强度。

（六）护理

预防跌倒，因为骨质疏松患者容易跌倒并因此骨折，如果患者患有高血压合并心脏病、视力障碍等疾病，也是造成跌倒的危险因素。护理人员应对其进行风险评估，给予合理的指导。

（七）营养

指导患者进食牛奶 500ml/d。饮食以含钙丰富的食品为主，如乳制品、虾皮、海藻类、豆类、芝麻和西瓜子等食品。

（八）心理指导

向患者讲解骨质疏松相关知识，如病因、预防措施、治疗方法和预后等。建议戒烟戒酒，少喝咖啡，避免钙质流失。鼓励患者积极配合药物治疗。

第三节　骨内科常见骨科疾病

骨关节炎

一、概述

骨关节炎（osteoarthritis，OA）指由多种因素引起关节软骨纤维化、皲裂、溃疡、脱失及骨质过度增生而导致的关节疾病。病因尚不明确，其发生与年龄、肥胖、炎症、创伤及遗传因素等有关。其病理特点为关节软骨变性破坏、软骨下骨硬化或囊性变、关节边缘骨质增生、滑膜病变、关节囊挛缩、韧带松弛或挛缩、肌肉萎缩无力等。

二、流行病学

患病率和年龄、性别、民族及地理因素有关。如 45 岁以下女性患病率仅为 2%，而

45~65 岁则为 30%，65 岁以上达 68%。55 岁以下男女受累关节分布相同，而高龄男性髋关节受累多于女性，手骨关节炎则女性多见。黑种人骨关节炎比白种人多，中国人髋关节骨关节炎患病率低于西方人。

三、病因病机

虽说原发性骨性关节炎为病因不明者，继发性骨性关节炎为继发于某种明确的病因，但有时两者很难区分，尤其是发展到晚期时，两者的临床表现、病理表现均相同。

（一）年龄

骨性关节炎的发病率随着年龄的增高而增高。骨和关节软骨随着年龄的增长，骨的无机物含量逐渐增加，弹性和韧度都变弱。绝经后的女性激素失调可能是导致骨与软骨加速老化的原因。

（二）创伤

正常的关节软骨光滑，富有弹性和耐磨的特性，在关节内起到传导载荷、吸收震荡及润滑关节的功能。剧烈的运动、膝外翻或内翻或某些职业性劳动会使整个关节和关节局部形成过高的压力，导致软骨基质的纤维网状结构和薄壳破坏，使软骨发生退行性改变，退变的软骨产生的基质减少，更加剧软骨退化。

（三）肥胖

欧洲的流行病学调查结果显示 BMI 与膝关节骨性关节炎首次症状的出现年龄呈正相关。肥胖患者在非负重关节骨性关节炎的发病率高于正常人群。

（四）其他因素

种族及遗传等因素。

四、临床表现

（一）关节疼痛及压痛

初期为轻度或中度间断性隐痛，休息后好转，活动后加重，疼痛常与天气变化有关。晚期可出现持续性疼痛或夜间痛。关节局部有压痛，在伴有关节肿胀时尤为明显。

（二）晨僵和黏着感

局限性晨僵，时间常为数分钟，一般不超过 30 分钟，活动后缓解。黏着感指关节静止一段时间后，开始活动时感到僵硬如粘住一般，稍活动即可缓解，多见于老年人下肢关节。

（三）关节肿大

手部关节肿大变形明显，可出现 Heberden 结节和 Bouchard 结节。部分膝关节因骨赘形成或关节积液也会造成关节肿大。

（四）骨摩擦音（感）

由于关节软骨破坏、关节面不平，关节活动时出现骨摩擦音（感），多见于膝关节。

（五）关节无力、活动障碍

关节疼痛、活动度下降、肌肉萎缩、软组织挛缩可引起关节无力，行走时软腿或关节绞锁，不能完全伸直或活动障碍。

五、辅助检查

（一）实验室检查

本病无特异性实验室检查，通常抗核抗体（ANA）、类风湿因子（RF）阴性，红细胞沉降率（ESR）、C反应蛋白（CRP）多正常（伴有滑膜炎时轻度升高），继发性OA患者可出现原发病的实验室检查异常。

（二）可行X线、CT、MRI及超声等影像学检查

X线片和CT：表现为关节间隙变窄、关节面硬化、骨质增生、囊性变和关节内游离体等，严重骨关节炎伴有关节半脱位畸形。游离体呈圆形或椭圆形，边缘清楚，直径3~10mm，位于两端之间于正侧位X线片和CT均可显示，从形态结构可判断其来源，如呈均匀的或斑点状影，可能为关节软骨分离后的骨化或从滑膜肥厚处发生的异位软骨片的钙化。若游离体伴有骨结构，即外表为皮质骨，内部为松质骨，则说明来自于软骨转化为骨的或从关节皮质处分离出的骨片。游离体多见于膝关节和肘关节。

MRI：表现包括软骨异常、软骨下骨髓水肿、囊性变和关节渗液等。关节软骨异常表现为软骨厚度变薄、不光整，呈凹凸不平，软骨分层信号不均质，层次模糊不清，软骨内可见异常低信号区。

超声：超声有助于检测关节少量渗出、滑膜增殖、骨赘、腘窝囊肿、炎症反应，也有助于鉴别手的侵蚀性和非侵蚀性OA。

六、诊断标准

结合患者的临床表现、体征和影像学等辅助检查，目前，国内多采用美国风湿病学会1995年的诊断标准（表3~表5）。

表3 手骨性关节炎的分类标准（临床标准）

1. 近1个月大多数时间有手痛、发酸或发僵
2. 10个指间关节中，骨性膨大关节≥2个
3. 掌指关节肿胀≤2个
4. 远端指间关节骨性膨大>2个
5. 10个指间关节中，畸形关节≥1个

满足1+2+3+4条或1+2+3+5条可诊断手骨性关节炎

注：10个指间关节为双侧第2、第3远端及近端指间关节，双侧第1腕掌关节。

表4 膝骨性关节炎分类标准

临床标准

1. 近1个月大多数时间有膝痛

2. 有骨摩擦音

3. 晨僵≤30分钟

4. 年龄≥38岁

5. 有骨性膨大

满足1+2+3+4条，或1+2+5条或1+4+5条者可诊断膝骨性关节炎

临床+放射学标准

1. 近1个月大多数时间有膝痛

2. X线片示骨赘形成

3. 关节液检查符合骨性关节炎

4. 年龄≥40岁

5. 晨僵≤30分钟

6. 有骨摩擦音

满足1+2条或1+3+5+6条，或1+4+5+6条者可诊断膝骨性关节炎

表5 髋骨性关节炎分类标准

临床+放射学标准

1. 近1个月大多数时间髋痛

2. 红细胞沉降率≤20mm/h

3. X线片有骨赘形成

4. X线片髋关节间隙狭窄

满足1+2+3条或1+2+4条或1+3+4条者可诊断髋骨性关节炎

七、鉴别诊断

（一）强直性脊柱炎

脊柱骨性关节炎需与强直性脊柱炎相鉴别。强直性脊柱炎的特点为：

1. 青年男性多见；

2. 主要为炎性下腰痛；

3. 多伴有肌腱末端炎；

4. X线可见骶髂关节炎；

5. 脊柱早期为椎体小关节模糊，晚期为竹节样脊柱病变；

6. 部分的强直性脊柱炎患者的 *HLA−B27* 呈阳性。

（二）类风湿性关节炎（表6）

表6 类风湿性关节炎与骨性关节炎对比

鉴别点	类风湿性关节炎	骨性关节炎
发病年龄	30～50岁为发病高峰	发病率随着年龄的增长而增加（＞40岁）
诱发因素	HLA－DR4	年龄、创伤及肥胖等
起病	缓慢，偶为急性	缓慢
全身症状	有	几乎没有
晨僵	大于30分钟	小于30分钟
受累关节	多关节对称性，四肢小关节受累	多发于远端指间关节、膝关节、髋关节和颈、腰椎
皮下结节	有	无
Heberden结节	无	有
Bouchard结节	无	有
RF	阳性	阴性
X线特征	软组织肿胀、关节间隙变窄，关节变形，半脱位，强直	骨赘，骨硬化，可有关节间隙变窄

（三）痛风性关节炎

本病多发于中年以上男性，常表现为反复发作的急性关节炎，最常累及第一跖趾关节和跗骨关节，也可侵犯膝、肘、踝、腕及手关节，表现为关节红、肿、热和剧烈疼痛，血尿酸水平多升高，关节腔滑液中可以找到尿酸盐结晶。慢性患者可以出现肾脏损害，在关节周围和耳廓等部位可以出现痛风石。

八、治疗

治疗的目的在于缓解疼痛、阻止和延缓疾病的发展及保护关节功能。治疗方案应依据每个患者的病情而定。

（一）一般治疗

1. 患者教育
使患者了解本病的治疗原则、锻炼方法，以及药物的用法和不良反应等。

2. 物理治疗
应用物理治疗仪有助于减轻疼痛和缓解关节僵直。

3. 减轻关节负荷，保护关节功能
受累关节应避免过度负荷，膝或髋关节受累患者应避免长久站立、跪位和蹲位。

（二）药物治疗

主要可分为控制症状的药物、改善病情的药物及软骨保护剂（表7）。

表7　骨性关节炎患者的药物治疗

口服
　　对乙酰氨基酚
　　关节软骨保护剂
　　硫酸氨基葡萄糖
　　NSAIDs
　　　　选择性 COX－2 抑制剂
　　　　非选择性 NSAIDs＋米索前列醇或质子泵抑制剂
　　其他止痛剂
　　　　盐酸曲马多
关节内注射
　　糖皮质激素
　　透明质酸钠
局部外用药治疗
　　双氯酚酸钠乳胶剂
　　依托芬那酯霜

1. 控制症状的药物

（1）非甾体抗炎药（NSAIDs）

主要的药物包括双氯酚酸、罗非昔布、塞来昔布及美洛昔康等，一般只需用治疗类风湿关节炎（RA）剂量的1/2。

（2）其他止痛剂：曲马多、对乙酰氨基酚等。

（3）局部治疗：①局部外用 NSAIDs 药物；②关节腔内注射治疗（糖皮质激素、透明质酸钠等）。

2. 改善病情药物及软骨保护剂

一般起效较慢。主要的药物包括硫酸氨基葡萄糖、葡糖胺聚糖、S－腺苷蛋氨酸及多西环素等。双醋瑞因也可明显改善患者症状，保护软骨，改善病程。

3. 其他

扩张血管、改善微循环、抗骨质疏松治疗、改善骨代谢（骨肽等）；一些内服中药及中医外治方法。

（三）外科治疗

对于经内科治疗无明显疗效，病变严重及关节功能明显障碍的患者可以考虑外科治疗。

肩关节周围炎

一、定义

肩周炎又称肩关节周围炎，俗称凝肩、五十肩。是肩关节周围肌肉肌腱滑囊、韧带及关节囊等软组织的慢性无菌性炎症，是一种多部位，多囊性的病变。以肩部逐渐产生疼痛，夜间为甚，逐渐加重，肩关节活动功能受限而且日益加重，达到某种程度后逐渐缓解，直至最后完全复原为主要表现的肩关节囊及其周围韧带、肌腱和滑囊的慢性特异性炎症。肩周炎是以肩关节疼痛和活动不便为主要症状的常见病症。若得不到有效的治疗，有可能严重影响肩关节的功能活动。肩关节可有广泛压痛，并向颈部及肘部放射，还可出现不同程度的三角肌的萎缩。

二、流行病学

本病的好发年龄在 50 岁左右，女性发病率略高于男性，多见于体力劳动者。与肩部受凉、劳累、扭伤、慢性劳损有关，多为单侧发病，左肩多于右肩。少数患者可双侧同时发病。其发生可能与冈上肌肌腱炎、粘连性腱鞘炎肱二头肌长头肌腱炎等有关。有报道统计 210 例肩周炎中，肱二头肌腱鞘炎（包括喙突炎）占 45.9%，冈上下肌腱炎占 21%，肩峰下和三角肌下滑囊炎占 23.7%，冻结肩占 8.9%，其他疾病占 0.5%。

三、病因、病理

（一）肩关节因素

1. 本病大多发生在 40 岁以上中老年人，软组织退行病变，对各种外力的承受能力减弱；
2. 长期过度活动，姿势不良等所产生的慢性致伤力；
3. 上肢外伤后肩部固定过久，肩周组织继发萎缩、粘连。
4. 肩部急性挫伤、牵拉伤后因治疗不当等。

（二）肩外因素

颈椎病，心、肺、胆道疾病发生的肩部牵涉痛，因原发病长期不愈使肩部肌肉持续性痉挛、缺血而形成炎性病灶，转变为真正的肩周炎。

四、临床表现

（一）肩部疼痛

起初肩部呈阵发性疼痛，多数为慢性发作，以后疼痛逐渐加剧，或为钝痛，或为刀割样痛，且呈持续性，气候变化或劳累后常使疼痛加重，疼痛可向颈项及上肢（特别是肘部）扩散，当肩部偶然受到碰撞或牵拉时，常可引起撕裂样剧痛，肩痛昼轻夜重为本病一大特点，若因受寒而致痛者，则对气候变化特别敏感。

（二）肩关节活动受限

肩关节向各方向活动均可受限，以外展、上举、内旋外旋更为明显，随着病情进展，由于长期废用引起关节囊及肩周软组织的粘连，肌力逐渐下降，加上喙肱韧带固定于缩短的内旋位等因素，使肩关节各方向的主动和被动活动均受限，特别是梳头、穿衣、洗脸、叉腰等动作均难以完成，严重时肘关节功能也可受影响，屈肘时手不能摸到同侧肩部，尤其在手臂后伸时不能完成屈肘动作。

（三）怕冷

患者肩怕冷，不少患者终年用棉垫包肩，即使在暑天，肩部也不敢吹风。

1. 压痛

多数患者在肩关节周围可触到明显的压痛点，压痛点多在肱二头肌长头肌腱沟处、肩峰下滑囊、喙突、冈上肌附着点等处。

2. 肌肉痉挛与萎缩

三角肌、冈上肌等肩周围肌肉早期可出现痉挛，晚期可发生废用性肌萎缩，出现肩峰突起，上举不便，后伸不能等典型症状，此时疼痛症状反而减轻。

五、辅助检查

本病主要采用的辅助检查：X线检查和肩关节MRI检查。

（一）X线检查

1. 早期的特征性改变主要是显示肩峰下脂肪线模糊变形乃至消失。所谓肩峰下脂肪线是指三角肌下筋膜上的一薄层脂肪组织在X线片上的线状投影。当肩关节过度内旋位时，该脂肪组织恰好处于切线位，而显示线状。肩周炎早期，当肩部软组织充血水肿时，X线片上软组织对比度下降，肩峰下脂肪线模糊变形乃至消失。

2. 中晚期时，肩部软组织钙化，X线片可见关节囊、滑液囊、冈上肌腱、肱二头肌长头腱等处有密度淡而不均的钙化斑影。在病程晚期，X线片可见钙化影致密锐利，部分病例可见大结节骨质增生和骨赘形成等。此外，在肩锁关节可见骨质疏松、关节端增生或形成骨赘或关节间隙变窄等。

（二）MRI检查

肩关节MRI检查可以确定肩关节周围结构信号是否正常，是否存在炎症，可以作为确定病变部位和鉴别诊断的有效方法。肩关节炎部分核磁未见异常，但部分可以呈现典型的关节囊增厚并水肿、喙肱韧带出纤维组织增生。

六、诊断与鉴别诊断

(一)诊断

根据病史和临床症状多可诊断。常规摄片,大多正常,后期部分患者可见骨质疏松,但无骨质破坏,可在肩峰下见到钙化阴影。年龄较大或病程较长者,X线平片可见到肩部骨质疏松,或冈上肌腱、肩峰下滑囊钙化征。

(二)鉴别诊断

临床上常见的伴有肩周炎的疾病包括:颈椎病、肩关节脱位、化脓性肩关节炎、肩关节结核、肩部肿瘤,风湿性、类风湿性关节炎及单纯性冈上肌腱损伤,肩袖撕裂,肱二头肌长头肌腱炎,肩峰撞击症及腱鞘炎等。这些病症均可表现为肩部疼痛和肩关节活动功能受限。但是由于疾病的性质各不相同,病变的部位也不尽相同,所以有不同的并发症可供鉴别。

七、治疗

治疗的目的在于缓解疼痛、阻止和延缓疾病的发展及保护关节功能。治疗方案应依据每个患者的病情而定。

(一)一般治疗

1. 患者教育

使患者了解本病的治疗原则、锻炼方法,以及药物的用法和不良反应等。

2. 物理治疗

应用物理治疗仪有助于减轻疼痛和缓解关节僵直。可选用超短波、磁疗、蜡疗、光疗、热疗等,以减轻疼痛、促进恢复。对老年患者,不可长期电疗,以防软组织弹性下降,反而有碍于恢复。

3. 减轻关节负荷,保护关节功能

(1)手指爬墙

患者面向墙壁站立,双手上抬,扶于墙上,将手努力向上爬,在疼痛允许的范围内活动。

(2)前臂开合法

上臂自然下垂贴于胸壁,双肘关节屈曲90°,前臂中立位,以双上臂当门轴,前臂当门窗,做前臂开合活动。

(3)后伸下蹲法

患者背向站立于桌前,双手后扶于桌边,反复做下蹲动作,以加强肩关节的后伸活动。

(4)双手抱颈开合法

双手抱颈做肘关节开合活动,锻炼肩关节内收、外展活动。

（5）其他

如"内外运旋""叉手托上""手拉滑车""单杆悬吊"等锻炼方法。

（二）药物治疗

1. 以消炎镇痛药治疗为主

（1）非甾体抗炎药（NSAIDs）

主要的药物包括双氯酚酸、罗非昔布、塞来昔布及美洛昔康等，一般只需用治疗 RA 剂量的 1/2。

（2）其他止痛剂：曲马多、对乙酰氨基酚等。

（3）局部治疗：①局部外用 NSAIDs 药物；②关节腔内注射治疗（糖皮质激素、透明质酸钠等）。

2. 其他

一些用于扩张血管、改善微循环、抗骨质疏松治疗、改善骨代谢（骨肽等）的内服中药及中医外治方法。

（三）外科治疗

对于经内科治疗无明显疗效，病变严重及关节功能明显障碍的患者可以考虑外科治疗。

（四）预防与保健

1. 用健侧的拇指或手掌自上而下按揉患侧肩关节的前部及外侧，时间 1~2 分钟，在局部痛点处可以用拇指点按片刻。

2. 用健侧手的第 2~第 4 指的指腹按揉肩关节后部的各个部位，时间 1~2 分钟，按揉过程中发现有局部痛点亦可用手指点按片刻。

3. 用健侧拇指及其余手指的联合动作揉捏患侧上肢的上臂肌肉，由下至上揉捏至肩部，时间 1~2 分钟。

4. 还可在患肩外展等功能位置的情况下，用上述方法进行按摩，一边按摩一边进行肩关节各方向的活动。

5. 最后用手掌自上而下地掌揉 1~2 分钟，对于肩后部按摩不到的部位，可用拍打法进行治疗。

自我按摩可每日进行 1 次，坚持 1~2 个月，会有较好的效果。

股骨头坏死

一、定义

股骨头坏死（osteonecrosis of the femoral head，ONFH）是股骨头血供中断或受损，引起骨细胞及骨髓成分死亡及随后的修复，继而导致股骨头结构改变、股骨头塌陷、关节功能障碍的疾病。

二、流行病学

ONFH 的发病率目前呈明显的上升趋势，我国 ONFH 患者约 700 万人（不包括未确诊病例），每年临床新增病例 15 万~20 万人。

三、临床表现

（一）症状

1. 疼痛

最早出现的症状是髋关节或膝关节疼痛，疼痛可为持续性或间歇性，逐渐或突然出现髋部或膝部疼痛、钝痛或酸胀不适等，常向腹股沟区或臀后侧或外侧，或膝内侧放射，该区有麻木感。

2. 关节僵硬与活动受限

早期患者髋关节活动正常或轻微丧失，晚期由于关节囊肥厚挛缩，髋关节向各方向活动严重受限，髋关节融合，出现髋关节僵直。

3. 跛行

早期可有间歇性跛行，晚期患者由于股骨头塌陷及髋关节半脱位可有持续性跛行。

（二）体征

局部深压痛，内收肌止点压痛，部分患者轴叩痛可呈阳性。早期由于髋关节疼痛，Thomas 征、"4" 字试验阳性；晚期由于股骨头塌陷、髋关节脱位，Allis 征及单腿独立试验征可呈阳性。其他体征还有外展、外旋受限或内旋活动受限，患肢可以缩短，肌肉萎缩，甚至有半脱位体征。伴有髋关节脱位者还可能会出现 Nelaton 线上移、Bryant 三角底边小于 5cm 及 Shenton 线不连续。

四、辅助检查

主要是影像学检查，包括 X 线、CT、MRI 及放射性核素扫描等。早期 X 线片可没有阳性发现，随病情进展于负重区出现骨小梁紊乱、中断，以后股骨头软骨下骨囊性变，夹杂硬化。随病变进展，修复障碍，病变区出现线性透亮区，围以硬化骨，呈现新月征。晚期出现塌陷、变形、半脱位及关节间隙变窄。X 线可以确定病变的范围，排除骨的其他病变，具有简单、方便、经济和应用范围广泛等优点，仍作为 ONFH 的基本检查方法。

同样在 ONFH 的早期，CT 片可表现为正常。CT 扫描对判断股骨头内骨质结构改变优于 MRI，对明确 ONFH 诊断后塌陷的预测有重要意义，因此 CT 检查也是常用的方法。早期：股骨头负重面骨小梁紊乱，部分吸收，杂以增粗、融合，囊性吸收、部分硬化。

CT 可显示新月征为三层结构：中心为死骨，且被一透亮的骨吸收带所环绕，最外围则是新生骨硬化骨。晚期：股骨头出现塌陷变形，中心有较大低密度区，关节软骨下出现壳状骨折片，髋臼盂唇化突出，可有关节变形。

MRI 可早期发现骨坏死灶，能在 X 线片和 CT 片发现异常前做出诊断。ONFH MRI 的多样信号改变反映不同层面病变组织的代谢水平。T_2 加权成像呈高信号的病理特征是骨和骨髓的坏死引起的修复反应，以骨髓水肿、局部充血，渗出等急性炎症病理改变为主要特征。T_1 加权成像多为低信号。T_2 加权成像显示为混合信号，高信号提示炎症充血、水肿，低信号的病变组织多为纤维化、硬化骨。T_1 加权成像为新月形边界清楚的不均匀信号。如果 T_2 加权成像显示中等稍高信号，周围不均匀稍低信号环绕，则呈典型的双线征，位置基本与 CT 的条状骨硬化一致。

放射性核素骨扫描（ECT）也是能做到早期诊断的检测手段。

五、诊断

（一）诊断标准

ONFH 的诊断标准可分为主要标准和次要标准，符合 2 条或 2 条以上主要标准可确诊，符合 1 条主要标准或次要标准至少包括 1 种 X 线片阳性改变，则可能诊断。

1. 主要标准

（1）临床症状、体征和病史：以腹股沟和臀部、大腿部位为主要疼痛部位，髋关节内旋活动受限，有髋部外伤史、皮质类固醇应用史、酗酒史。

（2）X 线片改变，股骨头塌陷，不伴关节间隙变窄；股骨头内有分界的硬化带；软骨下骨有透 X 线带（新月征，软骨下骨折）。

（3）核素扫描示股骨头内热区中有冷区。

（4）股骨头 MRI 的 T_1 加权成像呈带状低信号（带状类型）或 T_2 加权成像有双线征。

（5）骨活检显示骨小梁的骨细胞空陷窝多于 50%，且累及邻近多根骨小梁，有骨髓坏死。

2. 次要标准

（1）X 线片示股骨头塌陷伴关节间隙变窄，股骨头内有囊性变或斑点状硬化，股骨头外上部变扁。

（2）核素骨扫描示冷区或热区。

（3）MRI 示等质或异质低信号强度而无 T_1 加权成像的带状类型。

（二）ONFH 分期

ONFH 已经确诊，可做出准确的分期，以制定合理的治疗方案，目前国际上常用为 ARCO 分期（表 8）。

表8 ARCO 分期

0 期	骨活检结果与缺血性坏死一致，但其他所有检查均正常
I 期	ECT 与 MRI 的结果至少有 1 项呈阳性，依赖股骨头累及的位置，病变再分为内侧、中央及外侧
I A	股骨头受累区 < 15%
I B	股骨头受累区为 15% ~ 30%
I C	股骨头受累区 > 30%
II 期	X 线片提示股骨头斑片影、骨硬化、囊肿形成及骨质疏松
II A	股骨头受累区 < 15%
II B	股骨头受累区为 15% ~ 30%
II C	股骨头受累区 > 30%
III 期	新月征，依赖股骨头受累位置，病变可分为内侧、中央及外侧
III A	新月征 < 15% 或股骨头塌陷为 < 2mm
III B	新月征 15% ~ 30% 或股骨头塌陷为 2 ~ 4mm
III C	新月征 > 30% 或股骨头塌陷为 > 4mm
IV 期	X 线片提示股骨头关节面变扁，关节间隙变窄，髋臼出现硬化，囊性变及边缘骨赘

六、鉴别诊断

许多髋关节疾病与 ONFH 类似，应予以鉴别。

（一）髋关节骨性关节炎

髋关节骨性关节炎常见于中老年患者，由透明软骨的退行性改变、软骨软化等引起，多累及双髋关节，引起髋关节刺痛。当关节间隙变窄，出现软骨下囊性变时可能会混淆，但其 CT 表现为硬化合并囊性变，MRI 以低信号为主，由此可以鉴别。

（二）特发性暂时性骨质疏松症

特发性暂时性骨质疏松症多见于中青年患者，多以单髋关节发病。典型症状为无明显诱因突然出现髋关节疼痛和跛行，关节活动度轻度受限。MRI 的 T_1WI 为弥漫性低信号，T_2WI 为高信号，范围可累及整个股骨头，甚至扩展至大转子。X 线片提示转子部骨量减少。该病为自限性疾病，经过 4 ~ 12 个月保守治疗可痊愈，MRI 检查病变部分可恢复正常。

（三）类风湿性关节炎

类风湿性关节炎多见于中老年女性，多累及双髋关节，X 线片提示股骨头保持圆

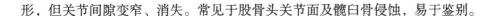

形，但关节间隙变窄、消失。常见于股骨头关节面及髋臼骨侵蚀，易于鉴别。

（四）骨软骨病

骨软骨病多见于青少年，髋关节有反复撞击或轻中度创伤病史，疼痛部位位于腹股沟部，内旋活动受限。MRI 显示病变部位 T_1WI 为低信号，T_2WI 为高信号，位于股骨头前或中部关节面下；CT 显示软骨下骨硬化，有时可见骨软骨碎骨片。

（五）强直性脊柱炎累及髋关节

强直性脊柱炎累及髋关节常见于青少年男性，多为双侧骶髂关节受累，该病的特点为 $HLA-B27$ 呈阳性，股骨头可保持圆形，但关节间隙变窄、消失甚至融合，此类患者长期服用皮质醇类激素时，可合并 ONFH。

（六）软骨母细胞瘤

软骨母细胞瘤可发生在股骨头内，多见于儿童后青少年时期，男性患病率高于女性，男女患病比例为（2~3）：1。该病好发于长骨的骨骺，常单侧发病。MRI 显示 T_2WI 呈现高信号，CT 显示为不规则骨破坏。

（七）软骨下不全骨折

软骨下不全骨折多见于中老年女性，常伴有股骨头骨质疏松。表现为行走时无明显诱因突发髋关节疼痛，不敢负重。髋关节内旋活动受限，部分患者可出现屈曲活动受限。CT 显示骨折部分骨小梁断裂或疏松，MRI 显示股骨头外上部，T_1WI 为片状低信号，T_2WI 为高信号，脂肪抑制像周围病灶呈现骨髓水肿的高信号。

（八）骨梗死

该病常累及双侧髋骨关节，其病变的不同时期有不同的影像学表现，MRI 的表现分别为①急性期：病变中心 T_1WI 呈现出与正常骨髓等信号或略高信号，T_2WI 呈现出高信号，病变边缘呈现出长 T_1、长 T_2 信号；②亚急性期：病变中心 T_1WI 呈现出与正常骨髓等信号或略低信号，T_2WI 呈现出与正常骨髓等信号或略高信号，病变边缘呈长 T_1、长 T_2 信号；③慢性期：病变部位 T_1WI 和 T_2WI 均呈现低信号。

七、ONFH 的治疗

ONFH 的治疗方案应根据患者 ONFH 的分期及患者的自身的具体情况选择治疗方案。

（一）非手术治疗

用于 ONFH 早期的患者

1. 保护性负重

患者可使用拐杖减少负重，但不建议使用轮椅。

2. 药物治疗

非甾体抗感染止痛药、改善循环及改善骨代谢等药物均有一定的效果。

3. 物理治疗

包括红外线疼痛治疗、中频电疗及磁疗等，对缓解疼痛及促进骨修复有一定的益处。

（二）手术治疗

由于 ONFH 进展速度快、非手术治疗效果不佳，多数患者需要手术治疗。手术的方式大体可分为保留患者自身股骨头为主的修复、重建术；人工髋关节置换术两大类。具体可分为以下几种：

1. 股骨头髓心减压术

该手术方式可以刺激减压针道周围的血管形成，增强坏死骨的爬行替代，但是，这种修复方式往往仅限于局部，其爬行替代不完全。随着近年来自体骨髓干细胞移植技术的广泛应用，其对于治疗股骨头坏死方面，也有很好的应用价值。股骨头髓心减压联合干细胞移植可取得良好的治疗效果。

2. 不带血运骨移植术

应用较多的有经股骨头颈灯泡状减压植骨术、经股骨转子减压植骨术等，应用的植骨材料主要包括自体骨、同种异体骨及人工骨。

3. 截骨术

该手术方式是将坏死的骨移出股骨头负重区，临床常用的有内翻或外翻截骨、经股骨转子旋转截骨术等。该术式以不改建股骨髓腔为原则。

4. 带血运自体骨移植

自体骨移植可分为髋关节骨瓣移植及腓骨移植。髋关节周围带血管蒂骨瓣移植可分为：

（1）带旋股外侧血管升支髂骨（膜）瓣移植术。

（2）旋股外侧血管升支臀中肌支大转子骨瓣移植术。

（3）带旋股外侧血管横支的大转子骨瓣移植术。

（4）带旋髂深血管蒂的髂骨（膜）瓣移植术。

髋周带血管蒂骨瓣手术创伤小、疗效确切，为增加股骨头内的支撑，手术的同时可联合植入金属棒，可有效的避免术后股骨头塌陷，该方法中短期效果佳，远期效果待确定。

5. 人工关节置换术

当股骨头一旦塌陷较重，出现关节功能严重丧失或疼痛较重时，应选择人工关节置换术。一般认为非骨水泥型或混合型假体的中、远期效果优于骨水泥型假体。ONFH 的人工关节置换与其他疾病所致需人工关节置换相比，需注意以下几点：

（1）该类患者长期服用皮质醇类激素，感染风险大大提高。

（2）该类患者长期不负重、骨质疏松等原因导致假体容易穿入髋臼。

（3）激素、酒精不仅仅会导致股骨头受损，也会导致全身骨质受损，因此因长期服用皮质醇类激素及酗酒导致的 ONFH 人工关节置换远期效果不如其他原因所致的 ONFH 关节置换。

◎ 颈　椎　病

一、定义

颈椎病是指由多种原因导致颈椎退行性改变引起颈椎管或椎间孔变形、狭窄、刺激、压迫周围组织（神经根、脊髓、椎动脉、交感神经等）损害所引起的临床表现。仅有颈椎的退行性改变而无临床表现者则称为颈椎退行性改变。

二、流行病学

颈椎病一种常见病和多发病，其总患病率约为 3.8%～17.6%。我国一项对 1009 名体检患者的研究显示颈椎病患病率更是高达 64.52% 以上。而且近年颈椎病呈现年轻化，有研究显示中青年伏案工作者颈椎病发病率为 19.22%，15.1%～58.7% 中小学生存在颈椎相关症状。

三、分型及临床表现

根据受累组织和结构的病理变化不同，颈椎病分为颈型（又称软组织型）、神经根型、脊髓型、交感神经型、椎动脉型、其他型（目前主要指食道压迫型）。如果两种以上类型同时存在，称为"混合型"。

（一）颈型颈椎病

1. 症状

颈项强直、疼痛，可有整个肩背疼痛伴活动受限，如不能作点头、仰头及转头活动，呈斜颈姿势。需要转颈时，躯干必须同时转动，也可出现头晕的症状。少数患者可出现反射性肩臂手疼痛、胀麻，咳嗽或打喷嚏时症状不加重。

2. 体征

急性期颈椎活动绝对受限，颈椎各方向活动范围近于零度。颈椎旁肌、胸 1～胸 7 椎旁或斜方肌、胸锁乳头肌、冈上肌、冈下肌可有压痛。

（二）神经根型颈椎病

1. 症状

早期可出现颈痛和颈部发僵，主要症状是上肢放射性疼痛或麻木。有的患者患侧上肢感觉沉重、握力减退，有时出现持物坠落。可有血管运动神经的症状，如手部肿胀等。晚期可以出现肌肉萎缩。

2. 体征

颈部僵直、活动受限。椎间孔部位出现压痛并伴上肢放射性疼痛或麻木、或者使原有症状加重具有定位意义。椎间孔挤压试验、臂丛神经牵拉试验、椎间孔分离试验可阳性。

（三）脊髓型颈椎病

1. 症状

（1）四肢：一侧或双侧上肢或下肢麻木、无力、沉重感，上肢不能完成精细动作，下肢出现步态不稳、行走困难、有踩棉感。严重者双下肢呈痉挛性瘫痪，卧床不起，生活不能自理。

（2）感觉异常：躯干部出现"束带感"，下肢可有烧灼感、冰凉感。

（3）部分患者出现膀胱和直肠功能障碍。

2. 体征

颈部多无体征。上肢或躯干部出现节段性分布的浅感觉障碍区，深感觉多正常，肌力下降，双手握力下降。四肢肌张力增高，可有折刀感；腱反射活跃或亢进；髌阵挛和踝阵挛阳性。病理反射阳性。浅反射，如腹壁反射、提睾反射减弱或消失。

（四）交感神经型颈椎病

1. 症状

出现交感神经支配区域的异常症状，如头部头晕、头痛等、眼耳鼻喉部症状、胃肠道症状、心血管症状、皮肤排汗及感觉异常等。

2. 体征

没有明显特异体征，可有颈椎棘突间或椎旁小关节周围的软组织压痛，有时还可伴有心率、心律、血压等的变化。

（五）椎动脉型颈椎病

1. 症状

发作性眩晕、昏迷，有时伴随恶心、呕吐、耳鸣或听力下降，这些症状与颈部位置改变有关。下肢突然无力猝倒，但是意识清醒，多在头颈处于某一位置时发生。

2. 体征

没有明显特异体征，上述症状可与颈部位置改变、活动有关。

五、辅助检查

X线检查（如颈椎正侧位片、颈椎伸屈动态侧位片、左右斜位片，必要时拍摄颈1~2开口位片）、颈部MRI、CT；血管检查（如椎动脉B超、椎动脉造影、经颅彩色多普勒、数字减影血管造影技术（DSA）、磁共振血管造影（MRA）可探查椎动脉、基底动脉血流）。

六、诊断标准

（一）颈型

具有典型的落枕史及上述颈项部症状体征；影像学检查可正常或仅有生理曲度改变

或轻度椎间隙狭窄，少有骨赘形成。

（二）神经根型

具有根性分布的症状（麻木、疼痛）和体征；椎间孔挤压试验或/和臂丛牵拉试验阳性；影像学所见与临床表现基本相符合；排除颈椎外病变所致的疼痛。

（三）脊髓型

出现颈脊髓损害的临床表现；影像学显示颈椎退行性改变、颈椎管狭窄，并证实存在与临床表现相符合的颈脊髓压迫；除外进行性肌萎缩性脊髓侧索硬化症、脊髓肿瘤、脊髓损伤、继发性粘连性蛛网膜炎、多发性末梢神经炎等。

（四）交感神经型

尚缺乏客观的诊断指标。出现交感神经功能紊乱的临床表现、影像学显示颈椎节段性不稳定。对部分症状不典型的患者，如果行星状神经节结封闭或颈椎高位硬膜外封闭后，症状有所减轻，则有助于诊断。

（五）椎动脉型

曾有猝倒发作、并伴有颈性眩晕；旋颈试验阳性；影像学显示节段性不稳定或钩椎关节增生；除外其他原因导致的眩晕；颈部运动试验阳性。

七、治疗

（一）非手术治疗

1. 一般治疗

（1）纠正不良姿势，避免颈椎劳累是治疗颈椎的基础。

（2）运动方案：包括颈椎柔韧性练习、颈肌肌力训练、颈椎矫正训练等。

2. 药物治疗

（1）非甾体抗炎药（双氯芬酸钠、布洛芬等）。

（2）脱水、减轻神经根水肿（七叶皂苷钠 $10 \sim 20\mu g$ 1 次/天，甘露醇 125ml 2 次/天，地塞米松 $5 \sim 10$mg 壶入 1 次/天）。

（3）营养神经等类药物（甲钴胺、维生素 B_1 等）。

（4）扩张血管、改善微循环。

（5）改善骨代谢。

（6）中药治疗。

3. 物理治疗

常用治疗方法：中频电疗法、超声波治疗、超声电导靶向透皮给药治疗、直流电离子导入疗法等。

4. 牵引治疗

颈椎牵引治疗时必须掌握牵引力的方向（角度）、重量和牵引时间三大要素，才能取得牵引的最佳治疗效果。

（1）注意事项：年老体弱者宜牵引重量轻些，牵引时间短些，年轻力壮者则可牵引重些长些；牵引过程要注意观察询问患者的反应，如有不适或症状加重者应立即停止牵引，查找原因并调整、更改治疗方案。

（2）牵引禁忌证：脊髓受压明显、节段不稳严重者；年迈椎骨关节退行性变严重、椎管明显狭窄、韧带及关节囊钙化骨化严重者；牵引后有明显不适或症状加重，经调整牵引参数后仍无改善者。

5. 矫形支具

最常用的有颈围、颈托，可应用于各型颈椎病急性期或症状严重的患者。

（二）手术治疗

手术治疗主要是解除由于椎间盘突出、骨赘形成或韧带钙化所致的对脊髓或血管的严重压迫，以及重建颈椎的稳定性。在临床工作中要合理把握手术适应证。

腰椎间盘突出症及腰椎管狭窄症

一、概述

腰椎间盘突出症是腰椎间盘在各种内外因素的作用下发生退变，使得脊柱内外力学平衡失调，纤维环破裂，髓核突出，刺激或压迫脊神经根、马尾神经而引起的，以腰腿痛为主的一种综合征。常见症状是腰背痛和坐骨神经痛。

腰椎管狭窄症是指腰椎管内神经根管、侧隐窝或椎间孔因骨性或纤维性增生、移位导致一个或多个平面管腔狭窄，压迫马尾、神经根或血管而产生临床症状的综合征。

二、流行病学

有调查研究显示，人群的60%～80%一生中曾发生过下腰痛，大多数下腰痛患者发病2～3周以内可改善。瑞典的统计学资料显示，腰痛发生率在轻度劳动者中占53%，在重度劳动者占64%。腰痛患者中一半以上为腰椎间盘突出症或腰椎管狭窄症患者。

三、病因

本病主要原因是椎间盘退行改变，而导致的椎间盘突出症的诱发因素较为复杂，目前尚无明确定论，可能诱发因素包括

（一）腰部过度负荷

长期体力劳动和举重运动，会导致椎间盘早期退变；而经常弯腰提取重物，使椎间

盘内压力增加，易引起纤维环破裂，髓核突出。

（二）腰部外伤

在腰部失去腰背肌保护的情况下，腰部的急性损伤，可造成椎间盘突出。

（三）腹内压增加

剧烈的咳嗽、打喷嚏、憋气、便秘等，常可使腹内压力升高而影响锥节与椎管间的平衡状态，造成髓核突出。

（四）不适当体位

在日常生活中，不当的生活习惯，当腰部处于屈位的情况下，如突然加以旋转易诱发髓核突出。

（五）其他

如长期的颠簸状态，先天的脊柱畸形等。

四、临床表现

（一）腰椎间盘突出症临床表现及体征

1. 腰痛或坐骨神经痛
（1）腿痛沿神经根分布区放射。
（2）疼痛与腹压有关。
（3）疼痛与活动有关。
（4）疼痛与体位有关。
（5）疼痛与天气变化有关。

2. 肢体麻木无力
受累神经根受到较重损害时，所支配的肌肉力量减弱，感觉减退，轻则可出现痛觉过敏，重则肌肉瘫痪。

3. 大小便功能变化
马尾神经损害可引起便秘、排便困难，尿频、尿急、尿潴留或尿失禁，会阴部感觉减退或消失，以及性功能障碍。

4. 腰部表现
腰部僵硬、活动受限或侧弯畸形。

5. 体征
直腿抬高试验（Lasegue 氏征）、加强试验、健腿抬高试验、屈髋伸膝试验、股神经牵拉试验（亦称跟臀试验）、屈颈试验、前斜角肌综合征（压迫颈静脉）等阳性。

（二）腰椎管狭窄症临床表现及体征

1. 间歇跛行

是腰椎管狭窄症的典型症状，患者步行数十米或数百米后，出现一侧或双侧下肢疼痛、麻木、无力以至跛行等；但当稍许蹲下或坐下休息数分钟后，又可继续步行。

2. 坐骨神经痛

椎管狭窄会引起相应的神经根受压迫或受刺激症状，出现酸痛、麻痛、胀痛、窜痛等持续性放射性神经根症状，疼痛的程度视病情而不同。

3. 下腰痛

也是椎管狭窄症患者常见的临床症状。

4. 椎管狭窄症

患者可能出现马尾神经受压迫所致的相关症状。

5. 体征

（1）早期无明显阳性体征，有意义的体征是后伸试验。

（2）侧隐窝狭窄症的体征类似腰椎间盘突出症，可出现感觉减退、跟腱反射减低或消失、肌力减低，直腿抬高试验可阳性。

五、辅助检查

（一）腰椎 X 线平片

单纯 X 线平片不能直接反应是否存在椎间盘突出，但 X 线片上有时可见椎间隙变窄、椎体边缘增生等退行性改变，是一种间接的提示，部分患者可以有脊柱偏斜、脊柱侧凸。此外，X 线平片可以发现有无结核、肿瘤等骨病，有重要的鉴别诊断意义。

（二）CT 检查

可较清楚地显示椎间盘突出的部位、大小、形态和神经根、硬脊膜囊受压移位的情况，同时可显示椎板及黄韧带肥厚、小关节增生肥大、椎管及侧隐窝狭窄等情况，对本病有较大的诊断价值，目前已普遍采用。

（三）MRI 检查

MRI 无放射性损害，对腰椎间盘突出症的诊断具有重要意义。MRI 可以全面地观察腰椎间盘是否病变，并通过不同层面的矢状面影像及所累及椎间盘的横切位影像，清晰地显示椎间盘突出的形态及其与硬膜囊、神经根等周围组织的关系，另外可鉴别是否存在椎管内其他占位性病变。但对于突出的椎间盘是否钙化的显示不如 CT 检查。

（四）其他

电生理检查（肌电图、神经传导速度与诱发电位）可协助确定神经损害的范围及程度，观察治疗效果。实验室检查主要用于排除一些疾病，起到鉴别诊断作用。

六、诊断

（一）腰椎间盘突出症

依据详细准确的询问病史、体征、腰椎 X 线片及定位准备和高分辨率 CT 扫描、MRI 等综合诊断。如腰痛或放射性腿痛、腿麻无力、大小便功能变化、腰部表现、特殊体征等。X 线摄片检查：脊柱侧弯，腰生理前凸消失，相邻边缘可有骨赘增生。CT、MRI 检查可显示椎间盘突出的部位及程度。

（二）腰椎管狭窄症

依据病史、体征及辅助检查综合诊断：

1. 有慢性腰痛史，部分患者有外伤史。

2. 多发生于 40 岁以上的体力劳动者。

3. 长期反复的腰腿痛和间歇性跛行，严重者可引起尿频或排尿困难。

4. 下肢肌萎缩，腱反射减弱，腰背伸试验阳性。

5. X 线、脊髓造影、CT 和 MRI 等辅助检查。

七、鉴别诊断

临床上常见的伴有腰腿的疾病包括：脊柱结核，骨髓炎，硬膜外和腹膜后肿瘤，多发性骨髓瘤，骨盆出口综合征及臀上皮神经卡压综合征等。这些病症均可表现为以腰腿疼痛。但是由于疾病的性质各不相同，病变的部位不尽相同，所以，有不同的伴发症可供鉴别。

八、治疗

（一）腰椎间盘突出症

1. 非手术治疗

（1）卧床休息、物理疗法（包括超短波、微波电疗，低频脉冲电疗，电脑中频电疗，远红外热疗，TDP 电磁波治疗等）、牵引治疗对腰椎间盘突出症均有一定疗效。

（2）药物治疗：

①非甾体抗炎药（双氯芬酸钠、布洛芬等）、曲马多等止痛药。

②脱水、减轻神经根水肿（如七叶皂苷钠 10～20μg 1 次/天，甘露醇 125ml 2 次/天，地塞米松 5～10mg 壶入，1 次/天）。

③营养神经等类药物（甲钴胺、维生素 B_1 等）。

④扩张血管、改善微循环。

⑤中药治疗。

2. 手术治疗

（1）病情重，有广泛严重下肢肌力减退、感觉减退及马尾神经损害者，多属巨大中央型突出、破裂型或游离型突出。

（2）伴有严重的腰椎管狭窄。

（3）合并腰椎峡部不连及脊柱滑脱者，较重的退行性滑脱、阶段性失稳和腰椎管狭窄者。

（4）对突出的髓核钙化骨化者、较重的高位腰椎间盘突出症、极外侧腰椎间盘突出症、伴有软骨板破裂、原位复发的腰椎间盘突出症，适应证应当放宽一些。

（二）腰椎管狭窄症

1. 非手术治疗

卧床休息，腰部理疗，按摩等有助于水肿消退，而慢性腰椎管狭窄者，可练习腹肌，使腰椎管生理前凸骨盆倾斜得到暂时减轻，从而缓解症状，此仅对早期病例有效。药物治疗与腰椎间盘突出症相似。此外，硬膜外类固醇注射可能会缓解腰椎管狭窄引起的下肢根性症状，但是仍然广受争议。

2. 手术适应证

（1）有神经根反射痛，非手术治疗 3 个月不能缓解者。

（2）有运动功能障碍者。

（3）有排尿功能障碍者应急诊手术。

（4）间歇性跛行行走距离短于 100～200m 者。

脊柱结核

一、概述

脊柱结核（spinal tuberculosis）是因循环障碍及结核感染引起椎体病变所致。受累的脊柱表现有骨质破坏及坏死，有干酪样改变和脓肿形成，椎体因病变和承重而发生塌陷，使脊柱形成弯度，棘突隆起，背部有驼峰畸形，胸椎结核尤为明显。

二、流行病学

有研究资料显示，我国现在约有结核患者 451 万，其中脊柱结核发病率占结核病总人数的 3%～5%，占肺外结核的 15%。脊柱结核约占骨关节结核总数的一半，所有脊椎均可受累。以腰椎为多见，胸椎次之，胸腰段占第 3 位，颈椎和骶椎较少见。其中椎体结核约占 99%、椎弓结核占 1% 左右。

三、临床表现

（一）全身症状

起病隐渐，患者倦怠无力，食欲减退、午后低热、盗汗和消瘦等中毒症状，偶见少数病情恶化急性发作体温39℃左右。相反，有病例无上述低热等全身症状，仅感患部钝痛或放射痛。

（二）局部症状

1. 疼痛

患处钝痛与低热等全身症状多同时出现，在活动、坐车震动、咳嗽、打喷嚏时加重；夜间疼痛可加重。

2. 姿势异常

由于疼痛致使椎旁肌肉痉挛而引起，颈椎结核患者常有斜颈、头前倾、颈短缩和双手托着下颌等。

3. 脊柱畸形

颈椎和腰椎注意有无生理前凸消失，胸椎有无生理后凸增加等。

4. 寒性脓肿

就诊时70%~80%脊柱结核并发有寒性脓肿。

5. 窦道

脊柱结核并发寒性脓肿可扩展至体表，经治疗可自行吸收，或自行破溃形成窦道。

6. 脊髓压迫征

结核病灶造成脊髓压迫可出现四肢神经功能障碍等。

四、辅助检查

（一）实验室检查

血常规可见白细胞或中性粒细胞的升高，血沉增快，痰涂片可能为阴性，伴有肺结核时可出现阳性、病理结核杆菌培养可见阳性，少数亦出现阴性、PPD阳性、结明实验阳性、PCR、T-SPOT.TB（结核菌感染T细胞干扰素释放检测）阳性、T淋巴细胞亚群分析等。

（二）物理检查

1. X线检查

（1）骨关节改变　X线片上以骨质破坏和椎间隙狭窄为主。一般在发病后2个月内没有阳性X线征象。因此，对可疑病例需重复摄片或采用其他检查。中心型的骨质破坏集中在椎体中央，侧位片比较清楚，椎体压缩成楔形发展迅速，呈前窄后宽。也可以侵犯至椎间盘，累及邻近椎体。边缘型的骨质破坏集中在椎体的上缘或下缘，很快侵犯至椎间盘，表现为椎体终板的破坏和进行性椎间隙狭窄，并累及邻近两个椎体。边缘型的骨质破坏与楔形压缩不及中心型明显，故脊柱后凸不重。

（2）寒性脓肿表现　　在颈椎侧位片上表现为椎前软组织影增宽、气管前移；胸椎正位片上可见椎旁增宽软组织影，可为球状、梭状或筒状，一般并不对称。在腰椎正位片上腰大肌脓肿的表现为一侧腰大肌阴影模糊，或腰大肌阴影增宽、饱满或局限性隆起，脓肿甚至可流注至臀部及股三角区。在慢性病例可见多量钙化阴影。

2. CT 检查

可以清晰地显示病灶的部位，可见有空洞和死骨形成。即使是小型的椎旁脓肿，在CT 检查时也可发现。CT 检查对发现腰大肌脓肿有独特的价值。

3. MRI 检查

具有早期诊断价值，在炎性浸润阶段即可显示异常信号，还可用以观察脊髓有无受压和变性。

五、诊断及分型

（一）诊断

脊柱结核的诊断依赖影像学检查及上述实验室检查。

1. X 线检查

表现为骨质破坏和椎间隙狭窄为主，可有脊柱生理弧度的改变，可出现寒性脓肿表现，慢性病例可见多量钙化阴影。

2. CT 检查

可以清晰地显示病灶部位，有无空洞和死骨形成。CT 检查对腰大肌脓肿有独特的价值。

3. MRI 检查

具有早期诊断价值，在炎性浸润阶段即可显示异常信号，可以显示出①椎体病变；②椎旁脓肿；③椎间盘改变。但主要用于观察脊髓有无受压和变性。

（二）分型

1. 椎体中心型。
2. 椎体边缘型。
3. 椎体前型或骨膜下型。
4. 附件结核。

六、治疗

（一）非手术疗法

1. 支持治疗

全身状况好坏与病灶好转或恶化有密切关系。要注意休息和加强营养，增强机体

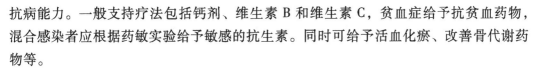

抗病能力。一般支持疗法包括钙剂、维生素 B 和维生素 C，贫血症给予抗贫血药物，混合感染者应根据药敏实验给予敏感的抗生素。同时可给予活血化瘀、改善骨代谢药物等。

2. 局部制动

卧床使病变脊椎不承重，是防止病变发展、严重畸形和截瘫的必要措施；可配戴适当的支具稳定脊柱；卧床期间可适当进行四肢运动和背部肌肉收缩活动。

3. 抗痨药物的应用

结核化学治疗的原则是早期、规律、全程、适量、联合。异烟肼、利福平、乙胺丁醇、吡嗪酰胺、链霉素联合应用，用药 2 个月后评估其疗效是否修订方案。如强化期 3SHRE（Z）/X HRE，X 是巩固期按病情需要治疗的月数，用药 9 ~ 12 个月。有 HIV 感染者用 6 种药联合。也有研究报道化疗方案是强化治疗 3 个月后停用吡嗪酰胺，继续用异烟肼、利福平、乙胺丁醇 15 ~ 21 个月，总疗程 18 ~ 24 个月。无论制定何种化疗方案务必坚持个体化，根据患者情况选择不同用药方案。用药期间要密切监测药物不良反应，并进行对症治疗或调整方案。

（1）一线抗结核药物

①异烟肼（INH）：300mg/d（或每日 4 ~ 8mg/kg），杀菌药，易渗入胸腔、腹腔、脑脊液和关节液中，且能渗入细胞内，故亦能杀灭细胞内的结核杆菌。

②利福平（RFP）：成人体重≥55kg 600mg/d，＜55kg 450mg/d（利福喷汀：长效制剂，2 次/天，顿服，剂量同上），杀菌药。

③吡嗪酰胺（PZA）：0.25 ~ 0.5g，3 次/天，杀菌药，对抗异烟肼、链霉素者有效，具有对酸性环境中细胞内结核菌群的特殊的灭菌作用。

④乙胺丁醇（EMB）：成人体重≥55kg 1.0g，＜55kg 0.75g，1 次/天，顿服，抑菌药，可用于抗异烟肼菌株，与其他药物合用可延迟抗药性的发生，对吞噬细胞内的细菌无效。

⑤链霉素（SM）：0.75g，1 次/天，肌注，抑菌药，仅对细胞外的结核杆菌有杀灭作用。

（2）二线抗结核药物：喹诺酮类（如左氧氟沙星 0.4g，1 次/天或 0.2g，2 次/天），丁胺卡那霉素、卷曲霉素、卡那霉素、环丝氨酸、乙硫异烟胺和对氨柳酸等。

4. 病变愈后

逐步增加活动，要防止脊柱过多承重，以免病情反复。病变愈合的标志是腰背局部疼痛和压痛消失，全身健康良好，体温、脉搏和血沉等正常，X 线显示骨愈合良好。

（二）手术治疗

根据病情选用脊柱融合、病灶清除、脓肿切除或刮除、窦道切除等手术。

第四节　内分泌相关的疾病

变形性骨炎

一、定义

变形性骨炎（Paget 骨病）为一种成人的慢性骨骼病，其特征为骨局部代谢过强，骨组织被软化和增大的骨性结构取代。该病是骨重建异常所致的临床综合征，其病变特点是过多的破骨细胞失控后引起高速骨溶解，并导致成骨细胞增多和骨形成过多生成的骨组织结构脆弱。骨盐及胶原的转换率显著增高致使骨局限膨大、疏松易发生病理性骨折；骨周围血管增生或出现骨肉瘤。变形性骨炎的病变侵蚀广泛，全身骨骼均可受累，好发部位是股骨胫骨颅骨脊椎的腰骶部及骨盆。

二、流行病学

本病发病无性别差异，初次就诊年龄多在 40 岁以上，具有一定的家族遗传特点，有阳性家族史者一般约占15%，最高达40%。病因可能与病毒感染及遗传有关。好发于欧洲，亚洲少见。

三、病因病机

目前关于本病的病因和发病机制未明，但近年来有重大新发现。变形性骨炎可能是一种以局限新高速骨溶解为特征的临床综合征，而高速骨溶解的基本原因是 OPG － RANK － RANKL 信号分子和/或相关基因的突变有关。其中有炎症、肿瘤、内分泌紊乱、血供异常、自身免疫及结缔组织代谢先天缺陷等在发病过程中起着不同作用。

四、临床表现

多数常无症状，呈隐匿起病。症状有疼痛，僵硬感，易疲劳，骨畸形，头痛，听力减低，头颅增大。常表现为骨骼疼痛，畸形或病理性骨折。骨痛为深部酸痛，偶为剧痛，夜间可加重。疼痛也可由神经受压引起或与骨关节炎有关。程度决定于病变范围和部位、单骨性或多骨性、有无畸形及合并症等。病变可侵及颅骨，致头颅变形、增大；侵犯颞骨，听骨者可失听并可累及颅神经；侵及上颌骨可表现为狮面；侵及齿槽可引起牙齿松动；侵犯脊柱者除病变处疼痛外，还可引起神经根或脊髓受压表现；侵及髋、膝关节者呈现创伤性关节炎的症状；股、胫骨受累者因负重可形成弯曲畸形。

五、辅助检查

（一）X 线检查

发现病变的早期以溶骨为主，后以骨硬化改变为主，中间阶段为混合期，颅骨可呈现棉絮样改变。长骨通常在一端先出现骨溶解区，病变边缘呈楔形，并向另一端发展，呈火焰状。同位素骨扫描可用于本病的诊断，病变部位可见放射性明显浓聚，可以了解病变的范围，发现 X 线尚未显示的早期病变。Paget 病的影像学改变有显著的临床特点，但与成骨性或溶骨性肿瘤转移灶难以鉴别时可予 CT 或 MRI。不典型病例需要骨活检以明确诊断。

（二）实验室检查

血碱性磷酸酶（ALP）是临床上监测 Paget 病活动度的最有用的指标。在绝大多数未经治疗的患者中，ALP 明显升高。但在单骨或局限性病变的患者中，ALP 也可在正常范围内。ALP 升高可见于肝源性疾病，偶见其他来源。可通过测定骨源性 ALP 及尿 N - 末端肽来评估 Paget 病的活动度。另外需监测 25 羟维生素 D 水平，原因有二，一是骨软化症也可存在骨痛及 ALP 升高，以此鉴别。其二，Paget 病在双膦酸盐治疗前需纠正维生素 D。

六、诊断与鉴别诊断

（一）诊断

多数变形性骨炎患者无临床症状，在疾病的早、中期诊断较困难。对有下列临床症状者应怀疑变形性骨炎，并进一步检查：

1. 头颅逐年增大，伴有耳聋或其他颅神经受损症状；
2. 上、下肢出现进行性加重的弓状畸形；
3. 原因不明的病理性骨折；
4. 原因不明的血 ALP 增高。X 线检查有助于诊断受累病灶区。

（二）鉴别诊断

骨端受累、溶骨区界限锐利、楔形透光区、广泛性硬化、骨体积增大、骨小梁变粗等有助于与其他疾病鉴别。广泛的骨密度增加应与骨转移癌（尤其是前列腺癌骨转移）、骨髓纤维化、肾性骨病、氟骨症、纤维异常增殖症和结节性硬化症鉴别。变形性骨炎累及颅骨时可出现颅骨肥大，应与额骨内板肥厚症、纤维异常增殖症、贫血和骨转移癌等鉴别。本病盆骨硬化呈非对称性或单侧分布、受累骨增大、骨小梁增粗。累及脊椎时，病变椎体呈框架征，四周浓密。血管瘤所致者表现为纵向骨小梁增粗，肾性骨病除有肾脏本身的疾病外，特征为橄榄球衣状脊椎。

七、治疗

（一）降钙素

用量较大，开始每日皮下或肌注鲑鱼降钙素 100U（40mg），数周后改为隔日 100U。骨病基本消失后逐渐减至每周 100～200U。疗程至少 1 年，有时需长期应用。

（二）双膦酸盐类

目前双膦酸盐已成为治疗 Paget 病的主要方法。双膦酸盐已被证实可以降低骨转换，改善骨痛，促进溶骨性病变的恢复，改善生活质量。但能否阻止长期并发症的发生，目前尚未知晓。骨痛和畸形是 Paget 病治疗的指征。

◎│ 成骨不全

一、定义

成骨不全症（osteogenesis imperfecta，OI）又称脆骨病。是一组以骨骼脆性增加及胶原代谢紊乱为特征的遗传性全身性结缔组织疾病。其病变不仅限于骨骼，还常常累及其他结缔组织如眼、耳、皮肤等，其特点是骨脆性增加、骨关节进行性畸形、蓝巩膜、牙本质发育不全、听力下降及皮肤异常。现已证实所有类型的成骨不成症都是 I 型胶原的相关基因发生突变而引起的常染色体显性遗传疾病。

二、流行性病学

本病为家族遗传性疾病，男、女发病率相等。可母婴同患，也可以发生于孪生儿，新生儿的成骨不全患病率（国外）为 21.8/10 万，成人患病率为 10.6/10 万。

三、病因，病机

（一）病因

本病病因不明，为先天性发育障碍。男、女发病相等。可分为先天型及迟发型两种。先天型指在子宫内起病，又可以再分为胎儿型及婴儿型。病情严重，大多死亡，或产后短期内死亡，是常染色体隐性遗传；迟发型者病情较轻，又可分为儿童型及成人型。大多数患者可以长期存活，是常染色体显性遗传。15% 以上的患者有家族史。

本病呈常染色体显性或隐性遗传方式，可为散发病例。蓝巩膜的传递为 100%，听力丧失依年龄而异。散发病例多因新突变所引起，常与父母高龄有关。

成骨不全病的发生主要是由于组成 I 型胶原的 α_1 或 α_2 前胶原（Pro - α_1 或 Pro - α_2）链的基因（即 *COL1A1* 和 *COL1A2*）的突变，导致 I 型胶原合成障碍，结缔组织中胶原量尤其是 I 型胶原含量下降，胶原是骨骼、皮肤、巩膜及牙本质等组织的主要胶原成分，因而这些部位的病变更明显。

（二）病机

主要表现在构成全身皮肤、肌腱、骨骼、软骨及其他结缔组织的主要成分胶原蛋白发育不良。在骨骼方面主要是成骨细胞生成减少或活力减低，不能产生碱性磷酸酶，或者两种情况兼而有之，以致骨膜下成骨和软骨内成骨受到障碍，不能正常成骨。组织学的改变是松质骨和皮质骨内的骨小梁变得细小，并钙化不全，其间尚可见成群的软骨细胞、软骨样组织和钙化不全的骨样组织。而骨的钙盐沉积进行正常。上述的病理变化造成骨质脆弱和骨质软化。

四、临床表现

本病以骨骼发育不良，骨质疏松，脆性增加及畸形，蓝色巩膜和听力丧失为特征，但临床差异很大，重者出现胎儿宫内多发骨折乃至死亡，轻者至学龄期才有症状，并可存活至高龄。

（一）分型

1. 目前广泛采用的临床分类方法是 Sillence 的四型分类法

此种分型方法已得到学术界的认同。Ⅰ型为常染色体显性遗传，蓝巩膜，只表现轻度骨畸形；Ⅱ型相当于过去的先天型；Ⅲ型为严重型，很多病例呈现宫内发育延迟，出生后即出现骨折，临床上出现严重的骨关节畸形，婴儿期表现蓝巩膜，儿童期以后则不显著，这一类型患者一般可以存活到成年；Ⅳ型为常染色体显性遗传，但无蓝巩膜，中度骨关节畸形，虽无宫内发育延迟，一般发育速度慢，身材矮小。

反复骨折是成骨不全的特征，以横断骨折、螺旋形骨折最常见，约15%的骨折发生在干骺端。骨折后可以有大量骨痂增生，多数可以愈合，但往往残留畸形。骨折不愈合易发生于进行性畸形加重反复骨折的部位，Ⅲ型多于Ⅳ型。局部可呈现萎缩或增殖改变。

2. 临床上也会采用 2004 年提出的成骨不全分型

Ⅰ型（轻度、无骨畸形）：矮身材、三角脸、蓝巩膜、轻度关节松弛、无牙质发育不全。遗传方式：常染色体显性遗传（AD），实验室特征：*COL1A1* 终止密码无效突变、胶原形态正常，但含量下降。

Ⅱ型（围生期致命性）肋骨串珠、长骨变宽或变窄、颅骨变薄、严重肺功能障碍。遗传方式：AD、常染色体隐性遗传（AR）。实验室特征：*CRTAP* 与 *LEPRE1* 突变、Ⅰ型胶原结构异常。

Ⅲ型（严重型、骨畸形）白色巩膜、牙质发育不全、脊柱侧凸，活动障碍。遗传方式：新突变、AD、AR。实验室特征：*CRTAP* 与 *LEPRE1* 突变、Ⅰ型胶原结构异常。

Ⅳ型（中度骨畸形）蓝巩膜、脊柱侧凸、牙质发育不全。遗传方式：AD。实验室特征：*COL1A1* 与 *COL1A2* 突变。

Ⅴ型（轻中度骨畸形）表型不一、病情轻至中度、白巩膜、桡骨头脱位、骨间膜钙化、增生性骨痂、无牙质发育不全。遗传方式：AD。实验室特征：胶原无突变、尚未发现其他已知病因。

Ⅵ型（类骨质增生症）病情中度、白巩膜、早发性骨折、骨活检可见骨质软化。遗传方式和实验室特征暂不明确。

Ⅶ型（中度骨畸形）见于 Quebec 家系、中至重度病变、肢根异常、无牙质发育不全。遗传方式：AR。实验室特征：*CRTAP* 与 *LEPRE1* 突变。

Ⅷ型（严重型、致命性）严重至致命性骨病变。遗传方式：AR。实验室特征：

CRTAP 与 *LEPRE1* 突变。

（二）临床表现

1. 骨脆性增加

轻微的损伤即可引起骨折，严重的患者表现为自发性骨折。先天型者在出生时即有多处骨折。骨折大多为青枝型，移位少，疼痛轻，愈合快，依靠骨膜下成骨完成，因而常不被注意而造成畸形连接。长骨及肋骨为好发部位。多次骨折所造成的畸形又进一步减少了骨的长度。青春期过后，骨折趋势逐渐减少。

2. 蓝巩膜

约占 90% 以上。这是由于患者的巩膜变为半透明，可以看到其下方的脉络膜颜色的缘故。巩膜的厚度及结构并无异常，其半透明是由于胶原纤维组织的性质发生改变所致。

3. 耳聋

常于 11～40 岁出现，约占 25%，可能因耳道硬化，附着于卵圆窗的镫骨足板因骨性强直而固定所致，但亦有人认为是听神经出颅底时受压所致。

4. 关节过度松弛

尤其是腕及踝关节。这是由于肌腱及韧带的胶原组织发育障碍所致。还可以有膝外翻，平足。有时有习惯性肩脱位及桡骨头脱位等。

5. 肌肉薄弱

原因是胶原组织有缺陷所致。

6. 头面部畸形

严重的颅骨发育不良者，在出生时头颅有皮囊感。以后头颅宽阔，顶骨及枕骨突出，两颞球状膨出，额骨前突，双耳被推向下方，脸成倒三角形。有的患者伴脑积水。

7. 牙齿发育不良

牙质不能很好的发育，乳齿及恒齿均可受累。齿呈黄色或蓝灰色，易龋及早期脱落。

8. 侏儒

这是由于身材发育较正常稍短，加上脊柱及下肢多发性骨折畸形愈合所致。

9. 皮肤瘢痕宽度增加

这也是由于胶原组织有缺陷的缘故所引起。

五、检查

本病的辅助检查方法主要是 X 线检查和实验室检查。

（一）X 线检查

X 线主要表现为骨质的缺乏及普遍性骨质稀疏。

1. 在长骨表现为细长，骨小梁稀少，呈半透光状，皮质菲薄如铅笔画。髓腔相对变大，严重时可有囊性变。骨两端膨大呈杵状，可见有多处陈旧性或新鲜骨折。有的已经畸形连接，骨干弯曲。有一些畸形是因肌肉附着处牵拉所致，如髋内翻、股骨及胫骨呈弓形。某些患者在骨折后会形成丰富的球状骨痂，其数量之多，范围之广，使人会误诊其为骨肉瘤。另有一些患者的骨皮质较厚，称"厚骨型"。

2. 颅骨钙化延迟，骨板变薄，双颞骨隆起，前囟宽大，岩骨相对致密，颅底扁平。乳齿钙化不佳，恒齿发育尚可。

3. 凹椎体变薄，呈双形，骨小梁稀少，椎间盘呈双凸形代偿性膨大。可以有脊柱侧弯或后突畸形。

4. 肋骨从肋角处向下弯曲，常可见多处骨折。骨盆呈三角形，盆腔变小。

5. 关节主要有以下 4 种改变：

（1）部分患者因骨软化可引起髋臼和股骨头向骨盆内凹陷。

（2）骨干的膜内成骨发生障碍可致骨干变细，但由于软骨钙化和软骨内成骨依然正常，而使组成关节的骨端相对粗大。

（3）部分患者骨骺内有多数钙化点。可能由于软骨内成骨过程中软骨内钙质未吸收所致。

（4）假性假关节形成，由于多发骨折，骨折处形成软骨痂，X 线片上看上去很像假关节形成。

6. 骨骼：早发型与晚发型成骨不全的骨损害表现有所不同。早发型者多表现为全身长骨的多发性骨折，伴骨痂形成和骨骼变形；晚发型者有明显骨质疏松、多发骨折，长骨弯曲或股骨短而粗呈"手风琴"样改变。骨干过细或骨干过粗，骨呈囊状或蜂窝样改变。长骨皮质缺损毛糙。肋骨变细、下缘不规则或弯曲粗细不一，手指呈花生样改变。牙槽板吸收。脊椎侧凸，椎体变扁，或椎体上、下径增高，也可表现为小椎体、椎弓根增长。颅骨菲薄，缝骨存在，前后凸出，枕部下垂。四肢长骨的干骺端有多数横行致密线，干骺端近骺软骨盘处密度增高而不均匀。MRI 和 CT 检查可发现迟发性成骨不全（osteogenesis imperfecta）病灶处有增生性骨痂形成，有时酷似骨肿瘤（如图 3）。

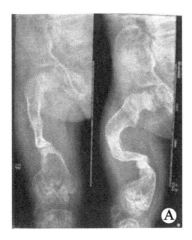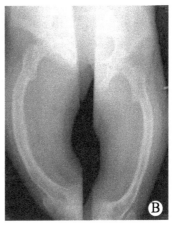

图 3　成骨不全影像学改变

注：A：股骨成骨不全影像学改变；B：四肢骨成骨不全影像学改变。

（二）超声检查

超声检查胎儿的骨骼系统可早期发现先天性骨发育障碍性疾病。

（三）实验室检查

患者血钙、磷和碱性磷酸酶Ⅰ型前胶原C端前肽（PICP）排出量明显降低，其他的生化指标如骨钙素、尿羟脯氨酸等稍高。这表明成骨不全患者的主要改变是Ⅰ型胶原合成障碍，同时也伴有继发性矿化不良和骨微结构失常。PICP是了解Ⅰ型胶原合成的较好指标。有2/3的患者血清T_4升高。由于甲状腺素增高，白细胞氧化代谢亢进有血小板聚集障碍。

六、诊断与鉴别诊断

首先要与严重的佝偻病相区别。佝偻病表现为骨骺软骨增宽、模糊，干骺端到钙化软骨区不规则，分界不清。干骺端本身呈杯状增宽。此外，其他骨骼的稀疏情况不及成骨不全症者明显。临床上尚应与软骨发育不全，先天性肌弛缓，甲状腺功能减退及甲旁亢等区别，一般说来并不困难。

关于成骨不全，目前有许多分类方法：根据第1次发生骨折的时间早晚，分为先天型及迟发型；根据病情轻重程度分为3型；Sillence于1979年根据遗传方式和临床表现将其分成4种类型，这一分类目前应用最为广泛。

（一）根据病情轻重程度分型

1. 胎儿型

病情严重，常见颅骨骨化不全，胎儿期已发生多次骨折，大多是死胎或生后短期夭折。

2. 婴儿型

较少见，出生后可有骨折，以后较轻微的外伤，甚至无外伤都可造成多发性骨折，女性多于男性，蓝色巩膜及韧带松弛多见。

3. 少年型（迟发型）

病情最轻，出生时可以没有骨折，儿童期容易发生骨折，到青春期后有改善的趋势，20岁左右可因耳硬化造成耳聋。

（二）根据遗传方式及临床表现（Sillence）分型

Ⅰ型：常染色体显性遗传，临床特点是骨质脆弱，生后骨折，蓝巩膜。其中又以牙齿正常为A型，成牙不全为B型。

Ⅱ型：常染色体隐性遗传，可在围生期死亡，存活者表现为深蓝色巩膜、股骨畸形和串珠肋。

Ⅲ型：常染色体隐性遗传，出生时有骨折，因多次骨折骨骼畸形进行性加重，巩膜和听力正常。

Ⅳ型：常染色体显性遗传，巩膜和听力正常，仅表现为骨质脆弱。

（三）诊断标准

1. 骨质疏松和骨的脆性增加。
2. 蓝巩膜。
3. 牙质形成不全（dentinogenesis imperfecta）。
4. 早熟性耳硬化（premature otoclerosis）。

上述4项中出现2项特别是前2项，即可诊断。结合影像学检查有助于诊断。

（四）鉴别诊断

1. 佝偻病与骨软化症

早发型OI应与佝偻病鉴别，迟发型应与骨软化症鉴别。佝偻病是由于维生素D缺乏，钙磷代谢障碍，类骨组织钙化不良所造成的骨骼病变。X线表现为骨密度普遍减低，长骨可轻度弯曲，干髓端呈"毛刷"状改变，典型者可见佝偻病串珠、Harrison沟、鸡胸畸形，但无缝间骨及多发骨折。骨软化症好发于哺乳期妇女，骨密度普遍性减低，皮质菲薄，髓腔增宽，骨盆畸形，脊柱侧突，长骨弯曲及形成多数假骨折线等，但无长骨纤细或粗短改变。

2. 软骨发育不全

大多表现为出生后发现头大、四肢短、生长迟滞，但智力正常。颅面骨发育障碍，长骨粗短，干髓端如"喇叭"状，椎体变扁，但骨质密度正常，无缝间骨及多发性骨折。

3. 甲状旁腺机能亢进

骨质吸收、脱钙，导致普遍性骨密度减低及纤维囊样变，骨钙转移可见泌尿系统结石或肾钙盐沉着，但无骨形成障碍及多发性骨折，且其血清钙增高，而磷降低。尿钙磷含量增加。

七、治疗

（一）生长激素

生长不足是OI的临床特征之一。一些OI患者的GH - IGF - I轴功能低下。生长激素对OI有一定疗效，可加大可交换钙钙池，钙含量增加（男性更明显），有利于骨矿化。生长激素可促进胶原合成，治疗12个月后，骨的纵向生长速度增加（骨龄无变化）、骨折率减少。这是由于生长激素可增加骨钙素合成，促进矿化，使BMD升高。Ⅲ、Ⅳ型的OI患儿（1～4岁）存在生长停滞期。应用0.1～0.5U/（kg·d）的生长激素治疗，每周6天，6个月后可增加剂量，不少患儿骨的直线生长速度增加。荷兰学者报道，首批20例患儿的中期治疗结果满意。

（二）双膦酸盐类

儿童使用二膦酸盐类可获得多方面的益处，如增加BMD，降低骨折率，但对骨的强度无直接作用；对于病例的选择、疗程和用量等仍有不同意见。应用原则：①剂量要低；②应尽早应用；③首选帕米膦酸钠；④疗程不能太长；⑤轻型病例不用或慎用。

（三）康复

1. 许多 OI 患儿伴有长骨矢面和（或）冠面弯曲

如胫骨矢面弯曲超过 40°就容易骨折。这种程度的弯曲常伴有顶屈背屈运动幅度减小。应告知患儿父母，患儿发生骨折的危险性较大；当弯曲超过 40°可能需要手术干预。

2. OI 患儿出现背痛

常表现胸、腰椎多处压缩性骨折和（或）脊柱侧弯。治疗包括热疗和对症处理。疼痛明显者可应用药物止痛。如：①降钙素对骨折和骨质疏松所引起的疼痛有效。②非甾体类药物（如布洛芬缓释片、吡罗普康和吲哚美辛等）及外用霜剂（如吲哚美辛、优迈霜等）。③中药如三七、红花加乳香、没药泡酒外揉亦有一定疗效。

（四）截骨矫形术

有些患儿在儿童时期曾行多处截骨术，以减少骨折发生率和预防下肢弯曲。手术可改进肢体畸形，提高患者生活质量。

八、预防和预后

本病呈常染色体显性或隐性遗传方式，可为散发病例，目前尚无有效预防措施。畸形轻者预后较好，年龄越小，预后越差。及至成年，由于过去曾发生多次骨折，下地活动受限，造成严重残废。

骨软化症和佝偻病

一、定义

骨软化症和佝偻病是指新形成的骨基质不能正常矿化的一种代谢性骨病。发生在成人骨髓生长板闭合以后者称为骨软化症；发生在婴幼儿和儿童骨骺生长板闭合以前者称为佝偻病，两者的病因和发病机制基本相同。

二、流行病学

20 世纪以来随着环境污染的日益严重，阳光照射越来越少，维生素 D 缺乏/不足在全球流行。调查显示：在一般人群中，维生素 D 不足的发生率为 30% ~ 50%，全球有近 10 亿人维生素 D 缺乏或不足，根据报道，42% 的 15 ~ 49 岁美国黑人种女性、40% 以上的美国和欧洲老人、36% 年轻的成年人患有维生素 D 缺乏或不足，在东亚和东南亚地区，绝经后女性维生素 D 不足的患病率 >45%。

三、病因

病因分为以下几类，可以一种或数种合并存在：

1. 饮食中摄入维生素 D 不足或日照缺乏。

2. 维生素 D 需要量增加而未及时补充（如妊娠、哺乳）。

3. 维生素 D 吸收和代谢障碍（如胃肠大部切除术后，慢性肝、胆、胰疾病，肝硬化，先天性 1α 羟化酶缺陷和维生素 D 受体突变等）。

4. 某些肿瘤。

5. 重金属中毒。

6. 遗传性、获得性或肿瘤性低磷血症。

7. 肾病综合征、慢性肾衰竭和肾小管性酸中毒、Fancoin 综合征。

8. 其他：钙缺乏、骨基质生成障碍、高氟摄入及某些药物等。

四、临床表现

（一）症状

骨软化症的典型表现为骨痛、骨畸形和假性骨折。除腰腿痛、肌无力，行走困难等外，负重后疼痛加重特别明显，轻微损伤、碰撞或跌倒后易引起肋骨、脊椎和骨盆骨折。严重病例可有长骨畸形、胸廓和骨盆畸形、驼背。部分患者有手足搐溺和麻木。

根据病因不同，佝偻病患儿的临床表现和严重程度会有差别。主要表现为骨骼疼痛、畸形、骨折、骨髓增大和生长缓慢。佝偻病患儿的早期表现为情绪异常和发育延迟、继发性身材矮小和畸形，伴多汗、腹胀和便秘，严重者不能站立和行走。低磷性佝偻病常会表现为肌无力和肌张力减低等症状；低钙血症明显时常有手足搐溺；维生素 D 依赖性佝偻病型常有秃发。

（二）体征

主要体征为骨畸形，发生部位以头部、胸部、骨盆和四肢多见。儿童典型体征为方颅、枕秃、鸡胸、串珠肋、亨利氏沟、腕部增大呈手镯样、"O" 形或 "X" 形腿。身材较矮小，可伴贫血和肝肿大。

五、辅助检查

（一）X 线检查

1. 骨软化症

表现为全身普遍性骨密度降低、畸形（椎体双凹变形、女性骨盆呈三角形等）和假性骨折（Looser 线），其中以特征性骨畸形和 looser 线的诊断意义较大，部分病例有指骨骨膜下吸收等继发性甲状旁腺功能亢进表现（如图 4A）。

2. 佝偻病

主要表现为骨干和骨骺的普通性骨质疏松、皮质变薄，伴病理性骨折，骨骺骨化中心小、边缘模糊、骨骺生长板增厚。骨骺边缘模糊呈毛刷状，可出现杯口状凹陷。长骨呈弯曲畸形，常伴膝内翻或外翻（如图 4B）。

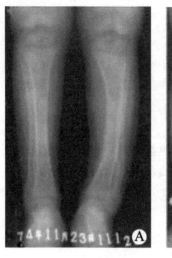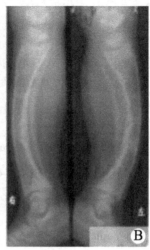

图4　骨软化症、佝偻病影像学改变

注：A：骨软化症影像学改变；B：佝偻病影像学改变。

（二）骨密度测量

可发现普遍性骨密度降低，以皮质骨更为明显。

（三）骨代谢生化指标测定

不同原因所致的骨软化症和佝偻病的改变各异。

1. 以钙和维生素 D 代谢异常为病因者

（1）血清钙水平明显降低，同时血磷水平也可能降低，并可伴继发性甲状旁腺功能亢进，因此血甲状旁腺素（PTH）水平增高。

（2）营养缺乏佝偻病常有血清25 羟维生素 D 水平降低。

（3）维生素代谢异常，α 羟化酶缺乏常会出现单纯 $1, 25$ 双羟维生素 D_3 水平降低，维生素 D 抵抗者 $1, 25$ 双羟维生素 D_3 的水平升高。

2. 以磷代谢异常为病因者

（1）血钙水平通常在正常范围，而特征性的改变为血磷水平显著降低。

（2）血清25 羟维生素 D_3 水平和 PTH 水平可在正常范围，但也有部分患者血清 $1, 25$ 双羟维生素 D_3 水平可低于正常范围。

几乎所有的佝偻病或骨软化症患者的血清碱性磷酸酶水平会显著升高。

六、骨软化症（佝偻病）的病因诊断

主要根据病史、临床表现、实验室检查确定。肝肾功能检查、血气分析等有助于诊断。怀疑为遗传性疾病或维生素 D 受体突变时，有条件者可做相应基因的突变分析，明确其分子病因。

七、预防和治疗

（一）维生素D

摄入富含维生素D的食物，增加日照，补充适量维生素D制剂等。维生素D缺乏的预防剂量依年龄而定，一般为400~800U/d。妊娠及哺乳期可酌情增加，一般的预防处理时间为3~6个月。治疗佝偻病：每日口服维生素D 2000~4000U，待病情明显好转后可减为预防量。不能口服者或严重患者可肌内注射20万~30万U 1次，3个月后改预防量。必须注意在口服或肌内注射大剂量维生素D前和治疗中，补充钙剂800~1000mg/d，并定期监测血钙、磷和碱性磷酸酶水平，注意随时调整钙剂和维生素D用量。如病情不见恢复，应与抗维生素D佝偻病相鉴别。

（二）钙剂

婴儿（0~1岁），母乳喂养可摄入钙225mg/d，适宜摄入量（AI）为400mg/d，人工喂养往往食物含钙更低，更应补钙使AI达400mg/d。儿童1~3岁、4~6岁、≥6岁的AI分别为600mg/d、800mg/d、800mg/d。如能早、晚各喝牛奶250ml（含钙300mg/d），加上其他食物含钙，可达AI。青少年（11~14岁），AI为1000mg/d。成人（≥18岁）AI为800mg/d。老年（≥50岁）AI为1000mg/d。孕中期AI为1000mg/d，孕晚期及乳母AI为1200mg/d。成人饮食每日含钙量仅400~500mg，应补钙剂（按钙元素量）使之达到AI。

（三）其他营养素

骨软化症（或佝偻病）患者往往同时伴有营养不良症及各种维生素缺乏症，可视需要，补充足够蛋白质及多种维生素等。

（四）其他治疗

积极治疗原发病。肿瘤所致者，尽早摘除肿瘤；高氟摄入者应隔离氟源并行驱氟治疗；药物引起者应停用相应药物；低磷抗维生素D软骨病或佝偻病，除补充活性维生素D和钙剂外，还应口服中性磷酸盐制剂。肾小管酸中毒者，需要给机体提供足够的HCO_3^-对抗过多的H^+，纠正酸中毒。可予以$NaHCO_3$，有严重骨骼畸形者在病情控制的前提下可考虑行矫形手术治疗。

肾性骨病

一、定义

肾性骨病（肾性营养不良）系指发生于慢性肾衰（CRF）的骨代谢性疾病，以骨质疏松、骨软化、骨性佝偻病、纤维性骨炎、骨硬化、软组织钙化、骨滑脱、骨畸形、骨再生障碍和病理性骨折为临床特征。其可发生在肾脏病变的任何阶段，尿毒症期患者100%有肾性骨病存在，是 CRF 的重要并发症之一。

二、病因病机

（一）钙磷代谢障碍

肾衰早期血磷滤出即有障碍，尿磷排出量减少，血磷潴留，血钙减少，两者均引起甲状旁腺增生，PTH 分泌增加。PTH 作用于骨骼释出 Ca^{2+} 以恢复血钙水平。当肾衰进一步发展，代偿机能失效，高血磷、低血钙持续存在，PTH 亦大量分泌，继续动员骨钙释放，如此恶性循环，最后导致纤维性骨炎。

（二）维生素 D 代谢障碍

肾衰时，皮质肾小管细胞内磷明显增加，并有严重抑制 $1,25(OH)_2D_3$ 合成的作用。$1,25(OH)_2D_3$ 具有促进骨盐沉着及肠钙吸收作用，当它合成减少时，加上持续性低钙血症，以及腹膜透析患者与蛋白结合的维生素 D 丢失等均可导致骨盐沉着障碍而引起骨软化症。同时肠钙吸收减少，血钙降低，则继发甲状旁腺机能亢进而引起纤维性骨炎。

（三）甲状旁腺机能亢进

肾衰早期即有甲状旁腺增生与血 PTH 增高，其程度与肾衰严重程度一致。继发性甲状旁腺机能亢进，除引起前述骨病外，还引起一系列骨外病变。

（四）铝中毒

铝在骨前质和矿化骨之间沉积，并与骨胶原蛋白形成交联组合，损害了骨重建的感应效能，使破骨细胞和成骨细胞数目减少，酸性磷酸酶和碱性磷酸酶活性降低，骨的形成和矿化均受抑制。

（五）代谢性酸中毒

酸中毒时，可能影响骨盐溶解，酸中毒也干扰 $1,25(OH)_2D_3$ 的合成、肠钙的吸收和使骨对 PTH 的抵抗。

（六）软组织钙化

肾性骨营养不良的表现有：骨痛、假性痛风和病理性骨折，多伴近端肌病和肌无力。骨畸形在儿童较多见，如佝偻病性改变，长骨成弓形，骨骺端增宽或骨骺脱离及生长停滞。成人则表现为脊柱弯曲、胸廓畸形及骨端的杵状变。骨外表现为软组织钙化。

三、肾性骨病临床表现

肾性骨病临床症状：肾性骨病除原有肾脏病变引起的临床表现外，其自身临床症状不典型，但均有腰腿酸软，全身乏力，伴骨痛，骨畸形（驼背、鸡胸、O 型腿、骨盆畸形等），病理性骨折，皮肤瘙痒，肌肉萎缩，多汗，手足搐搦，精神异常及生活不能自理。

四、辅助检查

（一）肾性骨病化验检查

血钙降低，血磷升高，血碱性磷酸酶异常，血镁升高，血镁降低。尿钙增多，尿磷减少。血铝升高，骨组织中铝的含量是正常人的 40 ~ 50 倍，甚至 100 倍。

（二）肾性骨病骨 X 线征

分次检查头颅值、胸片、骨盆、腰椎侧位片等。所有患者可见腰椎、骨盆广泛性骨质脱钙，骨软化，纤维性骨炎。X 线是诊断肾性骨病的重要手段，但当 X 线发现有明显的骨质密度减低时，脱钙往往已在 30% 以上，此时为病理的中晚期。

（三）肾性骨病骨密度测定

骨密度测定是目前检测肾性骨病可靠的诊断方法。双能 X 线吸收测定法是 20 世纪 80 年代末发展起来的最新技术，其可同时测定腰椎、股骨颈、大转子和转子间区 4 个部位的骨密度。骨密度测定这一检查，可较早期了解临床各种骨矿化紊乱疾病的受损情况，为早期诊断、治疗提供可靠资料。

（四）肾性骨病同位素 99^{m} 锝骨扫描

同位素 99^{m} 锝骨扫描检查肾性骨病的机制：显像剂进入骨组织主要是二种形式：一是与无机成分（钙、磷等）交换，二是与有机成分如未成熟的胶原组织相结合。

（五）肾性骨病骨组织活检

骨组织活检是肾性骨病惟一可靠的诊断依据，不仅可作出早期诊断，而且能根据组织学分型进行有针对性的治疗并观察疗效。

1. 根据文献报道，肾性骨病病理变化

（1）吸收增强。

（2）纤维性骨炎。

（3）骨样组织增多。

（4）骨改建活跃。

（5）铝沉积。

以上各种病理变化以不同的结合形式存在于不同病例中，不同的病理变化是与其发病机制有关。

2. 根据发病机制，肾性骨病病理组织学类型可分为

①高转换型或 I 型：即 SHPT 性肾性骨病。

②低转换型或 II 型：系由铝中毒为主引起的动力缺乏型骨软化病。

③混合型或 III 型：即有高转换型肾性骨病骨损害的特点，又有低转换型肾性骨病骨

损害的特点，在不同的患者中二者呈不同的组合。

五、肾性骨病的治疗原则

（一）控制血磷和补充钙剂

控制血磷和补充钙剂在 CRF 早期就应开始，以达到防止肾性骨病发生的目的。

（二）去铁胺的应用

肾脏是排铝的主要脏器。CRF 患者排铝减少及透析液中高浓度的铝是铝中毒的主要原因。

（三）钙三醇常规剂量的使用

应用钙三醇预防及治疗高运转型肾性骨病已成为临床上普遍采用的措施。

（四）肾性骨病的血液净化治疗

血液净化治疗肾性骨病要达到的目的是降低 PTH、血磷。

（五）肾性骨病行甲状旁腺切除术治疗

肾性骨病经内科治疗无效时，可行甲状旁腺切除术治疗，清除 PTH 过度产生对骨的作用。

（六）肾性骨病行肾移植治疗

肾性骨病行肾移植治疗可使肾功能恢复，通过恢复体内维生素 D 活性产物的生成而反馈抑制 PTH，血磷、钙恢复正常水平，缓解肾性骨病病变，甚至痊愈。

糖尿病与骨质疏松

糖尿病性骨质疏松是指以高血糖和骨密度减低为特点的内分泌代谢性疾病。在众多糖尿病并发症中，骨质疏松因其易致病理性骨折，致残致死率高等原因日益受到重视。

糖尿病引起骨质疏松的机制可能有以下几点：

一、高葡萄糖毒性

当血糖超过肾糖阈时过多的葡萄糖从尿中排出，引起渗透性利尿，钙、磷排泄增加，并阻滞肾小管对钙、磷的重吸收，血钙浓度降低，刺激甲状旁腺激素分泌，骨钙动员，增加骨质中钙入血，溶骨作用加强，代偿性维持血钙、磷处于正常水平，骨质脱钙，骨密度下降。另外，有些糖尿病患者饮食控制过于严格或胃肠功能紊乱，造成钙、磷等电解质摄入不足，亦可刺激甲状旁腺激素分泌，增加骨吸收。

高血糖还可引起体内多种物质的自由氨基与葡萄糖的醛基或酮基发生糖基化反应，

形成晚期糖基化终末产物（advanced glycation end products，AGEs）。骨基质中的骨胶原与葡萄糖发生反应后形成的 AGEs 使骨基质发生变化，导致骨胶原连接障碍，影响骨的质量，增加骨的脆性。AGEs 还可作用于多种细胞（包括破骨细胞）表面的 AGE 受体，促进单核巨噬细胞产生白细胞介素 1、白细胞介素 6、肿瘤坏死因子 α 等细胞因子，促进破骨细胞前体向成熟的破骨细胞转变，并提高破骨细胞活性，加速骨吸收，导致骨质疏松。

二、胰岛素

胰岛素不足可使成骨细胞中骨基质成熟和转换减少，骨基质分解大于合成，钙盐丢失，骨密度降低，终至骨质疏松。

胰岛素具有直接促进肾小管重吸收的作用，当胰岛素缺乏时，肾小管重吸收减少，尿中钙、磷过度丢失，骨钙动员加强。骨基质和矿物质均丢失，骨吸收加速，骨形成减少，骨密度下降，致骨质疏松。

胰岛素缺乏可抑制成骨细胞合成骨钙素。骨钙素为非增殖期成骨细胞特异合成与分泌的一种非胶原蛋白，大部分存在于骨基质中，小部分进入血液循环。它的主要功能是维持骨的正常矿化，骨钙素减少可致骨矿化速度减慢，或使成骨细胞活性受抑，骨形成减少，骨吸收相对加速，导致骨质疏松。

胰岛素样生长因子与受体结合能刺激成骨细胞的复制和骨基质的合成，增加骨钙沉积和骨胶原合成。糖尿病患者胰岛素缺乏导致胰岛素样生长因子合成和释放减少，成骨细胞的复制和骨基质的合成相应减少，骨形成减少，出现骨质疏松。

环磷酸腺苷可刺激骨吸收，降低骨盐沉积。胰岛素缺乏对腺苷环化酶抑制作用减弱，骨外组织腺苷酸环化酶活性增强，环磷酸腺苷水平升高，骨吸收增强，蛋白质分解亢进，骨基质合成减少，骨吸收速度大于骨形成速度，引发骨质疏松。

三、体质量指数

糖尿病患者体质量指数（body mass index，BMI）与骨质疏松呈负相关。高 BMI 时骨骼所承受的机械负荷增加，刺激骨形成，增加骨骼应力，减少骨吸收，从而延缓骨质疏松的发生，降低骨质疏松的程度。糖尿病晚期，由于糖、脂肪、蛋白质三大物质代谢紊乱，导致体质量减轻，BMI 下降，促进骨质疏松的发生、发展。

四、血管病变

糖尿病患者存在不同程度微血管病变，其中骨组织的微血管病变影响骨的血流分布，毛细血管通透性增加，微血管基膜增厚，导致骨的营养障碍，影响骨重建，促进骨质疏松的发展。同时，糖尿病周围神经病变使感觉及运动神经破坏，引起调节关节运动的反射障碍。当负重时，关节和韧带不能平衡重力负荷，在机械压力的作用下骨组织发生微细骨折，压迫骨内微血管引起缺血，影响骨的营养，致骨质疏松。糖尿病肾病时因肾小管滤过及重吸收功能受损，尿蛋白排泄率增加，尿钙排泄增多，致使血钙不足，代偿性引起甲状旁腺激素分泌、骨钙入血。糖尿病视网膜病变患者因视力减退甚至失明，减少了患者的运动能力，减少了骨骼的负重机会，是易跌倒和诱发骨折的危险因素。

五、药物

（一）噻唑烷二酮类

为过氧化物酶体增殖物活化受体 γ 激动剂。在骨髓中，成骨细胞与脂肪细胞均来源于间充质干细胞，而高表达过氧化物酶体增生物激活受体的间充质干细胞向脂肪细胞表达，且抑制成骨细胞的生成。

（二）1,25 − (OH)$_2$VD$_3$

持续高血糖、胰岛素分泌不足、低体质量等众多原因，导致机体钙、磷代谢紊乱，打破机体钙调激素的平衡，1,25 − (OH)$_2$VD$_3$ 减少。一方面使肠道对钙、磷吸收减少，尿钙排出增加，血钙降低，骨钙入血，溶骨作用增强，促进骨质疏松；另一方面促进成骨细胞凋亡，而低血钙促进甲状旁腺激素升高，刺激破骨细胞的前体细胞向成熟破骨细胞分化，从而造成骨质疏松。

◉ 原发性甲状旁腺功能亢进症

一、定义

甲状旁腺功能亢进症常分为原发性、继发性和三发性 3 类。本文主要讲述原发性甲旁亢。

（一）原发性甲状旁腺功能亢进症（primary hyperparathyroidism, PHPT）

原发性甲状旁腺功能亢进症简称原发甲旁亢，系甲状旁腺组织原发病变致甲状旁腺激素（parathyroid hormone, PTH）分泌过多，导致的一组临床症候群，包括高钙血症、肾钙重吸收和尿磷排泄增加、肾结石、肾钙质沉着症和以皮质骨为主骨吸收增加等。病理以单个甲状旁腺腺瘤最常见，少数为甲状旁腺增生或甲状旁腺癌。

（二）继发性甲状旁腺功能亢进症（secondary hyperparathyroidism, SHPT）

继发性甲状旁腺功能亢进症简称继发性甲旁亢，常为各种原因导致的低钙血症刺激甲状旁腺增生肥大、分泌过多 PTH 所致，见于慢性肾病、骨软化症、肠吸收不良综合征、维生素 D 缺乏与羟化障碍等疾病。

（三）三发性甲状旁腺功能亢进症（tertiary hyperparathyroidism）

三发性甲状旁腺功能亢进症简称三发性甲旁亢，是在继发性甲旁亢基础上，由于腺体受到持久刺激，发展为功能自主的增生或肿瘤，自主分泌过多 PTH 所致，常见于慢性肾病和肾脏移植后。

二、病因及病理生理机制

（一）病因

1. 家族性/综合征性 PHPT

此类 PHPT 多为单基因病变，由抑癌基因失活或原癌基因活化引起。

2. 散发性 PHPT

甲状旁腺腺瘤或腺癌多为单克隆性新生物，由某一个甲状旁腺细胞中原癌和/或抑癌基因发生改变所致，但其原因并不完全清楚，少数患者在发病前数十年有颈部外照射史，或有锂剂使用史。部分腺瘤细胞中存在染色体异常。

（二）病理生理机制

PHPT 的主要病理生理改变是甲状旁腺分泌过多 PTH，PTH 与骨和肾脏的 PTH 受体结合，使骨吸收增加，致钙释放入血，肾小管回吸收钙的能力增加，并增加肾脏 $1,25(OH)_2D_3$ 的合成，后者作用于肠道，增加肠钙的吸收，导致血钙升高。当血钙上升超过一定水平时，从肾小球滤过的钙增多，致使尿钙排量增多。PTH 可抑制磷在近端和远端小管的重吸收，对近端小管的抑制作用更为明显。PHPT 时尿磷排出增多，血磷水平随之降低。临床上表现为高钙血症、高钙尿症、低磷血症和高磷尿症。

PTH 过多加速骨的吸收和破坏，长期进展可发生纤维性囊性骨炎，伴随破骨细胞的活动增加，成骨细胞活性也增加，故血碱性磷酸酶水平增高。骨骼病变以骨吸收、骨溶解增加为主，也可呈现骨质疏松或同时伴有佝偻病、骨软化，后者的发生可能与钙摄入减少和维生素 D 缺乏有关。

由于尿钙和尿磷排出增加，磷酸钙、草酸钙等钙盐沉积而形成肾结石、肾钙化，易有尿路感染、肾功能损伤，晚期可发展为尿毒症，此时血磷水平可升高。

血钙过高导致迁移性钙化，钙在软组织沉积，引起关节痛等症状。高浓度钙离子可刺激胃泌素分泌，胃壁细胞分泌胃酸增加，形成高胃酸性多发性胃十二指肠溃疡；高浓度钙离子还可激活胰腺管内胰蛋白酶原，引起自身消化，导致急性胰腺炎。

PTH 过多还可抑制肾小管重吸收碳酸氢盐，使尿呈碱性，不仅可促进肾结石的形成，部分患者还可引起高氯性酸中毒，后者可增加骨矿盐的溶解，加重骨吸收。

三、临床表现

PHPT 临床表现可累及机体的多个系统，具体如下：

（一）非特异性症状

乏力、易疲劳、体重减轻和食欲减退等。

（二）骨骼

常表现为全身性弥漫性、逐渐加重的骨骼关节疼痛，承重部位骨骼的骨痛较为突出，如下肢、腰椎部位。病程较长的患者可出现骨骼畸形，包括胸廓塌陷、脊柱侧弯、骨盆变形、四肢弯曲等。患者可有身高变矮。轻微外力引发病理性骨折，或出现自发骨折。纤维囊性骨炎好发于颌骨、肋骨、锁骨及四肢长骨，病变部位容易发生骨折，四肢较大的纤维囊性骨炎病变可能被触及和有压痛。患者的活动能力明显降低，甚至活动受限。牙齿松动或脱落。

（三）泌尿系统

患者常出现烦渴、多饮、多尿；反复、多发泌尿系结石可引起肾绞痛、输尿管痉挛、肉眼血尿，甚至尿中排沙砾样结石等。患者还易反复罹患泌尿系感染，少数病程长或病情重者可以引发肾功能不全。

（四）消化系统

患者有纳差、恶心、呕吐、消化不良及便秘等症状。部分患者可出现反复消化道溃疡，表现为上腹疼痛、黑便等症状。部分高钙血症患者可伴发急、慢性胰腺炎，出现上腹痛、恶心、呕吐、纳差腹泻等临床表现，甚至以急性胰腺炎发作起病。

（五）心血管系统

高钙血症可以促进血管平滑肌收缩，血管钙化，引起血压升高，高血压是PHPT最常见的心血管系统表现，少数PHPT患者可以出现心动过速或过缓，ST段缩短或消失，Q-T间期缩短，严重高钙血症者可出现明显心律失常。

（六）神经肌肉系统

高钙血症患者可出现淡漠、消沉、烦躁、反应迟钝、记忆力减退，严重者甚至出现幻觉、躁狂、昏迷等中枢神经系统症状。

患者易出现四肢疲劳、肌无力，主要表现为四肢近端为主的肌力下降。部分患者还表现为肌肉疼痛、肌肉萎缩、腱反射减弱。

（七）精神心理异常

患者可出现倦怠、嗜睡、情绪抑郁、神经质、社会交往能力下降，甚至认知障碍等心理异常的表现。

（八）血液系统

部分PHPT的患者可以合并贫血。

（九）其他代谢异常

部分患者可以伴有糖代谢异常，表现为糖耐量异常、糖尿病或高胰岛素血症。

四、辅助检查

PHPT 特征性实验室检查是高钙血症、低磷血症、高钙尿症、高磷尿症和高 PTH 血症。

（一）实验室检查

1. 血清钙和血游离钙

（1）血清钙（总钙，通常称血钙）

PHPT 时血钙水平可呈现持续性增高或波动性增高，少数患者血钙值持续正常（正常血钙 PHPT），因此必要时需反复测定。判断血钙水平时应注意使用血清白蛋白水平校正。血清白蛋白浓度低于 40g/L(4g/dl) 时，每降低 10g/L(1.0g/dl) 会引起血钙水平降低 0.20mmol/L(0.8mg/dl)。

计算方法：经血清白蛋白校正血钙(mg/dl) = 实测血钙(mg/dl) + 0.8 × [4.0 – 实测血清白蛋白(g/dl)]。

（2）正常人血游离钙水平为(1.18 ± 0.05)mmol/L。

血游离钙测定结果较血总钙测定对诊断高钙血症更为敏感，且不受白蛋白水平的影响。因设备条件尚不普及，不作为确诊高钙血症的常规检查项目。

2. 血清磷

低磷血症是 PHPT 的生化特征之一。如出现高磷血症常提示肾功能不全或高磷摄入。甲旁亢时，由于 PTH 的作用使肾脏对碳酸氢盐的重吸收减少，对氯的重吸收增加，会导致高氯血症，血氯与磷的比值会升高，通常 >33。

3. 血清碱性磷酸酶

高碱性磷酸酶血症是 PHPT 的又一特征。血碱性磷酸酶增高往往提示存在骨骼病损，骨碱性磷酸酶升高更为特异，其水平愈高，提示骨病变愈严重或并存佝偻病/骨软化症。

4. 尿钙

多数 PHPT 的患者尿钙排泄增加。

5. 血肌酐（Cr）和尿素氮（BUN）水平

测定血 Cr 和 BUN 等肾功能检查有助于原发性与继发性和三发性甲旁亢的鉴别。Cr 和 BUN 水平升高亦可见于甲状旁腺功能亢进症伴脱水或伴肾脏损伤害。

6. 血甲状旁腺素（PTH）

PTH 在血循环中主要有 4 种存在形式。①完整的 PTH1 – 84，占 5% ~ 20%，具有生物活性。②N 端 PTH1 – 34（即 PTH – N），也具有生物活性，量很少。③C 端 PTH56 – 84（即 PTH – C，其中又可分为若干种不同长度的片段）。④中段 PTH（即 PTH – M）。后二者占 PTH 的 75% ~ 95%，半衰期长，但无生物活性。前二者半衰期短，不超过 10 分钟。目前多采用免疫放射分析法（immunoradiometric assay，IRMA）或免疫化学发光法（immunochemiluminometric assay，ICMA）所测定的"完整" PTH。

7. 血维生素 D

PHPT 的患者易出现维生素 D 缺乏，合并佝偻病/骨软化症时可能伴有严重的维生素

D缺乏，血25羟维生素D水平低于20ng/ml，甚至低于10ng/ml。而由于过多PTH的作用，血液中的1，25（OH)$_2$D$_3$的水平则可能高于正常。

上述指标的参考范围因实验室及检测方法的不同可能存在差异。

（二）影像及定位检查

1. 骨骼病变

（1）骨骼X线检查（图5）

主要有骨质疏松、骨质软化、骨质硬化、骨膜下吸收及骨骼囊性变等。另外，本病可累及关节，出现关节面骨质侵蚀样改变。

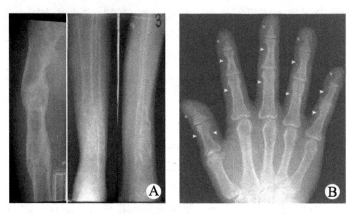

图5　骨骼X线检查

注：A：四肢骨的骨骼改变；B：手关节的改变。

（2）骨显像

轻度PHPT病例骨显像可以表现为正常，严重的PHPT病例中，可见到典型代谢性骨病的骨显像特征：中轴骨示踪剂摄取增高；长骨示踪剂摄取增高；关节周围示踪剂摄取增加；颅骨和下颌骨示踪剂摄取增加，呈"黑颅"；肋软骨连接处放射性增高，呈"串珠状"；胸骨柄和胸骨体侧缘示踪剂摄取增加，呈"领带征"；肾影变淡或消失。骨显像有时可见到软组织多发异位钙化，多位于肺、胃、肾脏、心脏和关节周围，钙化灶可呈迁徙性，甲状旁腺肿物切除后可消退。

2. 泌尿系统影像学评估

15%~40%的PHPT患者可发生泌尿系结石。X线摄片是最常用的影像学检查，采用腹部平片、排泄性尿路造影、逆行肾盂造影、经皮肾穿刺造影可发现结石。泌尿系超声亦可以发现结石，并能够观察有无肾积水和肾实质萎缩。对于以上2种检查不能明确者，可借助CT或磁共振尿路成像确定。

（三）定位检查

1. 颈部超声（含细针穿刺）。

（1）甲状旁腺超声。

（2）超声引导甲状旁腺病灶穿刺液 PTH 测定。

2. 放射性核素检查。

3. CT 及 MRI。

4. 选择性甲状腺静脉取血测 PTH。

5. 术中 PTH 监测。

五、诊断及鉴别诊断

（一）PHPT 的诊断线索

具有以下临床表现时应考虑 PHPT 诊断：

1. 复发性或活动性泌尿系结石或肾钙盐沉积症。

2. 原因未明的骨质疏松症，尤其伴有骨膜下骨皮质吸收和（或）牙槽骨板吸收及骨囊肿形成者。

3. 长骨骨干、肋骨、颌骨或锁骨"巨细胞瘤"，特别是多发性者。

4. 原因未明的恶心、呕吐，久治不愈的消化性溃疡、顽固性便秘或复发性胰腺炎者。

5. 无法解释的精神神经症状，尤其是伴有口渴、多尿和骨痛者。

6. 阳性家族史者及新生儿手足搐搦症患儿的母亲。

7. 长期应用锂制剂而发生高钙血症者。

8. 高钙尿症伴或不伴高钙血症者。

9. 补充钙剂、维生素 D 制剂或应用噻嗪类利尿剂时出现高钙血症者。

（二）诊断

根据病史、骨骼病变、泌尿系统结石和高血钙的临床表现，以及高钙血症和高 PTH 血症并存可做出定性诊断（血钙正常的原发性甲旁亢例外）。此外，血碱性磷酸酶水平升高，低磷血症，尿钙和尿磷排出增多，X 线影像的特异性改变等均支持原发性甲旁亢的诊断。定性诊断明确后，可通过超声、放射性核素扫描等有关定位检查了解甲状旁腺病变的部位完成定位诊断。

（三）鉴别诊断

主要包括与其他类型甲旁亢的鉴别及临床表现鉴别。

1. 与其他类型甲旁亢的鉴别

（1）继发性甲旁亢：是指甲状旁腺受到低血钙刺激而分泌过量的 PTH 以提高血钙的一种慢性代偿性临床综合征，其血钙水平为低或正常。常见的原因有慢性肾功能不全、维生素 D 缺乏、肠吸收不良综合征、妊娠和哺乳等。

（2）三发性甲旁亢：是在长期继发性甲旁亢的基础上，受到强烈和持久刺激的甲状旁腺组织已发展为功能自主的增生或腺瘤，血钙水平超出正常，常需要手术治疗。

（3）异位甲状旁腺功能亢进症（ectopic hyperparathyroidism/ectopic secretion of PTH,

简称异位甲旁亢）：指由某些非甲状旁腺肿瘤自主分泌过多的 PTH（而非 PTHrP）所引起的甲状旁腺功能亢进症。导致异位甲旁亢的肿瘤有肺癌、卵巢癌、胰腺癌、肝癌、甲状腺乳头状癌等。

2. 临床表现的鉴别

（1）高钙血症的鉴别诊断：首先如血白蛋白水平不正常则需通过公式计算校正后的血总钙或通过游离钙的测定确定高钙血症的诊断。其次，根据同时测定的血 PTH 水平初步判断高钙血症的病因：若 PTH 降低，考虑恶性肿瘤、结节病、甲状腺功能亢进症和维生素 D 中毒等原因；若 PTH 正常或升高，需排除与噻嗪类利尿剂或锂制剂使用相关高钙血症。还可进一步测定钙清除率/肌酐清除率比值，若比值 >0.01，可初步明确原发性甲旁亢的诊断；若比值 <0.01 需考虑家族性低尿钙高钙血症。

（2）骨骼病变的鉴别诊断：有骨痛、骨折或骨畸形表现的患者需要与原发性骨质疏松症、佝偻病/骨软化症、肾性骨营养不良、骨纤维异常增殖症等疾病鉴别，主要根据病史、体征、X 线的表现及实验室检查。

（3）泌尿系结石的鉴别诊断：本病常以反复发作的单侧或双侧泌尿系结石起病，可通过详细的病史询问、体格检查、血生化及尿液检验、影像诊断、结石成分的分析与其他导致泌尿系结石的疾病进行鉴别。

六、治疗

PHPT 的治疗包括手术治疗和药物治疗。

（一）手术治疗

手术为 PHPT 首选的治疗方法。

手术指征包括：

1. 有症状的 PHPT 的患者。

2. 无症状的 PHPT 的患者合并以下任一情况：

（1）高钙血症，血钙高于正常上限 0.25mmol/L（1mg/dl）。

（2）肾脏损害，肌酐清除率低于 60ml/min。

（3）任何部位骨密度值低于峰值骨量 2.5 个标准差（T 值 < -2.5），或出现脆性骨折。

（4）年龄小于 50 岁。

（5）患者不能接受常规随访。

3. 无手术禁忌证，病变定位明确者不符合上述手术指征的 PHPT 患者，是否需要手术治疗存在争议，手术干预需要依据个体化原则，可依据患者年龄、预期寿命、手术风险、手术意愿和靶器官损害风险等因素综合考虑。

术后监测和随访：病变甲状旁腺成功切除后，血钙及 PTH 在术后短期内降至正常，甚至出现低钙血症。术后定期复查的时间为 3~6 个月 1 次，病情稳定者可逐渐延长至每年 1 次。随访观察的内容包括症状、体征、血钙、血磷、骨转换指标、PTH、肌酐、尿钙和骨密度等。

（二）药物治疗

PHPT 患者如出现严重高钙血症甚至高钙危象时需及时处理。对于不能手术或拒绝手术的患者可考虑药物治疗及长期随访。

1. 高钙血症

治疗高钙血症最根本的办法是去除病因，即行病变甲状旁腺切除术。对高钙血症的治疗取决于血钙水平和临床症状。通常对轻度高钙血症患者和无临床症状的患者，暂无需特殊处理；对出现症状和体征的中度高钙血症患者，需积极治疗。当血钙 >3.5mmol/L 时，无论有无临床症状，均需立即采取有效措施降低血钙水平。治疗原则包括扩容、促进尿钙排泄、抑制骨吸收等。

（1）扩容、促尿钙排泄：高钙血症时由于多尿、恶心、呕吐引起的脱水非常多见，因此需首先使用生理盐水补充细胞外液容量。充分补液可使血钙降低 0.25 ~ 0.75mmol/L。补充 0.9% 氯化钠注射液一是纠正脱水，二是通过增加肾小球钙的滤过率及降低肾脏近、远曲小管对钠和钙的重吸收，使尿钙排泄增多。但老年患者及心肾功能不全的患者使用时需慎重。细胞外液容量补足后可使用呋塞米（速尿）。速尿和利尿酸钠可作用于肾小管髓襻升支粗段，抑制钠和钙的重吸收，促进尿钙排泄，同时防止细胞外液容量补充过多。速尿的应用剂量为 20 ~ 40mg 静脉注射。当给予大剂量速尿加强治疗时需警惕水、电解质紊乱。由于噻嗪类利尿药可减少肾脏钙的排泄，加重高钙血症，因此绝对禁忌。

（2）应用抑制骨吸收药物：此类药物的早期使用可显著降低血钙水平，并可避免长期大量使用生理盐水和速尿造成的水及电解质紊乱。

①双膦酸盐：静脉使用双膦酸盐是迄今为止最有效的治疗高钙血症的方法。高钙血症一经明确，应尽早开始使用，起效需 2 ~ 4 天，达到最大效果需 4 ~ 7 天，大部分患者血钙能降至正常水平，效果可持续 1 ~ 3 周。国内目前用于临床的为帕米膦酸钠（pamidronate）、唑来膦酸（zoledronic acid）和伊班膦酸钠（ibandronate）。

②降钙素：降钙素起效快，不良反应少，但效果不如双膦酸盐显著。使用降钙素 2 ~ 6 小时内血钙可平均下降 0.5mmol/L。但其降低血钙的效果存在逸脱现象（多在 72 ~ 96 小时内发生），不适于长期用药。故降钙素多适用于高钙危象患者，短期内可使血钙水平降低，用于双膦酸盐药物起效前的过渡期。

③其他：对于上述治疗无效或不能应用上述药物的高钙危象患者，还可使用低钙或无钙透析液进行腹膜透析或血液透析，治疗顽固性或肾功能不全的高钙危象，可达到迅速降低血钙水平的目的。此外，卧床的患者应尽早活动，以避免和缓解长期卧床造成的高钙血症。

2. 长期治疗

（1）不能手术或不接受手术的患者

对不能手术或不接受手术的 PHPT 患者的治疗旨在控制高钙血症、减少甲旁亢相关并发症。应适当多饮水，避免高钙饮食，尽量避免使用锂剂、噻嗪类利尿剂。药物治疗适用于不能手术治疗、无症状 PHPT 患者，包括双膦酸盐、雌激素替代治疗（HRT）、选择性雌激素受体调节剂（SERM）及拟钙化合物。

（2）术后药物治疗

低钙血症是病变甲状旁腺切除术后常见的并发症之一。术后低钙血症的原因主要是相对的、瞬时甲状旁腺功能不足。因此这种低钙血症通常是一过性的，术前功能受抑制的正常甲状旁腺，术后能够逐渐恢复功能，使血钙恢复正常。

骨饥饿综合征（hungry bone syndrome，HBS）多见于术前骨骼受累严重者，术后随着钙、磷大量沉积于骨组织，出现低钙血症、低磷血症，导致手足搐搦，甚者危及生命。严重低钙血症者需要补充大量钙剂。维生素 D 的补充对缓解低钙血症也是有益的。

七、预后

手术切除病变的甲状旁腺后高钙血症及高 PTH 血症即被纠正，骨吸收指标的水平迅速下降。术后 1~2 周骨痛开始减轻，6~12 个月明显改善。多数术前活动受限者于术后 1~2 年可以正常活动并恢复工作。骨密度在术后显著增加，以术后第 1 年内增加最为明显。文献报告成功的 PHPT 手术后泌尿系统结石的发生率可减少 90%，而剩余 5%~10% 的结石复发者可能存在甲旁亢以外的因素。已形成的结石不会消失，已造成的肾功能损害也不易恢复，部分患者高血压程度可能较前减轻或恢复正常。

痛风性关节炎

一、定义

痛风（gout）是一种单钠尿酸盐沉积所致的晶体相关性关节病，与嘌呤代谢紊乱及（或）尿酸排泄减少所致的高尿酸血症直接相关。痛风特指急性特征性关节炎和慢性痛风石疾病，可并发肾脏病变，重者可出现关节破坏、肾功能受损，也常伴发其他代谢性疾病如腹型肥胖、高脂血症、高血压、Ⅱ型糖尿病及心血管疾病。

二、临床表现

（一）急性发作期

发作前可无先兆，典型发作者常于深夜被关节痛惊醒，疼痛进行性加剧，在 12 点左右达到高峰，呈撕裂样、刀割样或咬噬样，难以忍受。受累关节红肿灼热、皮肤紧绷、触痛明显、功能受限。多于数天或数周内自行缓解，恢复正常。首次发作多侵犯单关节，50% 以上发生在第一跖趾关节，在以后的病程中，90% 患者累及该部位。足背、足跟、踝、膝等关节也可受累。

部分患者可有发热、寒战、头痛、心悸、恶心等全身症状，可伴有白细胞升高、红细胞沉降率增快。

（二）间歇发作期

急性关节炎缓解后一般无明显后遗症状，有时仅有患部皮肤色素沉着、脱屑、刺痒等。多数患者在初次发作后一年内复发，随着病情的进展，发作次数逐渐增多，症状持续时间延长，无症状间歇期缩短，甚至症状不能完全缓解，且受累关节逐渐增多。从下肢向上肢、从远端小关节向大关节发展，出现指、腕、肘等关节受累，少数患者可影响到肩、髋、骶髂、胸锁或脊柱关节，也可累及关节周围滑囊、肌腱、腱鞘等部位，症状和体征渐趋不典型。

（三）慢性痛风石病变期

皮下痛风石和慢性痛风石性关节炎是长期显著的高尿酸血症未获满意控制，体内尿酸池明显扩大，大量晶体沉积于皮下、关节滑膜、软骨、骨质及关节周围软组织的结果。皮下痛风石发生的典型部位是耳廓，也常见于反复发作的关节周围，以及鹰嘴、跟腱、髌骨滑囊等处。外观为皮下隆起的大小不一的黄白色赘生物，皮肤表面菲薄，破溃后排出白色粉状或糊状物，经久不愈。皮下痛风石常与慢性痛风石性关节炎并存。关节内大量沉积的痛风石可造成关节骨质破坏、关节周围组织纤维化、继发退行性改变等。临床表现为持续关节肿痛、压痛、畸形、功能障碍。慢性期症状相对缓和，但也可有急性发作。

（四）肾脏病变

1. 慢性尿酸盐肾病

微小的尿酸盐晶体沉积于肾间质，特别是肾髓质部乳头处，导致慢性肾小管-间质性肾炎，引起肾小管萎缩变形、间质纤维化，严重者可引起肾小球缺血性硬化。临床表现为尿浓缩功能下降，出现夜尿增多、低比重尿、小分子蛋白、白细胞尿、轻度血尿及管型等。晚期可致肾小球滤过功能下降，出现肾功能不全及高血压、水肿、贫血等。

2. 尿酸性尿路结石

尿中尿酸浓度增加呈过饱和状态，在泌尿系统沉积并形成结石。在痛风患者中的发生率在25%以上，且可能出现于痛风关节炎发生之前。结石较小者呈砂砾状随尿排出，可无明显症状；较大者可阻塞尿路，引起肾绞痛、血尿、排尿困难、泌尿系感染、肾盂扩张、积水等。

3. 急性尿酸性肾病

血及尿中尿酸水平急骤升高，大量尿酸结晶沉积于肾小管、集合管等处，造成急性尿路梗阻，临床表现为少尿、无尿，急性肾功能衰竭，尿中可见大量尿酸晶体。这种情况在原发性痛风中少见，多由恶性肿瘤及放化疗所引起。

三、辅助检查

（一）血尿酸的测定

流行病学研究显示成年男性血尿酸值为 35 ~ 70mg/L（1mg/L = 5.945umol/L）。女性为 25 ~ 60mg/L，绝经期后接近男性。由于血尿酸受多种因素影响而波动，应反复测定。

（二）尿尿酸的测定

低嘌呤饮食 5 日后，24h 尿尿酸排泄量大于 600mg 为尿酸生成过多型（约占 10%）；小于 600mg 提示尿酸排泄减少型（约占 90%），但不能除外同时存在两方面缺陷的情况。在正常饮食情况下，尿酸排泄量以 800mg 进行区分。这项检查对有痛风家族史、年龄较轻、血尿酸水平明显升高、伴有肾结石的患者更为必要。通过检测，可初步判定高尿酸血症的生化分型，有助于降尿酸药物的选择及判断尿路结石的性质。

（三）影像学检查

急性发作期仅见受累关节周围非对称性软组织肿胀。反复发作的间歇期可出现一些不典型的放射学改变。慢性痛风石病变期可见单钠尿酸盐（MSU）晶体沉积造成关节软骨下骨质破坏，出现偏心性圆形或卵圆形囊性变，甚至呈虫噬样、穿凿样缺损，边界较清，相邻的骨皮质可膨起或骨刺样翘起。重者可使关节面破坏，造成关节半脱位或脱位，甚至病理性骨折；也可破坏软骨，出现关节间隙狭窄及继发退行性改变、局部骨质疏松等。

（四）超声检查

受累关节的超声检查可发现关节积液、滑膜增生、关节软骨及骨质破坏、关节内或周围软组织的痛风石、钙质沉积等。超声下出现肾髓质特别是锥体乳头部散在强回声光点，则提示尿酸盐肾病，也可发现 X 线下不显影的尿酸性尿路结石。超声波检查还可诊断痛风患者经常伴发的脂肪肝。

（五）尿酸盐检查

偏振光显微镜下表现为 2 ~ 10μm 强的负性双折光的针状或杆状的晶体。急性发作期关节滑液中可见白细胞内、外的这种晶体。在痛风石的抽吸物中，也可发现同样晶体；在发作间歇期，曾受累关节的滑液中也有较高的阳性发现率。普通显微镜也可用来观察，但效果较差。

四、诊断要点

原发性痛风的诊断在排除继发性因素后，还应包括病程分期、生化分型、是否并发肾脏病变、是否伴发其他相关疾病等内容。痛风各期的诊断常有赖于急性发作史，因此急性痛风性关节炎的诊断最为重要。

（一）诊断特点

1. 特征性关节炎

多见于中老年男性，部分患者发作前存在明确的诱因，包括进食高嘌呤食物、酗酒、饥饿、疲劳、受凉、外伤、手术等。自限性的急骤进展的关节炎，特别是累及第一跖趾关节时，高度提示痛风。反复发作多年后，关节炎呈慢性化，并可出现皮下痛风石。

2. 高尿酸血症

血尿酸升高是痛风发生的最重要的生化基础和最直接的危险因素。随着血尿酸水平的增高，痛风的患病率也逐渐升高，然而大多数高尿酸血症并不发展为痛风。少部分急性期患者，血尿酸水平也可在正常范围，因此，高尿酸血症不能等同于痛风。仅依据血尿酸水平既不能确定诊断、也不能排除诊断。只有特征性关节炎伴高尿酸血症时，才有助于痛风的临床诊断。

3. 查找 MSU 晶体

关节滑液或痛风石抽吸物中发现并经鉴定为特异性 MSU 晶体，是确诊痛风的金标准。对一些不典型的炎性关节炎，在关节滑液中查找晶体更为必要。同时应进行革兰染色涂片和病原菌培养，以除外感染性关节炎。

4. 影像学检查

急性期或早期痛风仅有非对称性软组织肿胀，X 线检查对诊断帮助不大，对慢性痛风石性痛风可见特征性改变，有助于诊断。同时影像学检查可用于痛风的鉴别诊断。

5. 肾脏病变

大约 30% 的痛风患者可出现肾脏病变，主要表现为慢性尿酸盐肾病、尿酸性尿路结石等。除尿常规、肾功能检查外，超声波检查有助于发现肾脏受损情况。

（二）诊断与鉴别诊断

1. 急性痛风性关节炎

急性痛风性关节炎是痛风的主要临床表现，常为首发症状。反复发作的急性关节炎、无症状的间歇期、高尿酸血症，对秋水仙碱治疗有特效的典型病例，临床诊断并不困难，然而也有不典型起病者。在关节滑液或痛风石中检测到 MSU 晶体可以确诊。同时应与蜂窝织炎、丹毒、感染化脓性关节炎、创伤性关节炎、反应性关节炎、假性痛风等相鉴别。

2. 间歇期痛风

此期为反复急性发作之间的缓解状态，通常无明显关节症状，因此间歇期的诊断有赖于既往急性痛风性关节炎反复发作的病史及高尿酸血症。部分病史较长、发作较频繁的受累关节可出现轻微的影像学改变。此期在曾受累关节滑液中发现 MSU 晶体，可确诊。

3. 慢性期痛风

皮下痛风石多于首次发作 10 年以上出现，是慢性期标志。反复急性发作多年，受累关节肿痛等症状持续不能缓解，结合骨关节的 X 线检查及在痛风石抽吸物中发现 MSU 晶体，可以确诊。此期应与类风湿关节炎、强直性脊柱炎、银屑病关节炎、骨关节炎、骨肿瘤等相鉴别。

4. 肾脏病变

慢性尿酸盐肾病可有夜尿增多，出现尿比重和渗透压降低、轻度红白细胞尿及管型、轻度蛋白尿等，甚至肾功能不全。此时应与肾脏疾病引起的继发性痛风相鉴别。尿酸性尿路结石则以肾绞痛和血尿为主要临床表现，X线片大多不显影，而B超超声波检查则可发现。对于肿瘤广泛播散或接受放射治疗、化学治疗的患者突发急性肾功能衰竭，应考虑急性尿酸性肾病，其特点是血及尿中尿酸急骤显著升高。

五、治疗方案及原则

（一）痛风治疗的目的

1. 迅速有效地缓解和消除急性发作症状。
2. 预防急性关节炎复发。
3. 纠正高尿酸血症，促使组织中沉积的尿酸盐晶体溶解，并防止新的晶体形成，从而逆转和治愈痛风。
4. 治疗其他伴发的相关疾病。

痛风最佳治疗方案应包括非药物治疗和药物治疗两方面。必要时可选择剔除痛风石，对残毁关节进行矫形等手术治疗，以提高生活质量。

（二）非药物治疗

1. 患者的教育，适当调整生活方式和饮食结构是痛风长期治疗的基础。
（1）避免高嘌呤饮食。
（2）对于肥胖者，建议采用低热量膳食、增加运动量，以保持理想体质量。
（3）严格戒饮各种酒类，尤其是啤酒。
（4）每日饮水应在2000ml以上，以保持尿量。

（三）药物治疗

应按照临床分期进行，并遵循个体化原则。

1. 急性发作期的治疗

以下三类药物均应及早、足量使用，见效后逐渐减停。急性发作期不开始进行降尿酸治疗，已服用降尿酸药物者发作时不需停用，以免引起血尿酸波动，延长发作时间或引起转移性发作。
（1）非甾体类抗炎药（NSAIDS）。
（2）秋水仙碱。
（3）糖皮质激素，治疗急性痛风有明显的疗效。通常用于不能耐受秋水仙碱或肾功能不全者。

2. 间歇期和慢性期的治疗

治疗目标：使血尿酸减少或清除体内沉积的晶体。目前临床应用的降尿酸药物主要有抑制尿酸生成药和促进尿酸排泄药，均应在急性发作平息至少2周后，从小剂量开始，逐渐加量。根据降尿酸的目标水平在数月内调整至最小有效剂量并长期甚至终身维持。

在开始使用降尿酸药物同时，服用低剂量秋水仙碱或 NSAIDS 至少 1 个月，以起到预防急性关节炎复发的作用。

（1）抑制尿酸生成药：通过抑制黄嘌呤氧化酶，阻断次黄嘌呤、黄嘌呤转化为尿酸，从而降低血尿酸水平。广泛用于原发性及继发性高尿酸血症，尤其是尿酸产生过多型或不宜使用促尿酸排泄药者。目前我国这类药物有别嘌醇和非布司他两种。

（2）促尿酸排泄药：主要通过抑制肾小管重吸收，增加尿酸排泄，从而降低血尿酸。主要用于尿酸排泄减少型，以及对别嘌醇过敏或疗效不佳者。肾功能异常影响其疗效。由于这类药物可使尿中尿酸含量增高，一般慎用于存在尿路结石或慢性尿酸盐肾病的患者，急性尿酸性肾病禁用。在用药期间，特别是开始用药数周内应碱化尿液并保持尿量。常用的药物有丙磺舒和苯溴马隆等。

（3）碱性药物：尿中的尿酸存在非离子化（即游离尿酸）和离子化（即尿酸盐）2种形式，作为弱有机酸，尿酸在碱性环境中可转化为溶解度更高的尿酸盐，利于肾脏排泄，减少尿酸沉积造成的肾脏损害。痛风患者的尿 pH 往往低于健康人，因此在降尿酸治疗的同时通过药物碱化尿液，特别是在开始服用促尿酸排泄药期间，应定期监测尿 pH，使之保持在 6.5 左右，同时保持尿量，是预防和治疗痛风相关肾脏病变的必要措施。常用的药物有碳酸氢钠片。

3. 肾脏病变的治疗

痛风相关的肾脏病变均是降尿酸药物治疗的指征，应选用别嘌醇治疗，同时均应碱化尿液并保持尿量。慢性尿酸盐肾病如需利尿时，避免使用影响尿酸排泄的噻嗪类利尿剂及呋塞米、利尿酸等，其他处理同慢性肾炎。如果出现肾功能不全，可行透析治疗，必要时可做肾移植。对于尿酸性尿路结石，经过合理的降尿酸治疗，大部分可溶解或自行排出，体积大且固定者可行体外冲击碎石、内镜取石或开放手术取石。对于急性尿酸性肾病这一急危重症，迅速有效地降低急骤升高的血尿酸，除别嘌醇外，尿酸酶的使用是正确选择，其他处理同急性肾功能衰竭。

4. 相关疾病的治疗

痛风常伴发代谢综合征中的一种或数种，这些疾病的存在也增加痛风发生的危险。因此在痛风治疗的同时，应积极治疗相关的伴发疾病。在治疗这些疾病的药物中有些通过增加尿酸清除等机制兼具弱的降血尿酸作用，值得选用，但不主张单独用于痛风的治疗。这些药物包括：①降脂药非诺贝特、阿托伐他汀钙。②降压药氯沙坦钾、氨氯地平。

5. 无症状高尿酸血症的处理原则

尽管高尿酸血症与痛风性急慢性关节炎、肾脏疾病密切相关，与代谢综合征的其他组分可能存在某些关联，但尚无直接证据表明溶解于血液中的尿酸对人体有害，除非特别严重的或急性血尿酸升高。因此无症状高尿酸血症应以非药物治疗为主，一般不推荐使用降尿酸药物。但在经过饮食控制血尿酸仍高于 90mg/L，有家族史或伴发相关疾病的血尿酸高于 80mg/L 的患者，可进行降尿酸治疗。

第五节　风湿免疫相关疾病

反应性关节炎

一、定义

反应性关节炎（ReA）是一种继发于身体其他部位（如肠道和泌尿生殖道）感染后出现的急性非化脓性关节炎。近年发现，包括细菌、病毒、衣原体、支原体、螺旋体等在内的绝大多数微生物感染后均可引起反应性关节炎，因此广义的反应性关节炎范围甚广，是临床上常见的关节炎之一。

二、流行病学

该病多发生于18～40岁青年男性，国外发病率在0.06%～1.00%，国内尚无相关的流行病学数据报道。也可见于儿童及老年人。男女发病率无明显不同。本病无地域差异，可发生于世界各地。本病由性传播和肠道传播两种起病形式，前者多见于20～40岁男性，主要通过不洁性交传播，感染后男性患赖特（Reiter）综合征的概率为女性的9倍。后者感染后男性与女性患赖特（Reiter）综合征的概率相同。儿童更容易因后者感染而发病。其中*HLA－B27*阳性的患者更易出现反应性关节炎。

三、病因和发病机制

（一）病因

根据目前的报告，可以说绝大多数微生物感染后，均可引起反应性关节炎，主要分为三大类型。

1. 淋病性尿道炎后发病型。
2. 细菌性腹泻后发病型。
3. 链球菌感染后发病型。

研究发现，许多反应性关节炎患者的滑膜和滑膜白细胞内可检测到沙眼衣原体的DNA和RNA，以及志贺杆菌的抗原成分。而衣原体热休克蛋白（HSP）、耶尔森菌Hsp 60及其多肽片段均可诱导反应性关节炎患者T细胞增殖。这些发现提示，患者外周血中的T细胞可能受到上述细菌的抗原成分的诱导。最近，有研究认为，骨骼上的肌腱附着点可能是反应性关节炎最初的免疫及病理反应发生的部位之一，并且是肌腱端炎发生的病理基础。

（二）发病机制

1. 关节内存在微生物或其成分

目前的研究已经证实反应性关节炎患者的滑膜组织、滑膜液及其沉淀物中存在致病

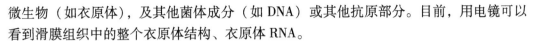

微生物（如衣原体），及其他菌体成分（如 DNA）或其他抗原部分。目前，用电镜可以看到滑膜组织中的整个衣原体结构、衣原体 RNA。

2. 关节中微生物或其成分来源和途径

目前的研究表明感染人体的微生物及其成分到达关节可能有下列途径：①血液传播：静脉注射颗粒，最初是从血管漏出的，而不是初始的吞噬作用支持这一点。②细胞携带：病原体有可能是通过细胞携带到关节。目前认为衣原体被白细胞（主要为巨噬细胞）吞噬后携带到关节的。亦有研究证明：在外周血管和滑膜细胞内证实存在脂质多糖和细菌结构，可能是在细胞内被运输到关节。

3. HLA – B27 在反应性关节炎中的作用

HLA – B27 阳性患者反应性关节炎较为常见，曾称为与 HLA – B27 有关的关节炎。HLA – B27 在反应性关节炎的病理过程中的作用至今尚未完全清楚：①有关报告认为可能 HLA – B27 影响吞噬细胞对细菌的处理；②HLA – B27 与耶尔森菌和志贺菌蛋白有类似的氨基酸序列，并因为这一分子学的模拟能产生血清交叉反应，交叉反应可能导致耐受和病原体的持续存在；③改变与细胞之间的相互作用。

四、临床表现

（一）全身症状常突出

一般在感染后数周出现发热、体重下降、倦怠无力和大汗。热型为中至高热。每日1~2 个高峰，多不受退热药影响。通常持续 10~40 天，可自行缓解。

（二）关节炎

首发症状以急性关节炎多见，典型的关节炎在尿道或肠道感染后 1~6 周出现。

1. 急性发病。

2. 多为单一或少关节炎，非对称性分布。

3. 主要累及膝、踝等下肢大关节。肩、腕、肘、髋关节及手和足的小关节也可累及，伴关节周围炎的腊肠样指（趾）。

4. 受累关节呈热、肿胀、剧痛和触痛。

5. 肌腱端炎：表现为肌腱在骨骼附着点局部的疼痛及压痛。以跟腱、足底肌腱、髌腱附着点及脊柱旁最易受累。重症患者可因局部疼痛使活动受限或出现肌肉失用性萎缩。

关节炎一般持续 1~3 个月，个别病例可长达半年以上。肌腱端病的典型表现是跟腱附着点炎，是反应性关节炎的常见症状之一。初次发病症状通常在 3~4 个月内消退，并可恢复正常。但有复发倾向，某些患者可在反复发作过程中发生关节畸型、强直、骶髂关节炎和（或）脊柱炎。

（三）关节外症状

1. 肠道病变

肠道感染为反应性关节炎的诱发因素之一。患者发病前数天至数周可有腹泻史，部分病例在出现关节炎时仍有肠道症状。

2. 泌尿生殖道炎症

在性接触或痢疾后 7 ~ 14 天发生无菌性尿道炎。男性患者有尿频和尿道烧灼感。尿道口红肿，可见清亮的黏液样分泌物。女性患者可表现为无症状或症状轻微的膀胱炎和官颈炎，有少量阴道分泌物或排尿困难。

3. 皮肤黏膜表现

超过 50% 的患者可出现皮肤黏膜症状。溢脓性皮肤角化症是其最具有特征性的表现，见于 10% ~ 30% 的患者。通常出现于足底和手掌，也可累及指甲周围、阴囊、阴茎、躯干和头皮。开始为红斑基底上清亮的小水疱，然后发展成斑疹、丘疹并形成角化小结节。这种皮损无论从临床表现还是从组织病理上都很难与脓疱性银屑病相鉴别。类似于银屑病的指甲角化也可见于 6% ~ 12% 的患者。5% ~ 15% 的患者可出现一过性浅表性口腔溃疡，溃疡多位于硬腭和软腭、牙龈、舌和颊黏膜，开始表现为水疱，逐渐发展成浅小、有时融合的溃疡，多为无痛性。结节红斑是耶尔森菌感染的临床表现，常见于女性、HLA – B27 阴性及缺乏胃肠道症状的患者。

4. 眼部症状

1/3 的反应性关节炎患者可出现结膜炎，通常症状较轻，常在关节炎发作时出现，可以是单侧或双侧受累，伴有无菌性分泌物。1 ~ 4 周多可自行缓解，但很易复发。5% 的患者出现急性前色素膜炎，表现为眼睛疼痛、发红和畏光，预后一般较好，但是如不治疗，有 11% 的患者可出现失明。角膜炎、角膜溃疡、表面巩膜炎、视神经和球后神经炎、前房出血也可见于持续性或慢性患者。

5. 心脏表现

心脏表现可包括主动脉病变和传导异常。主动脉环和升主动脉是通常受累的部位，少数患者由于主动脉中层病变和主动脉根部扩张，最终发生主动脉瓣关闭不全。5% ~ 14% 的患者可出现心电图异常。慢性病患者（病程超过 10 年）最常报道的为 Ⅰ 度房室传导阻滞，可能进展为 Ⅱ 度或完全性房室传导阻滞。

6. 肾脏表现

蛋白尿、镜下血尿或无菌性脓尿可见于约 50% 的性传播型反应性关节炎，且常常是无症状的：肾小球肾炎和 IgA 肾病可见于少数患者。

7. 其他

严重的系统性坏死性血管炎、血栓性浅表性静脉炎、紫癜、淀粉样变性、颅神经和周围神经病也是慢性病患者少见的并发症。

五、辅助检查

（一）实验室检查

1. 一般检查

急性期有白细胞计数增高，红细胞沉降率（ESR）增快和 C 反应蛋白（CRP）升高。慢性患者可出现轻度正细胞性贫血。补体水平可增高。尿常规可见白细胞增高或镜下血尿，很少有蛋白尿。

2. 病原体培养

有尿道炎症状者可作培养；有肠道症状时，大便培养对确定诱发疾病的微生物有帮助。

3. 免疫学检查

50%~80% 的反应性关节炎（ReA）患者为阳性，*HLA－B27* 阳性与中轴关节病、心肌炎和眼色素膜炎相关，因此，该项检查对本病的诊断有辅助价值。同其他脊柱关节炎一样，患者通常为类风湿因子（RF）阴性和抗核抗体阴性。

（二）影像学检查

1. 肌骨超声检查

其优势在于简便无创，在 ReA 早期便能发现关节积液或滑膜增生，同时能发现早期跟腱和肌腱病变，有利于早期诊治，并可以作为对疗效和疾病进展评估的可靠手段。

2. 影像学检查

虽然放射学检查并非诊断的必要条件。但是对于患者的评价仍非常重要。在病程的早期，放射学的表现可以是完全正常的或仅显示软组织肿胀，当关节炎反复发作，约20% 的患者可出现放射学异常。最具特征性的受累部位包括足小关节、跟骨、踝和膝关节，在中轴部位则包括骶髂关节、脊柱、耻骨联合和胸肋关节等。炎症部位非对称的骨化是具有诊断价值的放射学特征。肌腱附着点特别是在跟腱、足底肌腱和筋膜处可见骨膜反应和骨侵袭。侵袭性关节可累及足小关节，有12% 的患者可出现足畸形。10% 的患者在疾病早期即出现骶髂关节炎。慢性反应性关节炎患者最终约有 70% 出现单侧（早期）或双侧（晚期）骶髂关节异常；非对称性椎旁"逗号样"骨化是 ReA 独特的影像学发现，多累及下 3 个胸椎和上 3 个腰椎，椎体方形变不常见。

五、诊断与鉴别诊断

（一）诊断

目前多沿用 1996 年 Kingsley 与 Sieper 提出的反应性关节炎的分类标准：

1. 外周关节炎：下肢为主的非对称性寡关节炎。

2. 前驱感染的证据：

①如果 4 周前有临床典型的腹泻或尿道炎，则实验室证据可有可无。

②如果缺乏感染的临床证据，必须有感染的实验室证据。

3. 排除引起单或寡关节炎的其他原因，如其他脊柱关节炎、感染性关节炎、莱姆病及链球菌反应性关节炎。

4. *HLA－B27* 阳性，反应性关节炎的关节外表现（如结膜炎、虹膜炎、皮肤、心脏与神经系统病变等），或典型脊柱关节炎的临床表现（如炎性下腰痛、交替性臀区疼痛、肌腱端炎或虹膜炎）不是反应性关节炎确诊必须具备的条件。

（二）鉴别诊断

反应性关节炎需同多种风湿性疾病，如急性风湿热、痛风性关节炎和脊柱关节炎的其他类型（银屑病关节炎、强直性脊柱炎、肠病性关节炎等）相鉴别。但最重要的是排除细菌性关节炎。

1. 细菌性关节炎

是关节腔由细菌感染所致，多为单关节炎，急性发病，常伴高热和乏力等症状。关节局部多有较明显的红、肿、热、痛，还可出现身体其他部位感染表现，甚至败血症表现，一般无眼炎、骶髂关节炎和皮肤黏膜损害等。关节滑液为重度炎性改变，白细胞计数常在 $50 \times 10^9/L$ 及以上，中性粒细胞比例多在 75% 以上。滑液培养可发现致病菌。

2. 痛风性关节炎

多发于中老年男性，最初表现为反复发作的急性关节炎，最常累及足第一跖趾关节和跗骨关节，表现为关节红、肿和剧烈疼痛，多有高嘌呤饮食史，血清中血尿酸水平往往升高，滑液中有尿酸盐结晶。

3. 肠病性关节炎

本病除可有类似反应性关节炎的急性非对称性少关节炎外，还伴有明确的肠道症状如反复腹痛、脓血便和里急后重等，纤维结肠镜检查可明确克罗恩病或溃疡性结肠炎的诊断。

六、治疗

目前尚无特异性或根治性治疗方法。与其他炎性关节病一样，治疗目的在于控制和缓解疼痛，防止关节破坏，保护关节功能。

（一）一般治疗

急性关节炎可卧床休息，避免固定关节夹板以免引起纤维强直和肌肉萎缩。当急性炎症症状缓解后，应尽早开始关节功能锻炼。

（二）非甾类抗炎药（NSAIDs）

早期或晚期患者症状治疗的首选，可减轻关节肿胀和疼痛及增加活动范围。本类药物种类繁多，包括双氯芬酸钠、洛索洛芬钠、美洛昔康、吲哚美辛和塞来昔布等，但疗效大致相当。具体选用因人而异。

（三）糖皮质激素

对非甾类抗炎药不能缓解症状的个别患者可短期用糖皮质激素，但口服治疗既不能阻止本病发展，还会因长期治疗带来不良反应。关节内注射糖皮质激素可暂时缓解膝关节和其他关节肿胀。对足底筋膜或跟腱滑囊引起的疼痛和压痛可局部注射糖皮质激素治疗，使踝关节早日活动以免跟腱变短和纤维强直。必须注意避免直接跟腱内注射，这样会引起跟腱断裂。

（四）慢作用抗风湿药

当非甾类抗炎药不能控制关节炎，关节症状持续 3 个月以上或存在关节破坏的证据时，可加用慢作用抗风湿药，应用最广泛的是柳氮磺吡啶，对于重症不缓解者可试用甲氨蝶呤和硫唑嘌呤等免疫抑制剂。

（五）生物制剂

肿瘤坏死因子（TNF）抑制剂已成功地用于治疗其他类型的血清阴性脊柱关节炎，如强直性脊柱炎和银屑病关节炎等，目前国内上市的肿瘤坏死因子抑制剂包括依那西普、英夫利昔单抗、阿达木单抗。但对反应性关节炎尚缺乏随机对照的研究验证其有效性和安全性。一些小样本的开放研究或病例报道表明其可能有效。

（六）抗生素

抗生素的治疗仍有争议。对于获得性反应性关节炎，短期使用抗生素（氧氟沙星或大环内酯类抗生素）治疗并发的尿道感染可能减少有反应性关节炎病史患者的关节炎复发风险，但对于已有的关节炎本身是否有益尚缺乏证据，另外也不推荐长期抗生素治疗慢性反应性关节炎。而对于肠道型反应性关节炎，抗生素治疗常常无效，并不推荐于反应性关节炎发生之后使用。

多发性肌炎与皮肌炎

一、定义

多发性肌炎和皮肌炎是一组多种病因引起，以横纹肌为主要病变的，弥漫性骨骼肌炎症性疾病，其发病与细胞和体液免疫异常有关。主要病理特征是骨骼肌变性、坏死及淋巴细胞浸润，临床特点为四肢近端、肩周、颈周、髋周肌群进行性无力。多发性肌炎（Polymyossitis，PM）病变仅限于骨骼肌，皮肌炎（Dermatomyossitis，DM）则同时累及骨骼肌和皮肤。

二、流行病学

本病可发生在任何年龄，发病年龄呈双峰型，10～15 岁形成小峰，45～60 岁形成一个大峰，青春期发病较少。我国 PM/DM 的发病率尚不十分清楚，国外报告的发病率为（0.6～1)/万，男女发病比例约为 1：2，DM 比 PM 更多见。

三、病因、病机

PM 和 DM 发病机制与免疫失调有关。部分 PM 和 DM 患者的血清中可以检测到 Jo－1 抗体、抗信号识别颗粒（SRP）抗体、Mi－2 抗体、抗核抗体等多种抗体，肌肉病理发现肌组织内有活化的淋巴细胞浸润，外周血淋巴细胞对肌肉抗原敏感，并对培养的肌细胞有明显的细胞毒作用。这些均说明本病是自身免疫性疾病。PM 的发病主要与细胞毒性介导的免疫反应有关，T 淋巴细胞可直接导致肌纤维的破坏，而细胞间黏附分子、白细胞介素 -1α 与炎性细胞的浸润密切相关。DM 的发病则主要与体液免疫异常有关，肌组织内微血管直接受累，其上可见 IgM、IgG 和 Cc3、Cc5b -9 膜攻击复合物形成。推测 DM 可能是一种补体介导的微血管病，肌纤维的损害是继发改变。目前尚不清楚可直接诱发 PM 和 DM 的自身免疫异常因素，推测某种病原体感染改变了肌纤维或内皮细胞的抗原性，从而引发免疫反应，或病毒感染后启动了机体对某些病毒肽段的免疫应答，而这些肽段与肌细胞中的某些蛋白的肽段结构相似，通过交叉免疫启动了自身免疫反应进而攻击自身的肌细胞遗传因素可能也增加 PM 的易患性。在高加索人中，约半数 PM 患者与 *HLA－DR3* 相关，而 *HLA－DR52* 几乎见于所有的 PM 患者，多发性肌炎家族也有报道，说明遗传因素参与了发病。另外，病毒直接感染可能是 PM 发病的一个因素，部分患者在发病前有甲型流感病毒和乙型流感病毒、人类免疫缺陷病毒（HIV）、ECHO 病毒。

四、临床表现

急性或亚急性起病，发病年龄不限，但儿童和成人多见，女性多于男性，病情逐渐加重，几周或几个月达高峰。病前可有低热或感冒史。发病率为（2～5)/10 万。

（一）肌肉无力

1. 骨骼肌受累

首发症状通常为四肢近端无力，常从盆带肌开始逐渐累及肩带肌肉，表现为上楼、起蹲困难、双臂不能高举、梳头困难等；颈肌无力出现抬头困难；常伴有关节、肌肉痛。眼外肌一般不受累。

2. 骨骼肌外受累

往往病情较重，咽喉肌无力表现为构音、吞咽困难；呼吸肌受累则出现胸闷、气短。

肌无力可持续数年。查体可见四肢近端肌肉无力、压痛，晚期有肌萎缩和关节挛缩。

（二）皮肤受累

DM 患者可见皮肤损害，皮疹多先于或与肌肉无力同时出现，少数患者皮疹在肌无力之后发生。典型的皮疹为眶周和上下眼睑水肿性淡紫色斑和 Gottron 征，后者指四肢关节伸面的水肿性红斑，其他皮肤损害还包括日光过敏性皮疹、面部蝶形红斑等。

（三）其他表现

1. 消化道受累：恶心、呕吐、痉挛性腹痛。
2. 心脏受累：晕厥、心律失常、心衰。
3. 肾脏受累：蛋白尿和红细胞等。
4. 肺部受累：间质性肺炎、肺纤维化、胸膜炎等。

5. 关节表现：少数病例合并其他自身免疫性疾病（如类风湿性关节炎、系统性红斑狼疮、进行性系统性硬化等）。

6. 还有少数病例可能伴发恶性肿瘤（如乳腺肿瘤、肺癌、卵巢癌和胃癌等）。

五、检查

（一）实验室检查

1. 一般检查。急性期周围血白细胞增高，血沉增快，血清中 CK 明显增高，可达正常的 10 倍以上，补体 C3、C4 可减少。

2. 肌炎特异性抗体。抗 Jo－1 抗体最常见，也最具临床意义。抗信号识别颗粒（SRP），主要见于 PM；抗 Mi－2 抗体，多见于 DM。

3. RF，抗 SCL－70 抗体、抗 SSA 抗体、抗 SSB 抗体伴有相关疾病时可出现。

4. 24 小时尿肌酸增高，这是肌炎活动期的一个指标。部分患者可有肌红蛋白尿。

（二）辅助检查

1. 肌电图

可见自发性纤颤电位和正向尖波。多相波增多，呈肌源性损害表现。神经传导速度正常。

2. 肌活检

Ⅰ型和Ⅱ型肌纤维坏死、吞噬、再生，嗜碱性粒细胞增多，细胞核有大的膜状囊泡和增大的核仁，肌束周围萎缩，肌纤维大小不等，血管周围的炎性细胞浸润。52% ~ 75% 的患者有心电图异常，QT 延长，ST 段下降。

六、诊断与鉴别诊断

（一）诊断

目前临床上大多数医生对 PM/DM 的诊断仍然采用 1975 年 Bohan/Peter 建议的诊断标准（简称 B/P 标准）。

1. 对称性近端肌无力，伴或不伴吞咽困难和呼吸肌无力。

2. 血清酶谱升高，特别是 CK 升高。

3. 肌电图异常。

4. 肌活检异常。

5. 特征性的皮肤损害。

具备上述 1、2、3、4 者可确诊 PM，具备上述 1 ~ 4 项中的三项可能为 PM，只具备二项为疑诊 PM。具备第 5 条，再加三项或四项可确诊为 DM；第 5 条，加上二项可能为 DM，第 5 条，加上一项为可疑 DM。

（二）鉴别诊断

多种疾病可引起及肌肉病变。如果有典型的皮疹和肌无力的表现，DM 一般不难诊断。临床上最容易误诊的是 PM，它需要与多种类型的肌病作鉴别，PM 应鉴别的肌病类型主要包括：感染相关性肌病，包含体肌炎（IBM）、甲状腺相关性肌病、代谢性肌病、药物性肌病、激素性肌病、肌营养不良症、嗜酸性粒细胞增多性肌炎以及肿瘤相关性肌病等。

七、治疗

（一）一般治疗

急性期需卧床休息，进行肢体被动功能锻炼，防止肌肉萎缩，症状控制后适当锻炼，给予均衡营养、高蛋白饮食，避免感染。

（二）药物治疗

1. 糖皮质激素

到目前为止糖皮质激素仍然是首选药物。一般开始剂量为泼尼松 $1 \sim 2mg/（kg \cdot d）$（$60 \sim 100mg/d$）或等效剂量的其他糖皮质激素。常在用药 $1 \sim 2$ 个月后症状开始改善，然后开始逐渐减量。对于严重的肌病患者或伴吞咽困难、心肌受累或进展性肺间质病变的患者，可加用甲泼尼龙冲击治疗，方法是甲泼尼龙每日 $500 \sim 1000mg$，静脉滴注，连用 3 天。对激素治疗无效的患者首选考虑诊断是否正确。诊断正确者应用免疫抑制剂治疗；另外，还应考虑是否初始治疗时间过短或减药太快所致，是否出现了激素性肌病。

2. 免疫抑制剂

（1）甲氨蝶呤（MTX）

MTX 不仅对控制肌肉的炎症有帮助，而且对改善皮肤症状也有益处。且起效比硫唑嘌呤（AZA）快。常用的剂量 $7.5 \sim 20mg$ 口服，每周 1 次。

（2）AZA

AZA 治疗 PM/DM 的剂量为口服 $1 \sim 2mg/（kg \cdot d）$，AZA 起效时间较慢，通常应在用药 6 个月后才能判断是否对 PM/DM 有明显的治疗效果。

（3）环孢素（CaA）

主要用于 MTX 或 AZA 治疗无效的难治性病例。CaA 起效时间比 AZA 快，常用剂量为 $3 \sim 5mg/（kg \cdot d）$。用药期间主要应监测血压及肾功能，当血清肌酐增加大于 30% 时应停药。

（4）环磷酰胺（CTX）

CTX 单独对控制肌肉炎症无效，主要用于伴有肺间质病变的病例。用法为口服 $2 \sim 2.5mg/（kg \cdot d）$，或每月静脉滴注 $0.5 \sim 1.0g/m^2$，后者更为常用。

（5）抗疟药

对 DM 的皮肤病有效。治疗剂量为羟氯奎 $300 \sim 400mg/d$。

3. 生物制剂

近年来有不少使用抗肿瘤坏死因子单抗、抗 B 细胞抗体或抗补体 C5 治疗难治性的 PM 或 DM 可能有效。

4. 静脉注射免疫球蛋白（IVIG）

对于复发性和难治性的病例，可考虑加用 IVIG。常规治疗剂量是 $0.4g/(kg \cdot d)$，每月用 5 天，连续用 3~6 个月以维持疗效。

5. 血浆置换疗法

有研究表明血浆置换治疗对 PM/DM 治疗无明显效果，可能只有生化指标的改善，即短暂的肌酶下降而对整体病程无明显的作用。

6. 免疫抑制剂的联合应用

2 种或 2 种以上免疫制剂联合疗法主要用于复发性或难治性 PM/DM。有报道 MTX + CaA 联合治疗激素抵抗性肌病有效。CYC + CaA 治疗 DM 的肺间质病变有效；糖皮质激素 + CaA + IVIG 联合比糖皮质激素 + CaA 治疗更易维持肌病的缓解状态。

干燥综合征

一、定义

原发性干燥综合征（Sjogren syndrome，以下简称干燥综合征）是以泪腺、涎腺等外分泌腺受损为特征的一种自身免疫性疾病，典型的临床表现为口、眼干燥，并可累及肾、肺、神经系统、消化系统等多个系统，引起的全身器官受累。表现有肌肉无力、全身酸痛、干咳、胸闷、癫痫、软瘫、原因不明的肝炎、肝硬化、慢性腹泻等。

二、流行病学

干燥综合征好发于绝经期后或 30~40 岁的女性，发病率为 0.3%~0.4%，在老年人群中高达 0.77%。但由于本病的临床表现多样化，易被忽视或误诊。一部分患者，尤其是年轻女性，在疾病早期无明显症状，同时一部分老年女性，并没认识到口、眼干也是一种病。

三、病因

（一）免疫因素

原发性干燥综合征患者有抗 SSA、SSB 等抗体，抑制 T 细胞减少。

（二）病毒感染

目前认为可能与艾滋病病毒、巨细胞病毒、溴化乙锭病毒感染有关。

（三）遗传因素

与种族有关，*HLA - B8*、*HLA - DR3* 基因的频率高。

四、临床表现

1. 口鼻干，吞咽馒头之类的食物困难，舌面干燥、溃疡或光滑如镜面。

2. 眼干泪少，异物感，眼睑反复化脓性感染，甚至视力下降。

3. 多个不易控制的龋齿，牙齿变黑，小片脱落。

4. 腮腺、颌下腺反复肿大、疼痛。

5. 全身乏力、低热、肌肉关节痛、肌无力。

6. 阴道、皮肤干燥、瘙痒，紫癜样皮疹，结节性红斑。

五、治疗原则

干燥综合征病情有很大变化，很多患者始终不出现系统损伤仅有眼干、口干等外分泌腺受损表现，此类患者仅对症治疗即可。肾小管酸中毒并低钾性软瘫者，给予枸橼酸合剂，调节酸碱平衡，治疗代谢性骨病。胆道上皮受累并胆管酶异常者，给予熊去氧胆酸治疗。出现内脏、血液、神经系统急性损伤，病情进展迅速者，则需应用糖皮质激素和免疫抑制剂。

关于糖皮质激素的应用原则。

1. 当干燥综合征出现系统损伤时，如急性重度免疫性血小板下降、干燥综合征脑病、脊髓急性病变、肢端坏疽时，可应用甲泼尼龙冲击治疗：甲泼尼龙 $0.5 \sim 1.0 g/d$ 静脉滴注，共 3 天；然后给于相当于泼尼松 $1mg/(kg \cdot d)$ 继续使用。

2. 根据受累脏器的严重程度和活动程度，可选择中大剂量的糖皮质激素治疗：相当于泼尼松 $0.5 \sim 1mg/(kg \cdot d)$，晨起顿服，持续 1 个月后减量，同时给予免疫抑制剂治疗。

3. 如无明确脏器受累，但检查提示炎症指标活动或高免疫球蛋白血症（免疫球蛋白水平升高至多少应给予治疗目前并无定论），可相应给予中小剂量糖皮质激素治疗：泼尼松 $0.2 \sim 0.5mg/(kg \cdot d)$，晨起顿服，根据活动性指标减量，同时给予免疫抑制剂治疗。

4. 当脏器受累已进展至慢性不可逆期，如出现严重的肺间质纤维化、肝硬化失代偿期、慢性肾衰竭等，应以对症、替代治疗为主，是否给予糖皮质激素应充分斟酌利弊，除非考虑存在重要脏器慢性受累基础上的急性进展，否则应慎用糖皮质激素。

5. 糖皮质激素使用时间应根据病情决定，药物减量应缓慢，通常每 $1 \sim 2$ 周减总量的 $5\% \sim 10\%$。

六、护理

（一）眼睛护理

使用人造泪液滴眼和改善环境可以缓解眼干症状，减轻角膜损伤和不适，减少感染机会。

（二）口腔护理

口干患者应禁烟酒，避免使用抑制唾液腺分泌的抗胆碱能作用的药物。注意口腔卫生和做好口腔护理，餐后一定要用牙签将食物残渣清除，并勤漱口，减少龋齿和口腔继发感染。发生口腔溃疡继发感染者，可采用制霉菌素等治疗常见的含念珠菌感染；对唾液引流不畅发生化脓性腮腺炎者，应及早使用抗生素，避免脓肿形成。

（三）皮肤护理

勤换衣裤、被褥，保持皮肤干燥。有皮损者应根据皮损情况予以清创换药，如遇感染可适当使用抗生素。有阴道干燥瘙痒、灼痛，应注意阴部卫生，可适当使用润滑剂。

（四）呼吸道护理

将室内湿度控制在50%~60%，温度保持在18℃~21℃，可以缓解呼吸道粘膜干燥所致干咳等症状，并可预防感染。对痰粘稠难以咳出的患者可做雾化吸入。必要时可加入抗生素和糜蛋白酶，以控制感染和促进排痰。

（五）心理护理

由于本病病程较长，往往会影响到患者情绪，因此在做好基础护理的同时做好患者的心理辅导，改善其忧虑情绪，消除悲观心理和精神负担，以积极态度对待疾病。此外对患者进行健康教育也十分重要，倡导健康的生活和学习自我护理是提高患者生活质量重要因素之一。

类风湿性关节炎

一、定义

类风湿性关节炎（rheumatoid arthritis，RA）是一以慢性侵蚀性关节炎为特点的自身免疫病。可表现为双手指间关节及腕关节等全身多个关节的对称性持续性关节炎，或伴有低热、疲乏、体重下降等。重症患者可出现肺间质纤维化等内脏受累的表现。半数以上患者血清中可出现类风湿因子及抗环瓜氨酸肽抗体（抗CCP抗体）等自身抗体。

二、流行病学

我国大陆地区的类风湿关节炎患病率为0.2%~0.4%，略低于0.5%~1.0%的世界平均水平。本病以女性多发，男女患病比例约1:3。类风湿关节炎可发生于任何年龄，以30~50岁为发病的高峰。

三、病因

RA的发病可能与遗传、感染、性激素等有关。RA的病理主要有滑膜衬里细胞增生、间质大量炎性细胞浸润，以及微血管的新生、血管翳的形成及软骨和骨组织的破坏等。

四、临床表现

（一）晨僵

早晨起床时关节活动不灵活的主观感觉，它是关节炎症的一种非特异表现，其持续时间与炎症的严重程度成正比。

（二）关节受累的表现

1. 多关节受累

呈对称性多关节炎（常≥5个关节）。易受累的关节有手、足、腕、踝及颞颌关节等，其他还可有肘、肩、颈椎、髋、膝关节等。

2. 关节畸形

手的畸形有梭形肿胀、尺侧偏斜、天鹅颈样畸形、纽扣花样畸形等。足的畸形有跖骨头向下半脱位引起的仰趾畸形、外翻畸形、跖趾关节半脱位、弯曲呈锤状趾及足外翻畸形。

3. 其他

可有正中神经/胫后神经受压引起的腕管／跗管综合征，膝关节腔积液挤入关节后侧形成腘窝囊肿（Baker囊肿），颈椎受累（第2、3颈椎多见）可有颈部疼痛、颈部无力及难以保持其正常位置，寰枢关节半脱位，相应有脊髓受压及椎基底动脉供血不足的表现。

（三）关节外表现

1. 一般表现

一般表现可有发热、类风湿结节（属于机化的肉芽肿，与高滴度RF、严重的关节破坏及RA活动有关，好发于肘部、关节鹰嘴突、骶部等关节隆突部及经常受压处）、类风湿血管炎（主要累及小动脉的坏死性小动脉炎，可表现为指、趾端坏死、皮肤溃疡、外周神经病变等）及淋巴结肿大。

2. 心脏受累

心脏受累可有心包炎、心包积液、心外膜、心肌及瓣膜的结节、心肌炎、冠状动脉炎、主动脉炎、传导障碍，慢性心内膜炎及心瓣膜纤维化等表现。

3. 呼吸系统受累

呼吸系统受累可有胸膜炎、胸腔积液、肺动脉炎、间质性肺疾病、结节性肺病等。

4. 肾脏表现

肾脏表现主要有原发性肾小球及肾小管间质性肾炎、肾脏淀粉样变和继发于药物治疗（金制剂、青霉胺及NSAIDs）的肾损害。

5. 神经系统

神经系统除周围神经受压的症状外，还可诱发神经疾病、脊髓病、外周神经病、继发于血管炎的缺血性神经病、肌肥大及药物引起的神经系统病变。

6. 贫血

贫血是RA最常见的关节外表现，属于慢性疾病性贫血，常为轻至中度。

7. 消化系统

消化系统可因RA血管炎、并发症或药物治疗所致。

8. 眼

幼年患者可有葡萄膜炎，成人可有巩膜炎，可能由血管炎所致。还可有干燥性结膜角膜炎、巩膜软化、巩膜软化穿孔、角膜溶解。

五、检查

（一）实验室检查

1. 一般检查

血、尿常规、血沉、C－反应蛋白、生化（肝、肾功能）、免疫球蛋白、蛋白电泳、补体等。

2. 自身抗体

RA患者自身抗体的检出，是RA有别于其他炎性关节炎（如银屑病关节炎、反应性关节炎和骨关节炎）。目前临床常用的自身抗体包括类风湿因子（RF－IgM）、抗环状瓜氨酸（CCP）抗体、类风湿因子IgG及IgA、抗核周因子、抗角蛋白抗体，以及抗核抗体、抗ENA抗体等。此外，还包括抗RA33抗体、抗葡萄糖－6－磷酸异构酶（GPI）抗体，抗P68抗体等。

（二）影像学检查

1. X线片

关节X线片可见软组织肿胀、骨质疏松及病情进展后的关节面囊性变、侵袭性骨破坏、关节面模糊、关节间隙狭窄、关节融合及脱位。X线分期：Ⅰ期正常或骨质疏松；Ⅱ期骨质疏松，有轻度关节面下骨质侵袭或破坏，关节间隙轻度狭窄；Ⅲ期关节面下明显的骨质侵袭和破坏，关节间隙明显狭窄，关节半脱位畸形；Ⅳ期上述改变合并有关节纤维性或骨性强直。胸部X线片可见肺间质病变、胸腔积液等。

2. CT检查

胸部CT可进一步提示肺部病变，尤其高分辨CT对肺间质病变更敏感。

3. MRI检查

手关节及腕关节的MRI检查可提示早期的滑膜炎病变，对发现类风湿关节炎患者的早期关节破坏很有帮助。

4. 超声

关节超声是简易的无创性检查，对于滑膜炎、关节积液以及关节破坏有鉴别意义。研究认为其与MRI有较好的一致性。

（三）特殊检查

1. 关节穿刺术

对于有关节腔积液的关节，关节液的检查包括：关节液培养、类风湿因子检测、抗CCP抗体检测、抗核抗体等，并做偏振光检测鉴别痛风的尿酸盐结晶。

2. 关节镜及关节滑膜活检

对 RA 的诊断及鉴别诊断很有价值，对于单关节难治性的 RA 有辅助的治疗作用。

六、诊断标准与鉴别诊断

（一）诊断标准

表 9　1987 年美国风湿病学会的 RA 分类标准

条件	定 义
晨僵	关节及其周围僵硬感至少持续 1 小时（病程≥6 周）
3 个或 3 个区域以上关节部位的关节炎	医生观察到下列 14 个区域（左侧或右侧的近端指间关节、掌指关节、腕、肘、膝、踝及跖趾关节）中累及 3 个，且同时软组织肿胀或积液（不是单纯骨隆起）（病程≥6 周）
手关节炎	腕、掌指或近端指间关节炎中，至少有一个关节肿胀（病程≥6 周）
对称性关节炎	两侧关节同时受累（双侧近端指间关节、掌指关节及跖趾关节受累时，不一定绝对对称）（病程≥6 周）
类风湿结节	医生观察到在骨突部位，伸肌表面或关节周围有皮下结节
类风湿因子阳性	任何检测方法证明血清类风湿因子含量异常，而该方法在正常人群中的阳性率小于 5%
放射学改变	在手和腕的后前位相上有典型的类风湿关节炎放射学改变：必须包括骨质侵蚀或受累关节及其邻近部位有明确的骨质脱钙

以上 7 条满足 4 条或 4 条以上并排除其他关节炎即可诊断类风湿关节炎

2009 年 ACR/EULAR RA 分类标准

必要条件：

①至少一个关节肿痛，并有滑膜炎证据（临床、超声或 MRI）。

②未分化关节炎中需排除其他疾病引起的关节炎症状和体征。

其他条件：

①血清学（抗 CCP 抗体和 RF）。

②受累关节种类（小或大关节）和数量。

③滑膜炎病程。

④急性炎症产物（ESR 和 CRP）。

诊断步骤：

（1）满足 2 项必要条件，并有放射学典型 RA 骨破坏改变，可明确诊断为 RA。

（2）无放射学典型 RA 骨破坏改变者需进入 RA 分类评分系统（表 10）。总评分大于 6 分则提示为确定的 RA。

表10 2009年ACR/EULAR RA分类评分系统评分表

累及关节数（0~5）	得分
1个中大关节	0
2~10个中大关节	1
1~3个小关节	2
4~10个小关节	3
>10个关节（至少1个小关节）	5
血清学（0~3）	得分
RF和ACPA抗体均（-）	0
RF和ACPA低滴度（+）	2
RF和ACPA高滴度（+）	3
滑膜炎的病程（0~1）	得分
<6周	0
≥6周	1
急性时相反应（0~1）	得分
CRP和ECR正常	0
CRP或ECR升高	1

注：6分以上可确定诊断为RA。

（二）鉴别诊断

1. 骨关节炎

多见于中、老年人，起病过程大多缓慢。手、膝、髋及脊柱关节易受累，而掌指、腕及其他关节较少受累。病情通常随活动而加重或因休息而减轻。晨僵时间多小于半小时。双手受累时查体可见 Heberden 和 Bouchard 结节，膝关节可触及摩擦感。不伴有皮下结节及血管炎等关节外表现。类风湿因子多为阴性，少数老年患者可有低滴度阳性。

2. 银屑病关节炎

银屑病关节炎的多关节炎型和类风湿关节炎很相似。但本病患者有特征性银屑疹或指甲病变，或伴有银屑病家族史。常累及远端指间关节，早期多为非对称性分布，血清类风湿因子等抗体为阴性。

3. 强直性脊柱炎

本病以青年男性多发，以中轴关节如骶髂及脊柱关节受累为主，虽有外周关节病变，但多表现为下肢大关节，为非对称性的肿胀和疼痛，并常伴有棘突、大转子、跟腱、脊肋关节等肌腱和韧带附着点疼痛。关节外表现多为虹膜睫状体炎、心脏传导阻滞障碍及主动脉瓣闭锁不全等。X线片可见骶髂关节侵袭、破坏或融合，患者类风湿因子阴性，并且多为 *HLA-B27* 抗原阳性。本病有更为明显的家族发病倾向。

4. 系统性红斑狼疮

本病患者在病程早期可出现双手或腕关节的关节炎表现，但患者常伴有发热、疲乏、口腔溃疡、皮疹、血细胞减少、蛋白尿或抗核抗体阳性等狼疮特异性、多系统表现，而关节炎较类风湿关节炎患者程度轻，不出现关节畸形。实验室检查可发现多种自身抗体。

5. 反应性关节炎

本病起病急，发病前常有肠道或泌尿道感染史。以大关节（尤其下肢关节）非对称性受累为主，一般无对称性手指近端指间关节、腕关节等小关节受累。可伴有眼炎、尿道炎、龟头炎及发热等，$HLA-B27$ 可呈阳性而类风湿因子阴性，患者可出现非对称性骶髂关节炎的 X 线改变。

七、治疗

（一）一般治疗

强调患者教育及整体和规范治疗的理念。

1. 适当的休息。

2. 理疗。

3. 急性期后进行正确的关节活动和肌肉锻炼等。

（二）药物治疗

1. 甾体抗炎药（NSAIDs）

甾体抗炎药包括口服和外用制剂。

（1）口服制剂：双氯芬酸钠：25～50mg，3 次/d；塞来昔布：200mg，2 次/d；布洛芬：300mg，3 次/d 等。

（2）外用制剂

如双氯芬酸二乙胺乳胶剂、酮洛芬凝胶、吡罗昔康贴剂等以及植物药膏剂等对缓解关节肿痛也有一定作用，不良反应较少，应提倡在临床上使用。

2. 改善病情抗风湿药（DMARDs）

这些药物不具备明显的止痛和抗炎作用，但可延缓或控制病情的进展。病情较重、有多关节受累、伴有关节外表现或早期出现关节破坏等预后不良因素者应考虑两种或两种以上 DMARDs 的联合应用。常用的药物有：来氟米特：10～20mg/d；甲氨蝶呤：7.5～20mg，1 次/周；柳氮磺吡啶：0.25g 开始，2 次/d，如无不良反应，每 5 天增加 0.25g，至 1～2 个月后增至 1～2g/d；抗疟药：羟氯喹 200mg，2 次/d。氯喹 250mg，1 次/d；青霉胺：250～500mg/d；其他如金诺芬、硫唑嘌呤、环孢素 A、环磷酰胺等。

3. 生物制剂

可治疗类风湿关节炎的生物制剂主要包括肿瘤坏死因子（TNF）-α 拮抗剂、白细胞介素（IL）-1 和 IL-6 拮抗剂、抗 CD20 单抗以及 T 细胞共刺激信号抑制剂等。

4. 糖皮质激素

在重症 RA 伴有心、肺或神经系统等受累的患者，可给予短效激素，其剂量依病情严重程度而定。激素治疗 RA 的原则是小剂量、短疗程。使用激素必须同时应用DMARDs，激素治疗过程中应补充钙剂和维生素 D。

5. 植物药制剂

雷公藤：30 ~ 60mg/d，分 3 次饭后服用；白芍总苷：600mg，每日 2 ~ 3 次；其他：如青藤碱：每次 20 ~ 60mg，饭前口服，3 次/日。

6. 其他

可给予改善微循环、改善骨代谢、营养神经等治疗。

（三）外科治疗

类风湿关节炎患者经过积极内科正规治疗，病情仍不能控制，为纠正畸形，改善生活质量可考虑手术治疗。但手术并不能根治 RA，故术后仍需药物治疗。常用的手术主要有滑膜切除术、人工关节置换术、关节融合术以及软组织修复术。

（四）其他治疗

对于少数经规范用药疗效欠佳，血清中有高滴度自身抗体、免疫球蛋白明显增高者可考虑免疫净化，如血浆置换或免疫吸附等治疗。

强直性脊柱炎

一、定义

强直性脊柱炎（ankylosing spondylitis，AS）是一种慢性炎症性疾病，主要侵犯骶髂关节、脊柱骨突、脊柱旁软组织及外周关节，并可伴发关节外表现，严重者可发生脊柱畸形和强直。

二、流行病学

强直性脊柱炎的患病率在各国报道不一，日本本土人为 0.05% ~ 0.20%，我国患病率初步调查为 0.3% 左右。本病男女之比为（2 ~ 3）：1，女性发病较缓慢且病情较轻。发病年龄通常在 13 ~ 31 岁，高峰为 20 ~ 30 岁。40 岁以后及 8 岁以前发病者少见。

三、临床表现

（一）症状

本病发病隐袭，患者逐渐出现腰背部或骶髂部疼痛和（或）晨僵，半夜痛醒。翻身困难，晨起或久坐后起立时腰部僵硬明显，但活动后减轻。部分患者有臀部钝痛或骶髂部剧痛。偶尔向周边放射。咳嗽、打喷嚏、突然扭动腰部疼痛可加重。疾病早期臀部疼痛多为一侧呈间断性或交替性疼痛，数月后疼痛多为双侧呈持续性。多数患者随病情进展由腰椎向胸、颈部脊椎发展，出现相应部位疼痛、活动受限或畸形。关节外症状包括眼葡萄膜炎、结膜炎、肺上叶纤维化、升主动脉根和主动脉瓣病变以及心传导系统失常、神经肌肉受累等。

（二）体征

骶髂关节和椎旁肌肉压痛为本病早期的阳性体征。随病情进展可见腰椎前凸变平。脊柱各个方向活动受限，胸廓扩展范围缩小，颈椎后突。

五、辅助检查

（一）实验室检查

白细胞计数正常或升高，淋巴细胞比例稍增加，少数患者有轻度贫血（正细胞低色素性），血沉可增快，但与疾病活动的相关性不大，而 C 反应蛋白则较有意义。α1 和 γ 球蛋白增加，血清免疫球蛋白 IgG、IgA 和 IgM 可增加，血清补体 C3 和 C4 常增加。血清类风湿因子阴性。虽然 90%～95% 以上 AS 患者 *HLA－B27* 阳性，但一般不依靠 *HLA－B27* 来诊断 AS，*HLA－B27* 不作常规检查。

（二）X 线检查

对 AS 的诊断有极为重要的意义，98%～100% 病例早期即有骶髂关节的 X 线改变，是本病诊断的重要依据。

1. 骶髂关节炎 X 线表现

早期 X 线表现为骶髂关节炎，病变一般在骶髂关节的中下部开始，为两侧性。开始多侵犯髂骨侧，进而侵犯骶骨侧。可见斑点状或块状，髂骨侧明显。继而可侵犯整个关节，边缘呈锯齿状，软骨下有骨硬化，骨质增生，关节间隙变窄。最后关节间隙消失，发生骨性强直。诊断标准分为 5 期：0 级为正常骶髂关节，Ⅰ期为可疑骶髂关节炎，Ⅱ期为骶髂关节边缘模糊，略有硬化和微小侵袭病变，关节间隙无改变，Ⅲ期为中度或进展性骶髂关节炎，伴有一项（或以上）变化：近关节区硬化、关节间隙变窄/增宽、骨质破坏或部分强直，Ⅳ期为关节完全融合或强直伴或不伴硬化。

2. 脊柱病变的 X 线表现

早期为普遍性骨质疏松，椎小关节及椎体骨小梁模糊（脱钙），椎体呈"方形椎"，腰椎的正常前弧度消失而变直，可引起一个或多个椎体压缩性骨折。病变发展至胸椎和颈椎椎间小关节，间盘间隙发生钙化，纤维环和前纵韧带钙化、骨化、韧带骨赘形成，使相邻椎体连合，形成椎体间骨桥，呈最有特征的"竹节样脊柱"。

3. 骶髂关节 CT

对于临床怀疑而 X 线不能确诊者，可以行 CT 检查，它能清晰显示骶髂关节间隙，对于测定关节间隙有无增宽、狭窄、强直或部分强直有独到之处。

4. MRI

MRI 有助于极早期诊断和治疗，从这个角度看明显优于普通 X 线.

五、诊断与鉴别诊断

（一）诊断

1. 诊断线索

对本病诊断的主要线索基于患者的症状、体征、关节外表现和家族史。AS 最常见的和特征性的早期主诉为下腰背晨僵和疼痛。由于腰背痛是普通人群中极为常见的一种症状，但大多数为机械性非炎性背痛，而本病则为炎性疼痛。2009 年国际 AS 评估工作组（ASAS）炎性背痛专家推荐诊断炎性背痛标准为：以下 5 项中至少满足 4 项：①发病年龄 <40 岁；②隐匿起病；③症状活动后好转；④休息时加重；⑤夜间痛（起床后好转）。符合上述 5 项指标中的 4 项，诊断 AS 炎性背痛。其敏感性为 79.6%，特异性为 72.4%。

2. 体格检查

枕壁试验；胸廓扩展；Schober 试验；骨盆按压；Patrick 试验（下肢"4"字试验）。

3. 诊断标准

国际上较多用 1984 年修订的 AS 纽约标准：

①下腰背痛持续至少 3 个月，疼痛随活动改善，但休息不减轻。

②腰椎在前后和侧屈方向活动受限。

③胸廓扩展范围小于同年龄和性别的正常值。

④双侧骶髂关节炎 Ⅱ～Ⅳ 级，或单侧骶髂关节炎 Ⅲ～Ⅳ 级。

如患者具备④并分别附加①～③条中的任何 1 条可确诊为 AS。

按 X 线片骶髂关节炎的病变程度分为 5 级：

0 级：正常。

Ⅰ级：可疑。

Ⅱ级：有轻度骶髂关节炎。

Ⅲ级：有中度骶髂关节炎。

Ⅳ级：关节融合强直。

（二）鉴别诊断

1. 腰骶关节劳损

慢性腰骶关节劳损为持续性、弥漫性腰痛，以腰骶部最重，脊椎活动不受限，X 线无特殊改变。急性腰骶关节劳损，疼痛因活动而加重，休息后可缓解。

2. 骨关节炎

常发生于老年人，特征为骨骼及软骨变性、肥厚，滑膜增厚，受损关节以负重的脊柱和膝关节等较常见。累及脊椎者常以慢性腰背痛为主要症状，与 AS 易混淆。但本病不发生关节强直及肌肉萎缩，无全身症状，X 线表现为骨赘生成和椎间隙变窄。

3. Forestier 病（老年性关节强直性骨肥厚）

脊椎亦发生连续性骨赘，类似 AS 的脊椎竹节样变，但骶髂关节正常，椎间小关节不受侵犯。

4. 类风湿关节炎

现已确认 AS 不是 RA 的一种特殊类型，两者有许多不同点可资鉴别。RA 女性多见，通常先侵犯手足小关节，且呈双侧对称性，骶髂关节一般不受累，如侵犯脊柱，多只侵犯颈椎，且无椎旁韧带钙化，有类风湿皮下结节，血清 RF 常阳性，$HLA-B27$ 抗原常阴性。

5. Reiter 综合征和银屑病关节炎

两病均可发生脊柱炎和骶髂关节炎，但脊柱炎一般发生较晚，较轻，椎旁组织钙化少，韧带骨赘以非边缘型为主（纤维环外纤维组织钙化），在相邻两椎体间形成部分性骨桥与 AS 的竹节样脊柱不同。骶髂关节炎一般为单侧性或双侧非对称损害，牛皮癣关节炎则有皮肤银屑病损害等可资鉴别。

七、治疗

（一）治疗目标

1. 缓解症状和体征。
2. 恢复功能。
3. 防止关节损伤。
4. 提高患者生活质量。
5. 防止脊柱疾病的并发症。

（二）治疗方案

1. 非药物治疗

（1）健康宣教：应使患者坚定长期治疗的决心，鼓励患者坚持脊柱、胸廓、髋关节活动等体育锻炼；注意立、坐、卧正确姿势；睡硬板床、低枕。建议吸烟者戒烟，患者吸烟是功能预后不良危险因素之一。

（2）物理治疗。

2. 药物治疗

（1）非甾体抗炎药（NSAIDs）

对早期或晚期 AS 患者的症状治疗都是首选的。在用药过程中应监测药物疗效及药物不良反应并及时调整。

（2）改变病情抗风湿药（DMARD）

柳氮磺吡啶：一般认为对轻型病例尤其外周关节受累为主者有效，一般以 0.25g，3 次/d 开始，以后每周递增 0.25g，直至 1.0g，2 次/d，也可根据病情或患者对治疗的反应调整剂量和疗程，维持 1~3 年。其他药物如雷公藤总苷、甲氨蝶呤对外周关节炎有延缓疾病发作作用，但对中轴关节炎疗效不确定。

（3）生物制剂

抗肿瘤坏死因子（TNF）-α拮抗剂包括：依那西普、英夫利西单抗和阿达木单抗等。应用中要监测药物不良反应。

（4）糖皮质激素

一般不主张口服或静脉全身应用皮质激素治疗 AS。眼急性葡萄膜炎、肌肉骨骼炎症可局部使用。

（5）其他药物

部分男性难治性强直性脊柱炎患者可考虑应用沙利度胺；改善微循环、改善骨代谢药物也有一定帮助。

（三）手术治疗

主要用于髋关节僵直和脊柱严重畸形的晚期患者的矫形。

系统性红斑狼疮

一、定义

系统性红斑狼疮（systemic lupus erythematosus，SLE）是自身免疫介导的，以免疫性炎症为突出表现的弥漫性结缔组织病。

二、流行病学

在美国多地区的流行病学调查报告，SLE 的患病率为（14.6～122）/10 万人；我国大样本的一次性调查（>3 万人）显示 SLE 的患病率为 70/10 万人，妇女中则高达113/10 万人。SLE 好发于生育年龄女性，多见于 15～45 岁年龄段，女性与男性患病人数比例为（7～9）∶1。

三、病因

本病病因至今尚未肯定，大量研究显示遗传、内分泌、感染、免疫异常和一些环境因素与本病的发病有关。

在遗传因素、环境因素、雌激素水平等各种因素相互作用下，导致 T 淋巴细胞减少、T 抑制细胞功能降低、B 细胞过度增生，产生大量的自身抗体，并与体内相应的自身抗原结合形成相应的免疫复合物，沉积在皮肤、关节、小血管、肾小球等部位。在补体的参与下，引起急慢性炎症及组织坏死（如狼疮肾炎），或抗体直接与组织细胞抗原作用，引起细胞破坏（如红细胞、淋巴细胞及血小板壁的特异性抗原与相应的自身抗体结合，分别引起溶血性贫血、淋巴细胞减少症和血小板减少症），从而导致机体的多系统损害。

四、临床表现

(一) SLE 常见临床表现

蝶形红斑、光敏感、脱发、手足掌面和甲周红斑、盘状红斑、结节性红斑、脂膜炎、网状青斑、口或鼻黏膜溃疡、关节痛、雷诺现象等。发热、疲乏是 SLE 常见的全身症状。

(二) SLE 重要脏器累及的表现

1. 狼疮性肾炎

表现为蛋白尿、血尿、管型尿，乃至肾功能衰竭。

2. 神经精神狼疮

轻者仅有偏头痛、性格改变、记忆力减退或轻度认知障碍；重者可表现为脑血管意外、昏迷、癫痫持续状态等。

3. 血液系统表现

SLE 常出现贫血、白细胞减少、血小板减少。

4. 心脏、肺部表现

SLE 常出现心包炎、心肌炎、心律失常，重症 SLE 可伴有心功能不全，提示预后不良。肺脏方面常出现胸膜炎、肺脏间质性病变、肺动脉高压和弥漫性出血性肺泡炎等。

5. 消化系统表现

SLE 可出现肠系膜血管炎、急性胰腺炎、蛋白丢失性肠炎、肝脏损害等。

6. 其他表现

还包括眼部受累（如结膜炎、葡萄膜炎、眼底改变、视神经病变等）。SLE 常可伴有继发性干燥综合征。

五、辅助检查

(一) 一般检查

由于 SLE 患者常可存在多系统受累，如血液系统异常和肾脏损伤等，血常规检查可有贫血、白细胞计数减少、血小板降低；肾脏受累时，尿液分析可显示蛋白尿、血尿、细胞和颗粒管型；红细胞沉降率（血沉）在 SLE 活动期增快，而缓解期可降至正常。

(二) 免疫学检查

50% 的 SLE 患者伴有低蛋白血症，30% 的 SLE 患者伴有高球蛋白血症，尤其是 γ 球蛋白升高，血清 IgG 水平在疾病活动时升高。疾病处于活动期时，补体水平常减低，原因是免疫复合物的形成消耗补体和肝脏合成补体能力的下降，单个补体成分 C_3、C_4 和总补体活性（CH_{50}）在疾病活动期均可降低。

（三）生物化学检查

SLE 患者肝功能检查多为轻中度异常，较多是在病程活动时出现，伴有丙氨酸转氨酶（ALT）和天门冬氨酸转氨酶（AST）等升高。血清白蛋白异常多提示肾脏功能失代偿。在肾脏功能检查中尿液微量白蛋白定量检测，有助于判断和监测肾脏损害程度及预后。发生狼疮性肾炎时，血清尿素氮（Bun）及血清肌酐（Cr）有助于判断临床分期和观察治疗效果。

SLE 患者存在心血管疾病的高风险性，部分 SLE 患者存在严重血脂代谢紊乱，炎性指标升高，同时具有高同型半胱氨酸（Hcy）血症。血清脂质水平、超敏 C 反应蛋白（hs – CRP）和同型半胱氨酸血症被认为是结缔组织病（CTD）相关动脉粥样硬化性心血管疾病（ASCVD）有效的预测指标，定期检测，可降低降低心血管事件的危险性。

（四）自身抗体检测

目前临床开展的 SLE 相关自身抗体常规检测项目主要有抗核抗体（ANA）、抗双链脱氧核糖核酸（抗 dsDNA 抗体）抗体、抗可溶性抗原抗体（抗 ENA 抗体）（包括抗 Sm、抗 U_1RNP、抗 SSA/Ro、抗 SSB/La、抗 rRNP、抗 Scl – 70 和抗 Jo – 1 等）、抗核小体抗体和抗磷脂抗体等。对于临床疑诊 SLE 的患者应行免疫学自身抗体检测。ACR 修订的 SLE 分类标准中，免疫学异常和自身抗体阳性包括：抗 Sm 抗体、抗 dsDNA 抗体、抗磷脂抗体和 ANA 阳性。

（五）组织病理学检查

皮肤活检和肾活检对于诊断 SLE 也有很大的帮助，皮肤狼疮带试验阳性和"满堂亮"的肾小球表现均有较高的特异性。

六、诊断

（一）诊断标准

目前普遍采用美国风湿病学会 1997 年修订的 SLE 分类标准（表 11）。作为诊断标准 SLE 分类标准的 11 项中，符合 4 项或 4 项以上者，在除外感染、肿瘤和其他结缔组织病后，可诊断 SLE。

表 11　美国风湿病学院 1997 年修订的 SLE 分类标准

颊部红斑	固定红斑，扁平或高起，在两颧突出部位
盘状红斑	片状高起于皮肤的红斑，粘附有角质脱屑和毛囊栓；陈旧病变可发生萎缩性瘢痕
光过敏	对日光有明显的反应，引起皮疹，从病史中得知或医生观察到
口腔溃疡	经医生观察到的口腔或鼻咽部溃疡，一般为无痛性
关节炎	非侵蚀性关节炎，累及 2 个或更多的外周关节，有压痛，肿胀或积液

（续）

浆膜炎	胸膜炎或心包炎
肾脏病变	尿蛋白 >0.5g/24h 或 +++，或管型（红细胞、血红蛋白、颗粒或混合管型）
神经病变	癫痫发作或精神病，除外药物或已知的代谢紊乱
血液学疾病	溶血性贫血，或白细胞减少，或淋巴细胞减少，或血小板减少
免疫学异常	抗 ds-DNA 抗体阳性，或抗 Sm 抗体阳性，或抗磷脂抗体阳性（后者包括抗心磷脂抗体、或狼疮抗凝物阳性、或至少持续 6 个月的梅毒血清试验假阳性三者之一）
抗核抗体	在任何时候和未用药物诱发"药物性狼疮"的情况下，抗核抗体滴度异常

（二）SLE 病情活动性和病情轻重程度的评估

1. 活动性表现

中枢神经系统受累、肾脏受累、血管炎、关节炎、肌炎、发热、皮肤黏膜表现、胸膜炎、心包炎、低补体血症、抗双链 DNA 抗体滴度增高、血三系减少、ESR 增快等。

2. 病情轻重程度的评估

可参照：英国狼疮评估小组（B1LAG）、或 SLE 疾病活动指数（SLEDAI）积分。

七、治疗

（一）一般治疗

患者宣教，对症支持治疗。

（二）药物治疗

1. 轻型 SLE 的治疗

（1）非甾类抗炎药（NSAIDs）。

（2）抗疟药：氯喹 0.25g，1 次/d，或羟氯喹 0.2～0.4g/d。

（3）小剂量激素（泼尼松 ≤10mg/d）。

（4）短期局部应用激素治疗皮疹（但脸部应尽量避免使用强效激素类外用药，一旦使用，不应超过一周）。

（5）沙利度胺：对抗疟药不敏感的顽固性皮损可选择，常用量 50～100mg/d，1 年内有生育意向的患者忌用。

（6）权衡利弊必要时可用硫唑嘌呤、甲氨蝶呤或环磷酰胺等免疫抑制剂。

2. 对中度活动型 SLE 的治疗

个体化糖皮质激素治疗是必要的，通常泼尼松剂量 0.5～1mg/（kg·d），且需要联用其他免疫抑制剂，如：①甲氨蝶呤：7.5～15mg，1 次/周；②硫唑嘌呤：常用剂量 50～100mg/d。

3. 重型 SLE 的治疗

治疗主要分两个阶段，即诱导缓解和巩固治疗。①糖皮质激素：临床用药要个体化，通常的激素标准剂量是泼尼松 1mg/（kg·d），病情稳定后 2 周或疗程 8 周内，开始以每 1~2 周减 10% 的速度缓慢减量，减至泼尼松 0.5mg/（kg·d）后，减药速度按病情适当调慢；如果病情允许，泼尼松维持治疗的剂量尽量 <10mg。②环磷酰胺：0.5~1.0g/m² 体表面积，加入生理盐水 250ml 中静脉滴注，每 3~4 周 1 次。多数患者 6~12 个月后病情缓解，而在巩固治疗阶段，常需要继续环磷酰胺冲击治疗，延长用药间歇期至约 3 个月 1 次维持 1~2 年。③硫唑嘌呤：在控制肾脏和神经系统病变效果较差，而对浆膜炎、血液系统、皮疹等较好。④甲氨蝶呤：长期用药耐受性较佳。⑤其他：环孢素、霉酚酸酯等。

4. 狼疮危象的治疗

通常需要大剂量甲基泼尼松龙冲击治疗：甲泼尼龙 500~1000mg，1 次/d，加入 5% 葡萄糖 250ml，缓慢静脉滴注 1~2h，连续 3 天为 1 个疗程，疗程间隔期 5~30 天，间隔期和冲击后需给予泼尼松 0.5~1mg/（kg·d），疗程和间隔期长短视具体病情而定。

（三）其他治疗

可给予改善微循环、营养神经等药物治疗；血浆置换不宜列入诊疗常规，应视患者具体情况选择应用。

（四）妊娠生育

大多数 SLE 患者在疾病控制后，可以安全地妊娠生育。一般来说，在无重要脏器损害、病情稳定一年或一年以上，细胞毒免疫抑制剂（环磷酰胺、甲氨碟呤等）停药半年，激素仅需小剂量（≤10mg/d）时方可怀孕，多数能安全地妊娠和生育。非缓解期的 SLE 妊娠，存在流产、早产、死胎和诱发母体 SLE 病情恶化的危险，因此病情不稳定时不应怀孕。妊娠前 3 个月至妊娠期禁用环磷酰胺、甲氨碟呤等免疫抑制剂。

银屑病性关节炎

一、定义

银屑病性关节炎（PsA）是一种与银屑病相关的炎性关节病，有银屑病皮疹并伴有关节和周围软组织疼痛、肿胀、压痛、僵硬和运动障碍。部分患者可有骶髂关节炎和（或）脊柱炎，病程迁延、易复发、晚期可有关节强直，导致残疾。

二、流行病学

银屑病性关节炎在世界各地的患病率不同。1984 年我国 24 个省市 600 万人口中的银屑病流行病的调查结果显示，我国银屑病的患病率为 1.23%，其中寻常型银屑病占 97.98%。有银屑病关节炎者仅占全部银屑病患者的 0.69%。欧美国家的银屑病患病率为 1%~3%，其中伴有银屑病关节炎者达 5%~7%，明显高于我国。约 75% 的患者皮疹出现在关节炎之前，同时出现者约 15%，皮疹出现在关节炎后的患者约 10%。银屑病关节炎可发生于任何年龄，高峰年龄为 20~50 岁，无性别差异，但脊柱受累以男性居多。

三、病因和发病机制

（一）遗传因素

本病常有家庭聚集倾向，一级家属患病率高达 30%，单卵双生子患病危险性为 72%。国内报告有家族史者为 10%~23.8%，国外报道为 10%~80%。本病是常染色体显性遗传，伴有不完全外显率，但也有人认为是常染色体隐性遗传或性联遗传。目前认为银屑病性关节炎是受多基因控制。*HLA* 是一个重要的遗传标志，多数认为寻常型银屑病与 *HLA – B13*、*HLA – B17*、*HLA – A1*、*HLA – Cw6* 相关，银屑病关节炎则与 *HLA – B27* 相关，尤其是银屑病性脊柱炎，其 *HLA – B27* 阳性率可达 46%~78%。

（二）感染因素

1. 病毒感染

有人曾对银屑病伴有病毒感染的患者进行抗病毒治疗，银屑病关节炎病情也随之缓解。

2. 链球菌感染

据报道，约 6% 的患者有咽部感染史及上呼吸道症状，而且其抗 "O" 滴定度亦增高。

（三）内分泌功能障碍

银屑病与内分泌腺机能状态的相关作用早已引起人们的重视。

（四）神经精神障碍

以往文献经常报告精神因素与本病有关，如精神创伤可引起本病发作或使病情加重，并认为这是由于精神受刺激后血管运动神经张力升高所致。

（五）免疫因素

大多数患者血清 lgA 和 lgG 升高，lgA 免疫复合物见于所有类型的银屑病关节，以严重外周关节炎型的水平更高。此外，在银屑病关节炎患者的滑膜组织含有 lgA 和 lgG 的浆细胞，浸润的淋巴细胞主要为 T 细胞。这些都支持免疫机制参与发病。

（六）其他

多数患者冬季复发、加重，夏季缓解或自然消退，但久病者季节规律性消失。

四、临床表现

本病多缓慢发病，约 1/3 患者可以起病较急，伴发热等全身症状。起病前通常无明显诱因，少数可以先有关节外伤史，然后局部出现银屑病关节炎。

（一）关节

除四肢外周关节病变外，部分可累及脊柱。有时也可转成慢性关节炎及严重的残废。依据临床特点，关节炎分为五种类型，60%类型间可相互转化，合并存在。

1. 单关节炎或少关节炎型

占70%，以手、足远端或近端指（趾）间关节为主，膝、踝、髋、腕关节亦可受累，分布不对称，因伴发远端和近端指（趾）间关节滑膜炎和腱鞘炎，受损指（趾）可呈现典型的腊肠指（趾），常伴有指（趾）甲病变。约1/3甚至1/2此型病患者可演变为多关节炎类型。

2. 对称性多关节炎型

占15%，病变以近端指（趾）间关节为主，可累及远端指（趾）间关节及大关节，如腕、肘、膝和踝关节等。

3. 残毁性关节型

约占5%，是银屑病关节炎的严重类型。好发于20～30岁，受累指、掌、跖骨可有骨溶解，指节常有望远镜式的"套叠"现象，关节可强直、畸形，常伴发热和骶髂关节炎。此型的皮肤银屑病常广泛而严重，为脓疱型或红皮病型。

4. 远端指间关节型

占5%～10%，病变累及远端指间关节，为典型的银屑病关节炎，通常与银屑病指甲病变相关。

5. 脊柱病型

约5%为年龄大的男性，以脊柱和骶髂关节病变为主（常为单侧或节段性），下背痛或胸壁痛等症状可缺如或很轻，脊柱炎表现为韧带骨赘形成，严重时可引起脊柱融合，骶髂关节模糊，关节间隙狭窄甚至融合，可影响颈椎导致寰椎和轴下不全脱位。

（二）皮肤

皮肤银屑病变好发于头皮及四肢伸侧，尤其肘、膝部位，呈散在或泛发分布。要特别注意隐藏部位的皮损（如头发、会阴、臀、脐等）。表现为丘疹或斑块、圆形或不规则形。表面有丰富的银白色鳞屑，去除鳞屑后为发亮的薄膜，除去薄膜可见点状出血。该特征对银屑病具有诊断意义。存在银屑病是与其他炎性关节病的重要区别，35%的患者皮肤病变的严重性和关节炎症程度有相关性。

（三）指（趾）甲表现

约80%银屑病关节炎患者有指（趾）甲病变，而无关节炎的银屑病患者指甲病变仅占20%。最常见的指甲病变是顶针样凹陷。其他表现有指甲脱离，甲下角化过度、增厚、横嵴及变色。

（四）其他

1. 全身症状

少数有发热、体重减轻和贫血等。

2. 系统性损害

7%～33% 患者有眼部病变（如结膜炎、葡萄膜炎、虹膜炎和干燥性角膜炎等）。小于 4% 患者出现主动脉瓣关闭不全，常见于疾病晚期。另有心脏肥大和传导阻滞等，肺部可见上肺纤维化；胃肠道可有炎性肠病，罕见淀粉样变。

3. 肌腱端病

足跟痛是肌腱端炎的表现，特别是在跟腱和跖腱膜附着部位的肌腱端病。

五、检查

（一）实验室检查

本病无特异性实验室检查，病情活动时血沉加快，C 反应蛋白增加，IgA、IgE 增高，补体水平增高等。滑液呈非特异性反应，白细胞轻度增加，以中性粒细胞为主。类风湿因子阴性，5%～16% 患者出现低滴度的类风湿因子。2%～16% 患者抗核抗体低滴度阳性。约半数患者 HLA－B27 阳性，且与骶髂关节和脊柱受累显著相关。

（二）影像学检查

1. 周围关节炎

骨质有破坏和增生表现。手和足的小关节呈骨性强直，指间关节破坏伴关节间隙增宽，末节指骨茎突的骨性增生及末节指骨吸收，近端指骨破坏变尖和远端指骨骨性增生的兼有改变，造成"带帽铅笔"样畸形。受累指间关节间隙变窄，融合，强直和畸形。长骨骨干绒毛状骨膜炎。

2. 中轴关节炎

多表现为单侧骶髂关节炎，关节间隙模糊、变窄、融合。椎间隙变窄、强直，不对称性韧带骨赘形成，椎旁骨化，特点是相邻椎体的中部之间的韧带骨化形成骨桥，呈不对称分布。

六、诊断

（一）皮肤表现

皮肤银屑病是 PsA 的重要诊断依据，皮损出现在关节炎后者诊断困难，细致的病史，银屑病家族史，儿童时代的滴状银屑病，检查隐蔽部位的银屑病（如头皮、脐或肛周等）和特征性放射学表现（尤其是手关节的"笔帽状"骨改变）可提供重要线索，但应除外其他疾病和定期随访。

1. 指（趾）甲表现

顶针样凹陷（大于 20 个），指甲脱离、变色、增厚、粗糙、横崎和甲下过度角化等。指（趾）甲病变是惟一的银屑病可能发展为 PsA 的临床表现。

2. 关节表现

累及一个或多个关节，以指关节、跖趾关节等手足小关节为主，远端指间关节最易受累，常呈不对称、关节僵硬、肿胀、压痛的功能障碍。

3. 脊柱表现

脊柱病变可有腰背痛和脊柱强直等症状。

（二）诊断依据

银屑病患者有炎性关节炎表现即可诊断银屑病关节炎。因部分患者银屑病变出现在关节炎后，此类患者的诊断较困难，应注意临床和放射学检查，如银屑病家族史，寻找隐蔽部位的银屑病变，注意受累关节部位，有无脊柱关节病等。但在作出诊断前应并排除其他疾病。

七、鉴别诊断

（一）类风湿关节炎

类风湿关节炎与银屑病关节炎均有小关节炎，但银屑病关节炎有银屑病皮损和特殊指甲病变、指（趾）炎、起止点炎，侵犯远端指间关节，类风湿因子常为阴性。特殊的 X 表现，如笔帽样改变，部分患者有脊柱和骶髂关节病变，而类风湿关节炎多为对称性小关节炎，以近端指间关节和掌指关节、腕关节受累常见。可有皮下结节、类风湿因子阳性，X 线以关节侵袭性改变为主。

（二）强直性脊柱炎

侵犯脊柱的银屑病关节炎，脊柱和骶髂关节病变不对称，可为"跳跃"式病变，发病常在年龄大的男性，症状较轻，有银屑病皮损和指甲改变。而强直性脊柱炎发病年龄较轻，无皮肤及指甲病变，脊柱、骶髂关节病变常为对称性。

（三）骨性关节炎

对于仅有远端指间关节受累的银屑病关节炎需与骨性关节炎相鉴别。骨性关节炎无银屑病皮损和指甲病变，可有赫伯登（Heberden）结节、布夏尔（Bouchard）结节，无 PsA 的典型 X 线改变，发病年龄多为 50 岁以上老年人。

八、治疗

银屑病关节炎目前尚无特效药物根治以及预防本病。银屑病关节治疗目的在于缓解疼痛和延缓关节破坏，控制皮肤损害，因人而异制定治疗方案。包括一般治疗、药物治疗、外科手术治疗等，其中以药物治疗最为重要。治疗药物总体可以为 4 类：非甾体类抗炎药物、病情改善药物、糖皮质激素和生物制剂。

（一）一般治疗

适当休息，避免过度疲劳和关节损伤，注意关节功能锻炼，忌烟、酒和刺激性食物。

（二）药物治疗

1. 非甾类抗炎药（NSAIDs）

适用于轻、中度活动性关节炎者，具有抗炎、止痛、退热和消肿作用，但对皮损和关节破坏无效。治疗剂量应个体化，只有在一种 NSAIDs 足量使用 1～2 周无效后才更改为另一种。避免两种或两种以上 NSAIDs 同时服用。老年人宜选用半衰期短的 NSAIDs 药物，对有溃疡病史的患者，宜服用选择性 COX－2 抑制剂，以减少胃肠道的不良反应。

2. 慢作用抗风湿药（DMARDs）

防止病情恶化及延缓关节组织的破坏。单用一种 DMARDs 无效时也可联合用药，如甲氨蝶呤作为基本药物，加柳氮磺吡啶。以下简述几种常用的 DMARDs：①甲氨蝶呤。对皮损和关节炎均有效，可作为首选药。可口服，肌注和静注，开始每周一次，如无不良反应、症状加重者可逐渐增加剂量每周一次，待病情控制后逐渐减量，维持量每周一次。服药期间应定期查血常规和肝功能。②柳氮磺吡啶。对外周关节炎有效。从小剂量逐渐加量有助于减少不良反应，使用方法：每日小剂量开始，之后每周增加适宜剂量，如疗效不明显可增至最大量（需要遵医嘱），服药期间应定期查血常规和肝功能。③青霉胺。口服适宜量，口服见效后可逐渐减至维持量。青霉胺不良反应较多，长期大剂量可出现肾损害（包括蛋白尿、血尿、肾病综合征）和骨髓抑制等，如及时停药多数能恢复。治疗期间应定期查血，尿常规和肝肾功能。④硫唑嘌呤。对皮损也有效，按每日常用剂量起服用，见效后给予维持量。服药期间应定期查血常规和肝功能等。⑤环孢素。美国 FDA 已通过将其用于重症银屑病治疗，对皮肤和关节型银屑病有效。FDA 认为一年内维持治疗，更长期使用对银屑病是禁止的。常用量起始至维持量（遵医嘱）。服药期间应查血常规，血肌酐和血压等。⑥来氟米特。用于中、重度患者。⑦植物药制剂（雷公藤）。雷公藤多甙每日 3 次饭后服用（剂量遵医嘱）。

3. 糖皮质激素

用于病情严重和一般药物治疗不能控制者。因不良反应多，突然停用可诱发严重的银屑病类型和疾病复发，因此一般不宜选用，更不应长期使用。但也有学者认为小剂量糖皮质激素可缓解患者症状，可作为 DMARDs 起效前的"桥梁"作用。

4. 生物制剂

目前在国内应用的生物制剂主要有以下两种。一类为依那西普、注射用重组人Ⅱ型肿瘤坏死因子受体－抗体融合蛋白，另一类为抗肿瘤坏死因子（TNF）－α 的单克隆抗体，包括注射用英夫利昔单抗和注射用阿达木单抗。

（三）局部用药

1. 关节腔注射长效皮质激素类药物

在急性单关节或少关节炎型可考虑用，但不应反复使用，一年内不宜超过 3 次，同

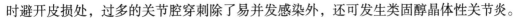

时避开皮损处，过多的关节腔穿刺除了易并发感染外，还可发生类固醇晶体性关节炎。

2. 银屑病皮损局部用药

依据皮损类型、病情等不同而选用不同药物。如外用糖皮质激素一般用于轻、中度银屑病，使用不当或滥用尤其是大剂量情况下可导致皮肤松弛、变薄和萎缩。焦油类制剂易污染衣物，有异味，一般可在睡眠时服用。除引起皮肤激惹现象，很少有其他不良反应。

（四）外科治疗

外科手术治疗，如关节成形术等用于已出现关节畸形伴功能障碍的患者。

九、预后

一般病程良好，只有少数患者（小于5%）有关节破坏和畸形。家族银屑病史，20岁前发病，$HLA-DR3$ 或 $HLA-DR4$ 阳性、侵袭性或多关节病变、以及广泛皮肤病变预后较差。

本病病程漫长，可持续数十年，甚至可迁延终身，易复发。银屑病患者预后一般较好。少数患者关节受累广泛，皮损严重，致残率高。急性病关节炎本身很少引起死亡，然而糖皮质激素和细胞毒药物治疗可引起致命的并发症，如严重感染、消化性溃疡及穿孔等。

十、预防

（一）一级预防

1. 去除各种可能的诱发因素，如防治扁桃体炎或上呼吸道感染，避免外伤和精神创伤、刺激、过度紧张等精神因素，保持良好的饮食习惯，忌食辛、辣刺激食物。
2. 加强身体锻炼，提高机体免疫力。
3. 生活规律，保持舒畅的心情，注意卫生，预防皮肤感染。
4. 提高对银屑病的认识，本病无传染性，经积极治疗可以缓解。

（二）二级预防

1. 早期诊断

银屑病关节炎的特征是既有关节炎又有银屑病，而且多数患者先有银屑病。特别是约有80%的患者有指（趾）甲变形和损害，如甲下角质增生、甲板增厚、浑浊、失去光泽、血甲、表面高低不平等。而这种情况在单纯银屑病患者中仅有20%。对那些只有关节炎而无银屑病史者，应仔细检查头皮及肘关节等伸侧皮肤好发部位，是否有不易被发现的皮损存在，对本病早期诊断有意义。

2. 早期治疗

本病为慢性反复进行性、关节性疾病。病因不完全清楚。迄今为止，治疗方法不少，但仍无满意疗法。因此应采取综合疗法，中西医结合，发挥各自的长处，使病情得到早期有效控制。

（三）三级预防

1. 注意皮肤清洁卫生，防止银屑病复发感染。
2. 避免精神紧张，保持心情舒畅。

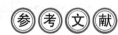

1. 刘忠厚. 骨质疏松学. 北京：科学出版社，1998.

2. 徐苓. 老年妇女内分泌变化. 中国实用妇科与产科杂志，2002，18（12）：721－722.

3. 宋亦军，徐苓. 性激素补充治疗和骨质疏松症. 国际内分泌代谢杂志，2003，23（2）：104－105.

4. 徐苓. 绝经前生殖活动及激素特征与骨质疏松危险性的关系. 中国骨质疏松杂志，1998（1）：38－41.

5. 孟迅吾，夏维波. 类固醇激素与骨. 中国医学科学院学报，2003，25（3）：237－239.

6. 朱汉民. 原发性骨质疏松症防治的进展和趋势. 老年医学与保健，2003，9（2）：67－68.

7. 邓小虹，张淞文. 北京地区围绝经期妇女健康现状的流行病学调查. 北京医学，2002，24（4）：235－238.

8. 卫生部继续医学教育委员会. 女性生殖内分泌性激素补充疗法. 北京：北京医科大学·中国协和医科大学联合出版社，1999.

9. Reginster JY，Seeman E，De Vernejoul MC，et al. Strontium Ranelate Reduces the Risk of Nonvertebral Fractures in Postmenopausal Women with Osteoporosis：Treatment of Peripheral Osteoporosis（TROPOS）Study. The Journal of Clinical Endocrinology & Metabolism，2005，90（5）：2816－2822.

10. Chapurlat R，Delmas PD. Treatment of postmenopausal osteoporosis. Rev Prat，2004，54（19）：2120－2126.

11. Clin Lab. The latest from the ivd industry：prevention，diagnosis and therapy of osteoporosis. Rev Prat，2005，51（1－2）：59－61.

12. Ozdemir F，Demirbag D，Rodoplu M. Reproductive factors affecting the bone mineral density in postmenopausal women. Tohoku J Expe Med，2005，205（3）：277－285.

13. Greenspan SL，Resnick NM，Parker RA. Early changes in biochemical markers of bone turnover are associated with long－term changes in bone mineral density in elderly women on alendronate，hormone replacement therapy，or combination therapy：a three－year，double－blind，placebo－controlled，randomized clinical trial. J Clin Endocrinol Metab，2005 May，90（5）：2762－2767.

14. Di Daniele N，Carbonelli MG，Candeloro N，et al. Effect of supplementation of calcium and vitamin D on bone mineral density and bone mineral content in peri－and post－menopause women；a double－blind，randomized，controlled trial. Pharmacol Res，2004，50（6）：637－641.

15. Sowers M，Eyre D，Hollis BW，et al. Biochemical markers of bone turnover in lactating and nonlactating postpartum women. J Clin Endocrinol Metab，1995，80（7）：2210－2216.

16. Schlechte J，Walkner L，Kathol M. A longitudinal analysis of premenopausal bone loss in healthy women and women with hyperprolactinemia. JClin Endocrinol Metab，1992，75（3）：698－703.

17. North American Menopause Society. Management of postmenopausal osteoporosis：position statement of the North American Menopause Society. Menopause，2002，9（2）：84－101.

18. Rossouw JE，Anderson GL，Prentice RL，et al. Risks and benefits of estrogen plus progestin in healthy postmenopausal women：principal results From the Women's Health Initiative randomized controlled trial. JAMA，2002，288（3）：321－333.

19. Ettinger B, Black DM, Mitlak BH, et al. Reduction of vertebral fracture risk in postmenopausal women with osteoporosis treated with raloxifene: results from a 3 - year randomized clinical trial. Multiple Outcomes of Raloxifene Evaluation (MORE) Investigators. JAMA, 1999, 282 (7): 637 - 645.

20. Manson JE, Hsia J, Johnson KC, et al. Estrogen plus progestin and the risk of coronary heart disease. N Engl J Med, 2003, 349 (6): 523 - 534.

21. Hulley S, Grady D, Bush T, et al. Randomized trial of estrogen plus progestin for secondary prevention of coronary heart disease in postmenopausal women. Heart and Estrogen/progestin Replacement Study (HERS) Research Group. JAMA. 1998, 280 (7): 605 - 613.

22. Beral V, Million Women Study Collaborators. Breast cancer and hormone - replacement therapy in the Million Women Study. Lancet, 2003, 362 (9382): 419 - 427.

23. 中华医学会骨质疏松和骨矿盐疾病分会. 原发性骨质疏松症诊治指南 (2011 年). 中华骨质疏松和骨矿盐疾病杂志, 2011 (1): 2 - 17.

24. 白波, 吴增辉, 刘康妍, 等.《中国骨质疏松性骨折诊疗指南》专家研讨会议纪要. 中华关节外科杂志 (电子版), 2015, (6): 799.

25. 邱贵兴, 裴福兴, 胡侦明, 等. 中国骨质疏松性骨折诊疗指南 (全文)(骨质疏松性骨折诊断及治疗原则). 中华关节外科杂志 (电子版), 2015, (6): 96 - 99.

26. 中华医学会风湿病学分. 骨关节炎诊断及治疗指南. 中华风湿病学杂志, 2010, 4 (6): 416 - 417.

27. Tanamas SK, Wijethilske P, Wluka AE, et al. Sex hormones and structural changes in osteoarthritis: asystematic review. Maturitas, 2011, 69 (2): 141 - 146.

28. Kim YH, Kim JS, Park JW, et al. Hybrid andcementless total hip replacements in patiens younger than fifty year of age were similar after eighteen year. J Bone Joint surg, 2011, 93 (22): 21 - 23.

29. Matthies A, Underwood R, Cann P, et al. Retrieval analysis of 240 metal - on - metal hip components, comparing modular total hip replacement with hip resurfacing. J Bone Suerg, 2011, 93 (3): 307 - 314.

30. Wang YS, Zhang y, Li JW, et al. A modified technique of bone grafting pedicled with femoral quadratus for alcohol - in - duced osteonecrosis of the femoral head. Chin Med J, 2010, 123 (20): 2847 - 2852.

31. Zhao D, Cui D, Wang B, et al. Treatment of early stage osteonecrosis of the femoral head with autologous implantation of bone marrow - derived and cultured mesenchymal stem cells. Bone, 2012, 50, (1): 325 - 330.

32. 李子荣. 进一步提高股骨头坏死保存自身关节的疗效. 中华关节外科杂志, 2011, 5 (4): 410 - 412.

33. 李承球, 赵汉源, 孙贤敏, 等. 肩周炎诊断和治疗的探讨 (附 210 例临床分析). 颈腰痛杂志, 1989. 10 (1): 2 - 5.

34. 叶涛, 李刚, 罗金寿, 等. MRI 肩周炎的临床诊断价值. 中国医学计算机成像杂志。2013, 19 (5): 430 - 433.

35. 刘忠厚. 骨内科学. 北京: 化学工业出版社, 2015.

36. Altman RD. New guidelines for topical NSAIDs in the osteoarthritis treatment paradigm. Curr Med Res Opin, 2010, 26 (12): 2871 - 2876.

37. Hochberg MC. American College of Rheumatology 2012 recommendations for the use of nonpharmacologic and pharmacologic therapies in osteoarthritis of the hand, hip, and knee. Arthritis Care Res (Hoboken), 2012, 64 (4): 455 - 474.

38. Zhang W, Nuki G, Moskowiz RW, et al. OARSI recommendations for the management of hip and knee osteoarthritis: part III: changes in evidence following systematic cumulative update of research published through January 2009. Osteoarthritis Cartilage, 2010, 18 (4): 476 - 499.

39. Saag KG. American College of Rheumatology 2008 recommendations for the use of nonbiologic and biologic

disease – modifying antirheumatic drugs in rheumatoid arthritis. Arthritis Rheum, 2008，59：762 – 784.

40. Tempelhof S，RuppS，SeilR. J Shoulder Elbow Surg, 1999，8（4）：296 – 299.

41. 史轶繁．协和内分泌和代谢学．北京：科学出版社，1999.

42. 中华医学会骨质疏松和骨矿盐疾病分会．原发性骨质疏松症诊治指南（2011 年）．中华骨质疏松和骨矿盐疾病杂志，2011，4（1）：2 – 17.

43. 中华医学会风湿病学分会．骨关节炎诊断及治疗指南．中华风湿病学杂志，2010，14（6）：416 – 419.

44. 中华医学会骨质疏松和骨矿盐疾病分会．原发性甲状旁腺功能亢进症诊疗指南．中华骨质疏松和骨矿盐疾病杂志，2014（3）：187 – 198.

45. 伍汉文．佝偻病与骨软化症．医学临床研究，2002，19（6）：263 – 267.

46. 张在慧，关小宏，吴石白．糖尿病骨质疏松发病机制的研究进展．医学综述，2012，18（21）：3644 – 3646.

47. 张彤彦，许媛．围手术期的血糖控制．临床药物治疗杂志，2010，8（4）：9 – 11.

48. 申虎威，牛庆寰，武艳．肾性骨营养不良 40 例临床分析．医学综述，1996，2（5）：219 – 270.

49. 李广然，余学清．肾性骨病的诊治进展．国外医学：内科学分册，1998，25（12）：515 – 519.

50. 俞育飞，胡彦新，朱萍，等．51 例肾性骨病的病理研究．中华内科杂志，1993，32（7）：448 – 450.

51. 赵党生．老年慢性肾功能衰竭患者骨代谢改变．临床荟萃，1995，10（20）：934 – 935.

52. 黄一新，唐令铨，罗年，等．慢性肾脏疾病与骨密度测定．上海医学，1995，18（5）：264 – 266.

53. 青玉凤，周京国．痛风发病机制及药物治疗研究现状及展望．中华临床医师杂志，2012，6（10）：2719 – 2723.

54. 中华医学会风湿病学分会．原发性痛风诊断和治疗指南．中华风湿病学杂志，2011，15（6）：410 – 413.

55. 阎小萍，张煊，翁习生．常见风湿病及相关骨科疾病中西医结合诊治．北京：人民卫生出版社，2015.

56. 中华医学会风湿病学分会．反应性关节炎诊断及治疗指南．中华风湿病学杂志，2010，14（10）：702 – 704.

57. 赵丽珂，古洁若．病原体和 HLA – B27 在反应性关节炎中的作用．中国药物与临床杂志，2004，4（6）：451 – 454.

58. 吴东海，王国春．临床风湿病学．北京：人民卫生出版社，2008：403 – 410.

59. Lee SY，Han SJ，Nam SM，et al. Analysis of tear cytokines and clinical correlations in Sjogren, s syndrome dryeye patients and non – Sjogren, ssyndrome dry eye patients. Am J Ophthalmol, 2013，156（2）：247 – 253.

60. 曾小峰．我国类风湿性关节炎疾病负担和生存质量研究的系统评价．中国循证医学杂志，2013，13（3）：300 – 307.

61. Braun J，Van den Berg R，Baraliakos X，et al. 2010 update of the ASAS/EULAR recommendations for the management of ankylosing spondylitis. Ann Rheum Dis, 2011，70（6）：896 – 904.

62. Tempelhof S，Rupp S，Seil R. J Shoulder Elbow Surg, 1999，8（4）：296 – 299.

63. 阎小萍．常见风湿病诊治手册．北京：中国医药科技出版社，2011：225.

64. 狼疮肺炎一例误诊分析．山西医学杂志，2005；34（9）：792 – 793.

65. 陈顺乐，陈嘉何．系统性红斑狼疮．上海：上海科学技术出版社，2004：250 – 325，481 – 522.

66. Gary，S. Firestin. 凯利风湿病学．第 8 版．栗占国，唐福林译．北京，北京大学医学出版社，2011.

67. 中华医学会骨质疏松和骨矿盐疾病分会．原发性骨质疏松症诊疗指南（2017）．中华骨质疏松和骨矿盐疾病杂志，2017（5）.

68. 中国老年骨质疏松症诊疗指南（2018）．中国骨质疏松杂志，2018，24（12）：6－32．

69. 王亮，马远征，张妍，等．北京地区 9103 例体检人群骨密度流行病学调查研究．中国骨质疏松杂志，2014（8）．

70. 王亮，马远征，李平生，等．绝经后骨质疏松合并 2 型糖尿病血清 25 羟维生素 D 水平研究．中国骨质疏松杂志，2011，17（9）：784－786．

71. 王亮，马远征，张妍，等．北京海淀地区中老年妇女骨质疏松性骨折情况调查研究．中国骨质疏松杂志，2016（5）：580－582．

72. 王亮，马远征，徐小文，等．慢性睡眠剥夺对大鼠葡萄糖稳态的影响．中国老年学杂志，2017（37）：5770．

73. 王亮，马远征，王文娇，等．老年男性 2 型糖尿病合并骨质疏松患者血清 25－羟维生素 D 水平研究．中华医学会糖尿病学分会全国学术会议，2014．

74. 李大伟，王亮，马远征，等．原发性骨质疏松症合并脊柱结核的外科治疗．中国骨质疏松杂志，2011，17（2）：139－141．

75. 印平，马远征，马迅，等．骨质疏松性椎体压缩性骨折的治疗指南．中国骨质疏松杂志，2015（6）：643－648．

76. 马远征．脊柱结核的治疗应遵循个体化综合治疗原则．中华外科杂志，2007，45（18）：1227－1229．

第三章

骨内科常见病护理

第一节　骨内科护理特色

骨内科护理团队本着团结、奉献、协作的精神，立足于骨内科常见疾病的一般护理、专科护理操作及健康教育，积极开展骨内科常见病的护理、教学、科研工作，建立三级护理管理体系、成立专科健康教育小组、建设无痛病房及无针病房、开展科室常见病的延伸护理等，采取多种方式落实以患者为中心的优质护理服务，执行责任制整体排班，为患者提供全程、优质的护理，满足患者身心护理需求。

一、骨内科护理模式

（一）骨内科护理模式

根据科室医疗特色及优质护理服务要求，骨内科的护理主要采取责任制整体护理的模式，即将患者视为临床护理中心，以责任护士为主导作用，充分做好基础护理，开展科室的特色健康教育和护理操作技术，为患者提供全面、全程的优质护理服务。

1. 开展优质护理服务

优质护理服务是指以患者为中心，强化基础护理，全面落实护理责任制，深化护理专业内涵，整体提升护理服务水平。骨内科护理的核心理念一直是以患者为中心，在思想观念和行为上，处处为患者着想，紧紧围绕患者的需求，不断提高服务质量，优化护理流程，制定各种措施为患者提供"优质、高效、低耗、满意、放心"的护理服务。在满足患者基本生活需要的基础上，保证患者的安全，保持患者身心的舒适，取得患者家庭和社会的协调和支持，用优质护理的质量来提升患者与社会的满意度。不断深化优质护理服务内涵建设，制定骨内科护理工作流程及标准、骨内科护理临床路径、健康教育

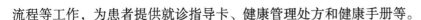

流程等工作，为患者提供就诊指导卡、健康管理处方和健康手册等。

（1）骨内科专科检查护理工作流程及标准（表12）。

表12　骨内科专科检查护理工作流程及标准

检查前评估	（1）是否有专科检查项目医嘱 （2）患者是否了解专科检查目的及注意事项 （3）是否需要协助预约 （4）是否需要陪同检查 （5）费用是否及时计价
具体实施	（1）办公护士根据医嘱通知责任护士检查项目内容 （2）责任护士评估患者检查项目了解病情况，并进行健康教育 （3）根据患者需求协助预约 （4）对于有陪检需求的患者，报告护士长协调解决 （5）办公护士归档检查报告单，核对计费项目
评价标准	（1）患者了解专科检查情况并顺利完成检查 （2）报告单归档完整，计费准确

（2）骨内科理疗项目护理工作流程及标准（表13）。

表13　骨内科理疗项目护理工作流程及标准

治疗前评估	（1）是否有理疗项目医嘱 （2）患者是否了解理疗项目的目的及注意事项 （3）患者各项治疗护理与理疗时间是否安排合理 （4）患者是否有尿便失禁、感觉障碍等安全隐患
具体实施	（1）办公护士根据医嘱通知责任护士理疗项目内容 （2）责任护士评估患者理疗项目了解程度，并进行健康教育 （3）执行护士每日在理疗项目统计表上登记需要理疗患者的床号、姓名，制定理疗时间并计划实施 （4）通知患者完成理疗，并给予适当辅助 （5）对于尿便失禁患者，注意保持尿垫、尿不湿等的干燥，并加强巡视，防止烫伤、触电 （6）对于感觉障碍患者，理疗温度不可过高，并加强巡视，防止烫伤、触电 （7）使用红外线照射的患者，使用屏风、隔帘等，防止对同病房患者眼部造成损伤 （8）理疗结束后及时签字，每日汇总完成情况 （9）理疗过程中出现特殊情况及时向护士长报告，协调解决
评价标准	（1）患者了解理疗项目的目的并顺利完成 （2）登记、统计及时，计费准确

（3）骨质疏松常见症状护理工作流程及标准（表14）。

表14　骨质疏松常见症状护理工作流程及标准

评估内容	（1）患者是否存在疼痛 （2）是否并发糖尿病、高血压 （3）是否存在心、肝、肾功能障碍 （4）是否存在骨质疏松骨折
具体实施	（1）责任护士问诊患者现病史及既往史 （2）疼痛问诊包括程度、性质、部位、诱因、加重或缓解方式、用药情况、伴随症状及缓和耐受程度等 （3）疼痛用药后30分钟评估缓解程度，并进行护理记录 （4）宣传科室无痛病房理念 （5）根据患者情况，实施血糖、血压管理，及时评估、准确处理，处理结果记录完整 （6）根据患者心功能情况，调节静脉输液速度，防止加重心脏负担 （7）对肾功能异常患者，加强出入量平衡管理 （8）对肝功能异常患者，加强药物不良反应的观察和监测 （9）对存在骨质疏松骨折患者，根据骨折部位，实施创伤骨科专科护理，防止护理不当导致额外损伤 （10）需要外科治疗的骨质疏松骨折患者，协助办理转科手续
评价标准	（1）患者疼痛评估准确，并得到有效缓解 （2）患者住院过程顺利，无不良事件发生

2. 落实基础护理

优质护理服务工程的根本是夯实基础护理，基础护理工作质量也是临床护理的重点，做好基础护理是落实责任制整体护理、提高专业水平的基石，是保障医疗安全、和谐医患关系的重要环节。落实基础护理有助于全面了解患者、及时观察病情变化，以专业能力和专科知识作为支撑才能切实做好基础护理工作。在落实基础护理的过程中，护士可以与患者密切联系，及时解决患者的迫切需求，提供主动全面的护理服务，在构建和谐医患关系中发挥着重要作用。

（1）基础护理等级评估表（表15）。

表15　基础护理等级评估表

序号	项目	评分	标准	评估时机
1	大便	0分	失禁或昏迷	入院 病情变化时
		5分	偶有失禁（每周小于1次）	
		10分	控制	

（续）

序号	项目	评分	标准	评估时机
2	小便	0分	失禁、昏迷或需要他人导尿	入院 病情变化时
		5分	偶有失禁（每24小时小于1次）	
		10分	控制	
3	修饰	0分	需要帮助	入院 病情变化时
		5分	自理（洗脸、梳头、刷牙、剃须）	
4	用厕	0分	依赖他人	入院 病情变化时
		5分	需部分帮助	
		10分	自理（去和离开厕所、使用厕纸、穿脱裤子）	
5	进食	0分	较大或完全依赖	入院 病情变化时
		5分	需部分帮助（切面包、抹黄油、夹菜、盛饭）	
		10分	全面自理（能进各种食物，但不包括取饭、做饭）	
6	转移	0分	完全依赖他人，无坐位平衡	入院 病情变化时
		5分	需大量帮助（1~2人，身体帮助），能坐	
		10分	需少量帮助（言语或身体帮助）	
		15分	自理	
7	活动	0分	不能步行	入院 病情变化时
		5分	在轮椅上能独立行动	
		10分	需1人帮助步行（言语或身体帮助）	
		15分	独立步行（可用辅助器，在病房及附近）	
8	穿衣	0分	依赖他人	入院 病情变化时
		5分	需一般帮助	
		10分	自理（自己系、开纽扣，关、开拉链和穿鞋）	
9	上下 楼梯	0分	不能	入院 病情变化时
		5分	需帮助（言语、身体、手杖帮助）	
		10分	独立上下楼梯	
10	洗澡	0分	依赖	入院 病情变化时
		5分	自理（无指导能进出浴池并自理洗澡）	
总评分				
评定等级				
评估人				

（续）

评定标准

A级：0 ~ 25分	极严重功能缺陷	生活完全需要依赖
B级：25 ~ 45分	严重功能缺陷	生活需要很大帮助
C级：50 ~ 70分	中度功能缺陷	生活需要部分帮助
D级：75 ~ 95分	轻度功能缺陷	生活基本自理
E级：100分		生活完全自理

根据评定结果结合基础护理实施项目为患者实施基础护理

（2）基础护理服务落实表

基础护理服务落实表包括一级护理、二级护理、三级护理，详见表16至表18。

表16　一级护理患者基础护理服务项目

A. 生活不能自理者		
项目	项目内涵	备注
晨间护理	1. 整理床单位 2. 面部清洁和梳头 3. 口腔护理	1次/天
晚间护理	1. 整理床单位 2. 面部清洁 3. 口腔护理 4. 会阴护理 5. 足部清洁	1次/天
对非禁食患者协助进食/水		
卧位护理	1. 协助患者翻身及有效咳嗽 2. 协助床上移动 3. 压疮预防及护理	1次/2小时 必要时 必要时
排泄护理	1. 失禁护理 2. 床上使用便器 3. 留置尿管护理	需要时 需要时 2次/天
床上温水擦浴		1次/2 ~ 3天
其他护理	1. 协助更衣 2. 床上洗头 3. 指/趾甲护理	需要时 1次/周 需要时
安全护理		

（续）

B. 生活部分自理患者		
项目	项目内涵	备注
晨间护理	1. 整理床单位 2. 协助面部清洁和梳头	1 次/天
晚间护理	1. 协助面部清洁 2. 协助会阴护理 3. 协助足部清洁	1 次/天
对非禁食患者协助进食/水		
卧位护理	1. 协助患者翻身及有效咳嗽 2. 协助床上移动 3. 压疮预防及护理	1 次/2 小时 必要时 必要时
排泄护理	1. 失禁护理 2. 协助床上使用便器 3. 留置尿管护理	需要时 需要时 2 次/天
协助温水擦浴		1 次/2~3 天
其他护理	1. 协助更衣 2. 协助洗头 3. 协助指/趾甲护理	需要时
安全护理		

表 17　二级护理患者基础护理服务项目

A. 生活部分自理者		
项目	项目内涵	备注
晨间护理	1. 整理床单位 2. 协助面部清洁和梳头	1 次/天
晚间护理	1. 协助面部清洁 2. 协助会阴护理 3. 协助足部清洁	1 次/天
对非禁食患者协助进食/水		
卧位护理	1. 协助患者翻身及有效咳嗽 2. 协助床上移动 3. 压疮预防及预防	1 次/2 小时 必要时 必要时

（续）

项目	项目内涵	备注
排泄护理	1. 失禁护理 2. 床上使用便器 3. 留置尿管护理	需要时 需要时 2 次/天
床上温水擦浴		1 次/2~3 天
其他护理	1. 协助更衣 2. 协助洗头 3. 协助指/趾甲护理	需要时
安全护理		
B. 生活完全自理患者		
项目	项目内涵	备注
整理床单位		1 次/天
患者安全管理		

表 18　三级护理患者基础护理服务项目

生活完全自理患者		
项目	项目内涵	备注
整理床单位		1 次/天
患者安全管理		

3. 护理程序的应用

护理程序源于问题解决方法，是以促进和恢复患者的健康为目标进行的一系列有目的、有计划的护理活动，包括评估、诊断、计划、实施和评价五个步骤。患者办理入院手续后，护士应用系统的观察和解决问题的方法评估其功能状态是否正常、发生怎样的改变、处于哪种危险状态等。进而确定患者存在的健康问题，制定相应的护理计划，并在执行过程中不断评价实施效果，修订护理计划，实现护理措施的有效性。护理程序的每个步骤之间都是密切联系的，每个步骤的准确性都会影响下一个步骤的开展，护理程序是护理工作的基础。

（1）护理评估

护理评估是应用护理程序的第一步，指有计划地、系统地收集资料，了解患者健康状态，是确定护理问题及制定护理计划的依据，评估内容要全面。护理评估的方法包括问诊、查体、观察和查阅病历资料等。

（2）确定护理问题

根据评估结果确定患者的护理问题是实施护理程序的第二步，将评估中收集到的健康资料进行分析与整理，提出需要解决的护理问题。护理问题是关于个人、家庭或社区对现存的或潜在的健康问题或生命过程反应的一种临床判断，是护士为达到预期结果、选择护理措施的基础。确定的护理问题可以是已经存在的异常情况，也可以是目前在正常范围存在危险因素的问题。

（3）制订护理计划

在确定了患者存在的护理问题后，将应采取的预防措施、减轻或排除危险因素的护理活动制定成计划，指导落实临床护理工作。护理计划的制订应包括决定护理问题的先后顺序、制定预期护理目标、确定具体护理措施。

（4）执行护理计划

执行护理计划即在制订计划后，按照计划落实各项护理措施的过程，所有的护理问题都要通过实施护理措施才能得到解决。在执行护理计划的过程中，不应机械的完成任务，要根据病情变化动态、灵活处理，应将病情观察及收集资料贯穿于护理实施的全过程。

4. 专科护理特点

骨内科倡导以患者为中心的"创新综合"诊疗模式，专注于老年患者骨质疏松、骨科常见疾病、风湿免疫性疾病和内分泌代谢性疾病的内科综合治疗。护理与医疗相辅相成，因此，骨内科专科护理的特点是培养一支整合多学科特点、中西合璧、开拓创新、德艺双馨的护理团队。

（1）骨内科护理队伍建设

为打造一支专业、和谐、奉献、创新的护理团队，应制定骨内科护理培训计划，使每名护士都有自己明确的发展目标和方向。低年资及新护士重点完成基础护理操作和专科基本知识的学习，负责科室物品管理等工作，参与专科健康管理小组，辅助落实健康管理；具备3～5年工作经验的护士应作为护理骨干，培养专科护理技能，承担护理专项质量自查，完成健康评估及护理计划的制定等工作；5年以上护士应达到专科护士水平，具备一定管理能力和科研能力，发挥个人特长，协助护士长进行科室护理质量控制和专科疾病健康管理。

（2）骨内科疾病健康管理

骨内科疾病健康管理的最大特色是健康教育，针对科室收治范围，成立专项健康管理小组，落实专科疾病的健康管理工作。各小组成员制定健康管理计划，明确工作目标与宗旨，对患者的健康问题和需求进行全面深入的评估，制定出个体化的教育方案，指导责任护士共同落实心理、饮食、运动、康复等专科健康管理措施，及时评价管理效果。

（3）骨内科专科护理管理

骨内科护理人员结构特点是以护士长为核心，全面负责专科护理工作的统筹与规划；健康管理师和责任组长为主体，共同负责专科护理质量的落实与督导；责任护士为根本，具体负责护理计划的实施。采取分级管理制度，逐层把控，严格落实专科护理规范。

二、骨内科护理流程

（一）护理评估

1. 评估内容

（1）患者目前及过去的健康状态。

（2）患者对健康问题的应对形态。

（3）患者关于治疗方案的反应。

（4）影响患者健康状态的因素。

（5）患者的社会心理状态。

2. 评估时机

（1）入院评估。

（2）治疗前后评估。

（3）实施健康教育前后评估。

（4）病情变化时评估。

（5）出院前评估。

（6）出院后随访评估。

3. 评估要点

（1）评估内容要全面。

（2）评估要有针对性。

（3）评估重点是与护理相关的资料。

（4）评估中应选择适宜的评估方法。

（5）评估时的查体动作要标准。

（6）合理使用评估工具。

（二）确定护理问题

1. 护理问题分类

分类法是研究分类方法的一门科学，既是分类过程，也是分类结果，护理问题分类系统的发展经历了按字母顺序排序、分类法Ⅰ和分类法Ⅱ三个阶段，分类法Ⅱ是2000年确立的，是目前普遍应用的护理问题分类方法，包括13个领域、46个级别，涵盖了现存性问题（临床表现、症状体征）、危险性问题（具备易感性增加的危险因素）、健康性问题（达到更高健康水平）及合作性问题（生理性并发症）。

（1）促进健康：执行治疗方案的有效性，保持健康的能力。

（2）营养性问题：摄取营养的能力、营养失调的情况、是否存在相关危险。

（3）排泄相关问题：是否存在排泄障碍、排泄异常的情况、排泄障碍的危险性。

（4）活动与休息相关问题：睡眠形态、躯体活动能力、自理能力、组织灌注情况及影响因素。

（5）感知与认知变化：知识缺乏、意识改变、沟通障碍的相关问题。

（6）自我感知状态：对自身意象的紊乱、是否产生孤独无助感或存在相关危险。

（7）角色关系的改变：对原有或现存角色的缺失、冲突、无效及障碍。

（8）对应激的耐受性：恐惧、焦虑等情绪变化及由此引发的应对能力变化。

（9）安全与防御性问题：感染、受伤、受损等导致患者处于不安全状态的危险及状态。

（10）影响舒适的问题：急慢性疼痛导致的舒适度改变及恶心等具体症状导致的舒适改变。

2. 护理问题排序原则

一个患者常常同时并存多种护理问题，决定护理问题的先后顺序，制定有计划的护理措施，应将患者存在的问题进行合理排序，按照其重要性和紧迫性排出主次顺序，护士依照顺序，有计划的解决患者存在的问题。

（1）首优问题：威胁生命的、需要立即解决的问题，紧急情况下，尤其是危重患者，可以同时存在几个首优问题，如清理呼吸道无效、体液不足等。

（2）中优问题：虽然不直接威胁患者生命，但是也能够导致身体不健康或情绪变化，如活动无耐力、有感染的危险等。

（3）次优问题：指人们在应对发展和生活中的变化时产生的问题，这些问题并非不重要，而是在落实护理措施是可以放在后面考虑，如营养失调等。

3. 确定护理问题的意义

（1）便于临床实践和总结经验。

（2）确定护理问题有助于积累研究资料。

（3）护理问题合理排序有助于健康教育。

（4）有助于加强护理的整体性。

（5）护理问题是护理工作主动性和责任性的体现。

（三）制订护理计划

1. 护理计划的内容

制订护理计划是体现护士对患者负责的一种方式，在确定了患者现存或潜在的健康危险因素后，及时制定解决问题的决策过程，包括决定问题的先后顺序、制订预期目标和制订护理措施。

（1）决定先后顺序：根据理论知识和临床经验，结合个体差异和病情，对危险问题进行评估和衡量，对护理问题的顺序进行动态的调整，可与患者共同制订护理计划，有利于得到更好的配合。

（2）确定预期目标：预期目标是对个体在接受护理照护后，知识、行为、认知的改变，是护理行动的指导，并能进行效果评价的标准，主要是针对患者现存或潜在的护理问题。

（3）制定具体护理措施：护理措施是护士为患者提供的具体护理内容及其实施方

法，是为协助患者达到目标而制定的，分为护士独立完成的和遵医嘱执行的两大类。

2. 制订护理计划的原则

（1）护理目标应使用"主语＋谓语＋行为标准＋条件状语"的陈述方式。

（2）确定的目标应具有可测量性或评价性、可观察性。

（3）护理措施的制定应以患者安全为前提，明确时间和内容。

（4）采取的护理措施不应与医疗措施冲突。

（5）护理计划应该是有针对性的个体化的计划，具有科学依据，条理清楚。

3. 制订护理计划的意义

通过制定护理计划可以提高护理人员整体思考的能力，同时对患者的年龄、病情等进行一次再评估，有助于医护患一体化的实施，帮助护理人员合理安排临床工作、科学分配工作时间、提高工作效率。

（四）落实护理措施

1. 具体工作内容

（1）按照护理计划的时间和内容完成护理工作。

（2）在落实护理计划的过程中再次评估收集资料，及时发现新的护理问题，并评价现存问题的状态。

（3）如实记录所采取的护理措施。

（4）完成交接班内容，保证治疗护理的连续性。

（5）随着病情等变化，动态调整护理措施，实现护理目标。

2. 实施的方法

（1）明确护理活动的分工，必要时互相合作。

（2）按照计划的方法为患者提供护理。

（3）对患者及家属进行护理宣教，使其主动参与护理活动。

3. 注意事项

（1）落实护理措施的过程中应积极鼓励患者参与，提高效果。

（2）不能机械的执行计划，应对病情等进行再评估，灵活调整计划和措施。

（3）遇到急危重症患者时，应先落实必要的抢救措施，再完善护理计划。

（4）落实护理措施应如实、及时、准确完成护理记录的书写

（五）评价护理效果

1. 评价时机

（1）实施护理措施前评价护理计划的可行性。

（2）实施护理措施后评价护理计划的效果。

（3）病情变化时评价护理计划的可持续性。

2. 评价的意义

护理效果评价是护理程序的最后一步，通过对患者经历的变化进行估计，评价患者病情进展情况，判断护理目标和措施是否恰当，评价护理人员落实护理措施的有效性，

为修订护理计划提供依据。

3. 评价后的处置

（1）评价落实护理措施后护理目标是否得以实现。

（2）分析部分实现和未实现目标的原因。

（3）对患者的健康问题进行再评估。

（4）停止已解决的问题，继续执行仍存在的问题，修订新的护理计划。

三、骨内科护理人员岗位职责

1. 护士长职责

（1）全面负责科室护理管理工作，协助科主任进行科室发展建设规划与落实。

（2）负责科室床位、物品、安全、护理质量的监督及检查，提出改进意见。

（3）对科室护理人员实施分层管理，落实各级人员培训计划，明确培养目标。

（4）参与危重患者的抢救及特殊患者的护理管理，检查护理计划执行情况等。

（5）协调骨内科门诊及病房工作，合理安排人力，排班能够满足工作及护士需求。

（6）组织护理人员理论学习、技能考核，指导护理人员开展科研工作，参与疑难病例的会诊和讨论。

（7）检查并督导责任组长、健康教育组长工作，切实做好临床护理质量管理与专科疾病管理工作。

2. 责任组长职责

（1）在护士长指导下开展工作，重点负责临床护理质量管理。

（2）根据工作量与当班护理人员结构按责任制整体护理要求合理分配每日工作量。

（3）负责危重及特殊患者的治疗护理、健康管理等工作。

（4）严格把控治疗标准，检查当日各班次护理工作完成情况，及时发现问题并解决问题。

（5）指导责任护士制定护理计划，督促责任护士落实护理措施，检查责任护士的护理记录。

（6）组织并参与护理查房，提出针对性的建议与意见，帮助责任护士学习相关知识。

（7）参与科室教学管理，承担理论及操作培训任务，按计划开展护理教学与科研工作。

（8）发生特殊情况及不良事件及时报告护士长。

3. 责任护士职责

（1）按责任制整体护理规定，全面负责分管患者的护理、治疗和健康教育工作，按护理计划落实护理措施。

（2）完成新入患者的问诊、护理评估、入院宣教及相关处置。

（3）能够熟练掌握基础和专科护理技术并严格按标准执行护理操作。

（4）落实消毒隔离、病房管理、安全管理等相关规章制度。

（5）具备一定的专科护理知识，参与专科健康管理、护理查房、病例讨论及业务学习。

（6）承担部分护理教学工作，承担护理实习生的操作指导，协助完成科室护理教学计划。

（7）按等级护理规定巡视病房，落实基础护理，营造舒适、安全的环境。

（8）在责任组长指导下制定护理计划、参与危重患者抢救、护理记录书写等工作。

（9）准确采集标本及时送检，测量生命体征并准确记录，正确执行医嘱。

4. 办公护士职责

（1）按规定进行医嘱的查对、处理，及时通知责任护士执行医嘱，确保正确、及时执行各项医嘱。

（2）保持办公区环境整洁，按礼仪规范接听电话，回答患者及家属的问询。

（3）根据科室床位及患者信息合理安排床位，保证收容。

（4）每日更新住院患者信息，及时报告当日病区流动统计情况。

（5）做好医护患的沟通协调工作，保证患者的问题得到及时解答。

（6）及时整理出院病历送审，确保出院病历质量，及时归档。

（7）定期补充办公物品，制作入院护理病历，满足日常工作需求。

（8）按时完成体征单打印、理疗等计价项目录入，及时请领药瓶。

（9）特殊事项及时请示汇报，做好交接班工作。

5. 健康教育护士职责

（1）参与专科疾病健康管理小组工作，负责专科疾病健康教育落实。

（2）学习专科健康教育知识与方法，掌握健康教育技巧并熟练应用。

（3）能够完成患者健康教育评估，正确选择健康教育方案。

（4）主动参与各种专科培训，将所学知识应用于科室工作中。

（5）具备一定的护理科研能力，在工作中及时总结经验，积极撰写科研论文。

（6）定期检查专科健康教育效果，协助修订专科健康教育计划。

四、病房工作流程

（1）入院流程：患者持医生开具接诊单办理入院手续，于骨内科病房办理入院。接诊护士负责完成入院信息采集，主管医生根据病史、查体结果及临床检查结果等进行进一步诊断，并制定具体治疗方案（图6）。

（2）住院期间：医护人员评估患者疼痛等症状，问诊现病史与既往史等，实行疼痛管理和健康宣教，制定健康管理处方并督促落实。努力为患者提供安全舒适的诊疗环境和全程细致的护理（表19）。

（3）出院流程：患者病情稳定后，医生开具出院医嘱，护士给予出院指导及日常护理指导，积极开展骨质疏松延伸教育，通过微信、俱乐部、下社区等多种方式开展随访工作，始终以患者为中心的诊疗模式（图7）。

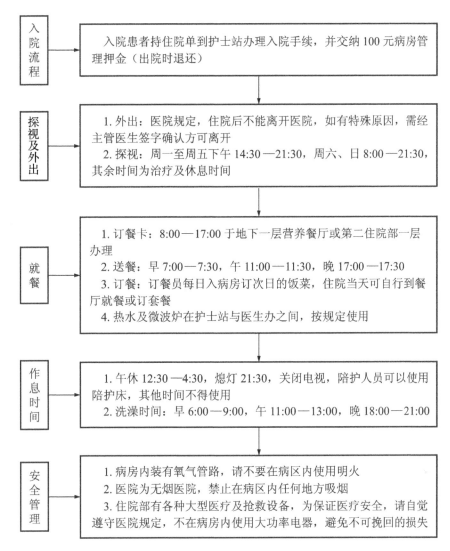

图 6 病房工作流程及管理

表 19 骨内科常见检查项目

项目	地点	注意事项	结果回报时间
尿、便常规	病房 （留好后放入指定标本盒）	次日晨起留取	当日下午 16：00 以后
血液检查	病房	次日晨起空腹	根据化验项目不同，回报时间不同，可随时询问主管医生
心电图	门诊 3 层 （心电图室）	周一至周五	即刻

（续）

项目	地点	注意事项	结果回报时间
X光片	第二住院部1层 （放射科）	周一至周五	一周内
CT	第二住院部1层 （放射科）	周一至周五	一周内
冠脉CT	第二住院部1层 （放射科）	按照预约时间，必要时禁食水	一周内
核磁	第二住院部1层 （放射科）	按照预约时间见	一周内
B超	第一住院部2层 （超声科）	按照预约时间，根据检查项目不同，必要时空腹或憋尿检查	即刻
骨密度	门诊2层 （骨科门诊）	周一至周五	即刻

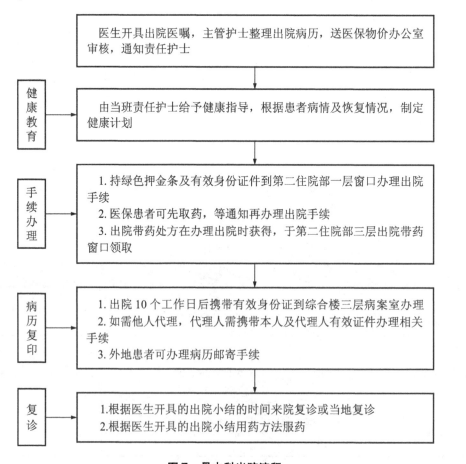

图7　骨内科出院流程

第二节　骨质疏松症的护理

一、骨质疏松症的护理评估

(一) 个人史

1. 通过与患者沟通，询问患者生活方式、饮食习惯、职业、文化程度等基本信息。
2. 接诊护士为患者测量身高、体重、体温、脉搏、血压等体征，并准确记录。
3. 女性患者询问月经史、生育史及绝经史等。
4. 询问并观察患者排泄情况及生活自理程度。

(二) 疾病史

1. 现病史

观察患者的精神状态、营养状况、面容、体位、步态等。

2. 既往史

询问患者既往诊断、就诊史、手术史、输血史、慢性病病史等。

3. 家族史

与患者确认家庭成员是否有骨折史及其他慢性疾病病史。

(三) 症状与体征

1. 主诉症状

深入询问患者疼痛部位、程度、性质、诱因及缓解情况，使用视觉模拟评分法（VAS 评分表）客观评估患者疼痛程度。

2. 特殊体征

通过查体了解患者脊柱形态、活动度，全身皮肤情况。

3. 检查化验结果

（1）骨密度检测结果：超声骨密度、定量 CT，双光能 X 线骨密度检测（T 值≤-2.5 为骨质疏松诊断标准）。

（2）X 线检查（骨皮质变薄、骨纹理稀少，椎体压缩是骨质疏松表现）。

（3）血钙、血磷、尿钙、骨标志物结果。

（4）骨质疏松风险预测：国际骨质疏松基金会（IOF）骨质疏松 1 分钟测试题，亚洲人骨质疏松自我筛查工具，骨质疏松性骨折的风险预测，高危护理风险评估。

(四) 心理社会支持系统

了解患者费用费别、居住情况、工作情况等，评估患者是否存在经济负担及家人的支持态度。

（五） 疾病相关知识

通过询问患者饮食、运动等生活习惯，使用骨质疏松知识问卷评估患者对骨质疏松症的病因、危险因素、检查与诊断、生活干预方式等知识掌握情况。

二、骨质疏松的护理问题及目标

（一） 急性疼痛

由存在的或潜在的组织损伤或损伤所引起的一种不愉快的感觉和情感体验，无论轻重程度如何，任何突然或缓慢发作的疼痛都有一个可以预料的或预测的结局，其持续时间不超过 6 个月。

1. 护理问题

急性疼痛：与骨质疏松骨折有关。

2. 护理目标

（1） 患者 24 小时内主诉疼痛减轻。

（2） 住院期间患者能够掌握疼痛评估方法。

（3） 24 小时内患者爆发性疼痛次数少于 3 次。

（二） 慢性疼痛

由存在的或潜在的组织损伤或类似于损伤所引起的一种不愉快的感觉和情感体验，无论轻重程度如何，任何突然或缓慢发作的疼痛，持续或复发都没有一个可以预料的或预测的结局，其持续时间超过 6 个月。

1. 护理问题

慢性疼痛：与骨质疏松骨折有关。

2. 护理目标

（1） 患者住院期间主诉疼痛减轻。

（2） 患者住院期间疼痛不影响睡眠。

（3） 患者住院期间不因疼痛影响生活质量。

（三） 有废用综合征的危险

由于严重疼痛不能活动或限制肌肉骨骼活动，使躯体系统处于退化的危险状态，是各种原因导致机体不能活动而产生的继发障碍。

1. 护理问题

有废用综合征的危险：与骨质疏松骨折卧床有关。

2. 护理目标

（1） 患者住院期间无废用综合征发生。

（2） 患者住院期间各关节处于功能状态。

（四）有受伤的危险

骨质疏松患者多为 65 岁以上老年人，且伴有下肢无力等表现，导致患者跌倒、坠床等意外受伤的危险增加。

1. 护理问题

有受伤的危险：与疾病有关。

2. 护理目标

（1）患者住院期间受伤高危因素减少。

（2）患者住院期间不发生跌倒、坠床等意外受伤危险。

（五）知识缺乏

不能正确叙述或遵循指导，存在对疾病不恰当的行为，缺乏或没有骨质疏松的认知性信息。

1. 护理问题

知识缺乏：缺乏骨质疏松相关知识。

2. 护理目标

（1）患者住院期间能够及时掌握骨质疏松诊疗相关知识。

（2）患者住院期间能够采取有利于骨质疏松康复的行为。

（六）有皮肤完整性受损的危险

个体的皮肤处于要受到损伤的危险状态时，其危险因素主要是营养状态的变化、消瘦、长期卧床、局部皮肤长期受压、排泄障碍等。

1. 护理问题

有皮肤完整性受损的危险：与患者疼痛、卧床有关。

2. 护理目标

（1）保持患者住院期间皮肤完整，无破损。

（2）患者及陪护人员住院期间能够掌握皮肤护理的措施。

（七）焦虑、紧张

伴随模糊的、心神不安的不适感或畏惧感而产生的一种自主反应，是一种预感到有危险而产生的忧虑感觉。由于疾病或环境等原因改变而产生生理、认知、情感等一系列异常变化。

1. 护理问题

焦虑、紧张：与骨质疏松症改变及费用有关。

2. 护理目标

（1）患者住院期间焦虑、紧张情绪能及时被发现。

（2）患者焦虑、紧张情绪能够得到及时缓解。

（3）患者住院期间不因焦虑、紧张而产生其他并发症。

（八）生活自理能力缺陷

独立完成洗漱、穿衣、进食、如厕等日常活动的能力受损，完全或部分依赖他人协助。主要与躯体移动能力下降、疼痛或体质虚弱等因素有关。

1. 护理问题

生活自理能力部分/完全缺陷：与骨质疏松症/卧床有关。

2. 护理目标

（1）患者住院期间生活自理需求得到满足。

（2）患者治疗期间生活自理能力不受影响。

三、骨质疏松症的主要护理措施

（一）疼痛管理

1. 各班次根据患者疼痛程度，定时进行疼痛评估，及时采取对应措施，缓解患者疼痛症状。

2. 确定疼痛部位与性质，轻度疼痛患者给予调整体位、分散注意力、休息等指导；中度以上疼痛及时报告医生，遵医嘱给予物理治疗或药物治疗。

3. 评估中相信患者主诉，监测生命体征，及时观察症状是否缓解，并完善相关记录。

4. 指导患者疼痛管理的方法与意义，教会患者放松技巧，给予骨质疏松相关知识指导，全面缓解症状。

5. 预防骨质疏松骨折引起的剧烈疼痛，合理选择镇痛措施，避免加重症状。

（二）功能锻炼指导

1. 对骨折或其他原因导致卧床患者，及时进行功能锻炼指导，促进肢体功能恢复，避免废用综合征的发生。

2. 鼓励患者进行下肢的主动运动，如踝泵运动、直腿抬高等，促进下肢血液循环，锻炼下肢肌肉力量，预防下肢肌肉废用性萎缩或足下垂等。

3. 指导非骨折患者进行腰背肌功能锻炼，增强肌肉力量，防止骨量进一步流失，加重骨质疏松症状，预防皮肤损伤。

4. 遵医嘱使用下肢血液驱动器等辅助工具进行肢体被动锻炼，预防下肢静脉血栓等并发症的发生，注意适应证与禁忌证，及时观察患者反应，进行动态监测。

（三）安全护理

1. 患者住院期间全面、真实、动态的评估存在的高危因素，履行告知义务，及时采取相应措施，指导患者及家属共同参与患者的安全管理。

2. 对于有跌倒、坠床等风险的高危人群，应加强巡视，换班时注意交接，根据评估结果采取悬挂警示标识、加床挡保护等防护措施。

3. 及时去除高危因素，积极治疗骨质疏松症，保持地面干燥，嘱患者穿防滑鞋子，避免单独外出活动，穿着合适的衣物等。

4. 密切观察药物作用和不良反应，给予用药后活动指导，避免因药物引起眩晕等不良反应导致跌倒等意外伤害。

5. 给予患者活动指导，避免体位性低血压等引发不良意外事件发生，告知患者变换体位时应遵循三个 30 秒原则，即先平卧 30 秒再坐起，静坐 30 秒再站立，站立 30 秒再行走。

6. 一旦发生意外伤害事件，避免错误的搬动加重损伤，准确测量生命体征，协助医生进行及时准确的判断，进行 X 光片等相关检查，完成现场处置的同时及时向上级人员进行汇报并通知家属，分析原因，改进并加强防护措施。

（四）健康教育

1. 根据患者病情及结合治疗方案，由责任护士或骨质疏松健康教育小组进行健康教育需求评估，制定健康教育计划，完成相应健康教育内容，责任组长或护士长进行检查指导。

2. 健康教育内容包括入院指导、骨质疏松基本知识宣教、并发症预防、饮食与运动指导、药物指导、就诊指导等内容。

3. 责任护士在本班次内完成入院指导内容，帮助患者了解住院环境、医院规章制度、科室情况等基本信息，并进行疼痛评估和高危风险评估，及时告知患者可能存在的危险因素及自我防范措施。

4. 骨质疏松健康教育小组 3 日内完成相关评估，与患者、医生共同制定个体化的宣教计划，针对患者对骨质疏松相关知识的了解程度和患者生活习惯等，采取有针对性的相关疾病知识宣教。

5. 定期评价宣教效果，修订宣教计划，促进患者养成良好的生活方式和饮食习惯，不断提高患者治疗依从性，防止加重骨质疏松的危险因素。

（五）皮肤护理

1. 患者办理入院手续时，责任护士及时评估患者全身皮肤情况及压力损伤风险，特别是骨质疏松骨折患者，准确记录评估结果，对存在高危风险的患者应履行告知义务，采取有效措施并班班交接。

2. 对于患者入院时带入的皮肤压力性损伤，及时评估伤口情况，留取资料信息，准确评估分期，采取对应的处理措施促进愈合，如减压、换药、会诊等，防止伤口进一步加重或诱发感染等不良后果。

3. 存在皮肤压力性损伤高危风险的患者，针对高危因素采取相应减压措施，如使用气垫床、建立翻身卡、使用减压敷料保护局部皮肤、督促或协助患者变换体位等，严格执行床旁交接班，根据治疗情况和病情变化，动态评估患者压力性损伤风险。

4. 积极进行皮肤压力性损伤预防知识宣教，提高患者及陪伴者的认知，保持床单位清洁干燥，避免局部皮肤长期受压，正确使用便器，防止局部皮肤潮湿、污染，去除可能诱发皮肤压力性损伤的危险因素。

5. 检查治疗过程中，尽量轻柔，避免拖、拉、拽等动作加大摩擦；使用仪器设备过程中定时更换部位，避免局部皮肤长期受压；全面评估者营养状况，满足机体代谢需求，维持电解质及蛋白质平衡，促进皮肤恢复。

（六）生活护理

1. 动态评估患者生活自理能力，根据评估结果采取相应措施，满足患者生活自理需求，尽量鼓励患者完成力所能及的活动，必要时给予帮助。

2. 骨质疏松骨折患者应卧硬板床，将常用物品放在患者方便取放的位置，协助患者轴线位翻身，避免患者因取放物品，发生躯体扭转加重病情。

3. 对于卧床患者，应协助患者进行洗漱、进食等日常活动中，将相关物品放于床旁，注意进食安全，避免误吸。

4. 及时巡视，主动询问患者需求，协助患者使用便器，及时清理分泌物，保持病室环境舒适。

5. 责任护士应经常与患者沟通，了解患者心理变化，及时发现问题，给予心理疏导，增强患者治疗的信心。

四、骨质疏松症的护理评价

（一）疼痛管理效果评价

1. 患者主诉疼痛症状减轻。
2. 患者生命体征平稳。
3. 患者能够掌握疼痛评估方法，正确使用疼痛评估工具。
4. 医护人员能针对疼痛原因采取正确处理措施。

（二）肢体功能评价

1. 患者住院期间能够掌握肢体功能锻炼方法，正确执行功能锻炼指导。
2. 患者住院期间未发生肢体废用综合征、肌肉萎缩、足下垂等并发症。
3. 患者能够主动进行肢体和呼吸功能锻炼，积极配合治疗。

（三）护理安全管理评价

1. 医护人员能够准确评估患者存在的高危风险，宣教及防范措施到位，患者及陪伴者能够主动配合。
2. 及时去除可能存在的危险因素，确保患者安全。
3. 患者住院期间能够掌握安全防护措施，未发生意外跌倒、坠床等不良事件。

（四）骨质疏松症知识掌握情况评价

1. 患者能够掌握骨质疏松症基本知识，了解自身存在的危险因素，主动配合治疗。

2. 患者能够采取正确的饮食与运动方式预防骨质疏松症。

3. 患者治疗期间能够正确服用抗骨质疏松药物，未发生不良反应。

4. 患者主动改变不良生活方式，采取相关措施预防并发症。

5. 患者对医疗、护理满意度提升，彼此信任，诊疗依从性提高。

第三节　类风湿关节炎的护理

一、类风湿关节炎的护理评估

（一）个人史

1. 通过与患者沟通，询问患者生活方式、饮食习惯、职业、文化程度等基本信息。

2. 接诊护士为患者测量身高、体重、体温、脉搏、血压等体征，并准确记录。

3. 女性患者询问月经史、生育史及绝经史等。

4. 询问并观察患者排泄情况及生活自理程度。

5. 询问患者的籍贯及居住环境、传染病接触史等。

（二）疾病史

1. 现病史

观察患者的精神状态、营养状况、面容、体位、步态等。询问患者起病时间及诊疗经过，了解患者用药史等。

2. 既往史

询问患者既往诊断、就诊、手术史、输血史、感染病史等，重点询问是否存在其他风湿免疫疾病病史。

3. 家族史

与患者确认家庭成员是否有类风湿关节炎病史及其他相关免疫性疾病病史。

（三）症状与体征

1. 主诉症状

深入询问患者疼痛部位、程度、性质、诱因及缓解情况，使用 VAS 评分表客观评估患者疼痛程度。询问患者是否存在晨僵及持续时间等。

2. 身体评估

（1）全身状况评估：问诊患者患病后是否存在乏力、低热、消瘦、贫血、纳差等症状。

（2）关节及周围组织评估：通过视诊、触诊等查体方法了解患者是否存在对称性的关节疼痛、压痛，检查外周关节有无肿胀或畸形，观察关节活动度及有无皮下结节等。

（3）皮肤与黏膜：全面细致地检查患者全身皮肤情况，评估皮肤是否存在紫癜、瘀斑及出血点，黏膜是否破损、溃疡及雷诺现象，确定其部位、大小、颜色、形状等。

3. 检查化验结果

（1）血常规检查结果：类风湿关节炎患者多有贫血表现，血常规检查白细胞增加提示疾病处于急性活动期，同时伴有血小板增高、血沉增快、C－反应蛋白增快等。

（2）类风湿因子检测：类风湿因子是由于感染引起体内 IgG 变性作为抗原的一种抗体，按其抗免疫球蛋白类型可分为三种，其中 IgM 型类风湿因子容易测定，阳性率达 70%~90%，对类风湿关节炎诊断有一定价值，是提示关节病变严重性的主要指标。

（3）X 线检查：类风湿关节炎不同时期的 X 线检查结果有所不同，通过 X 线检查结果可以辅助进行疾病诊断和病程分期。

A. 早期：关节周围局限性骨质疏松，可有软组织肿胀，但无骨质破坏。

B. 早－中期：普遍性骨质疏松，关节软骨破坏，关节腔狭窄。

C. 中期：关节软骨及骨破坏明显，有关节变形、脱位。

D. 晚期：在中期的基础上出现纤维形或骨性强直。

（4）关节滑膜液检测：类风湿关节炎患者的关节滑膜液通常由正常变成浑浊的黄绿色，白细胞和中性粒细胞增多，类风湿细胞和类风湿因子阳性，补体含量低。

（四）心理社会支持系统

了解患者费用费别、居住情况、工作情况等，评估患者是否存在经济负担及家人的支持态度。

（五）疾病相关知识

通过查体、问诊、患者文化程度等，评估患者对类风湿关节炎的病因、危险因素、检查与诊断、生活干预方式等健康知识掌握情况。

二、类风湿关节炎患者的护理问题及目标

（一）有废用综合征的危险

由于疾病或者其他原因无法避免的肌肉骨骼不活动，导致躯体系统处于退化的危险状态，主要与瘫痪、机械性不能活动、严重疼痛等密切相关，是一系列问题的综合征。

1. 护理问题

有废用综合征的危险：与关节活动障碍、畸形有关。

2. 护理目标

（1）患者住院期间不发生废用综合征。

（2）患者住院期间维持肢体功能状态。

（二）有感染的危险

由于病理性或生理性改变等原因，使个体处于受病原体侵犯的危险性增加的状态，个体的防御力功能受到损害是造成机体易感性增加的主要原因。

1. 护理问题

潜在并发症：有感染的危险。

2. 护理目标

（1）患者住院期间无关节感染发生。

（2）患者住院期间无治疗相关感染发生。

（三）知识缺乏

个体自述或在交谈中表现出缺乏有关知识和技能，指缺乏一些特定信息，如缺乏有关自理、疾病诊疗和自我保健知识的状态，或表现出因缺乏信息和误解而产生的心理变化。

1. 护理问题

知识缺乏：缺乏类风湿关节炎护理相关知识。

2. 护理目标

（1）患者住院期间能够准确说出常用药物作用与方法。

（2）患者住院期间能够主动配合护理治疗。

（3）患者住院期间不因知识缺乏而产生心理变化。

（四）躯体活动障碍

身体的一个或多个肢体的独立、有目的的活动受到限制，表现为日常活动中的姿势不稳定、技能活动受限、翻身等动作缓慢或无法完成等。

1. 护理问题

躯体活动障碍：与关节畸形及功能障碍有关。

2. 护理目标

（1）患者住院期间能够在他人协助下完成躯体活动。

（2）患者住院期间不因躯体活动障碍诱发危险。

（五）慢性疼痛

患者长期存在一种影响其舒适的、不愉快的感觉和情感体验，无论轻重程度如何，任何引起患者身心变化的疼痛体验都应引起重视，避免持续或反复发作诱发其他系统的进一步损伤。

1. 护理问题

舒适度改变：与多关节慢性疼痛有关。

2. 护理目标

（1）患者每天主诉疼痛次数少于 3 次/天。

（2）患者住院期间掌握疼痛评估方法。

（3）患者住院期间需要止疼药物剂量减少。

（六）生活自理缺陷

独立完成洗漱、穿衣、进食、如厕、修饰等日常活动的能力受损，完全或部分依赖他人协助。主要与关节疼痛、畸形等导致躯体移动能力下降等因素有关。

1. 护理问题

生活自理能力部分缺陷：与疾病有关。

2. 护理目标

（1）患者住院期间主动完成力所能及的日常活动。

（2）患者住院期间生活需求能够得到满足。

（七）焦虑

伴随模糊的、心神不安的不适感或畏惧感而产生的一种自主反应，根据焦虑水平不同，各方面表现的症状也有所不同，包括生理指标改变和自述无助感、神经过敏等心理改变。

1. 护理问题

紧张、焦虑：与担心疾病预后有关。

2. 护理目标

（1）患者治疗期间情绪稳定，能够配合护理治疗。

（2）患者住院期间不发生焦虑等异常心理改变。

（八）有皮肤完整性受损的危险

个体的皮肤处于要受到损伤的危险状态时，其危险因素主要是营养状态的变化、消瘦、长期卧床、局部皮肤长期受压、排泄障碍等。

1. 护理问题

有皮肤完整性受损的危险：与患者疼痛、躯体活动受限有关。

2. 护理目标

（1）患者住院期间皮肤保持完整，无破损。

（3）患者及陪护人员住院期间能够掌握预防皮肤损伤的方法。

三、类风湿关节炎护理措施

（一）日常功能锻炼

1. 向患者及陪伴人员讲解进行功能锻炼的意义和目的，使患者能够主动配合治疗和护理。

2. 根据病情选择适当的运动时间和强度，尽可能及早开始功能锻炼。

3. 急性期及关节肿痛明显时，应注意休息并取关节功能位，给予必要的保护措施。

4. 缓解期或症状改善后可进行步行训练、关节主动训练、增强肌肉力量训练等功能锻炼方法。

（二）预防感染

1. 密切观察关节局部有无红、肿、热、痛等炎症表现及查看化验结果，及时发现感染病灶。

2. 进行护理治疗过程中严格无菌操作，避免交叉感染。

3. 监测患者体温变化，发现异常及时分析原因并报告医生。

4. 必要时遵医嘱使用抗感染药物，严密观察用药后反应。

5. 保持病室环境清洁，温湿度适宜，限制探视人数和时间，防止呼吸道感染。

（三）健康指导

1. 耐心讲解类风湿关节炎的病因、危险因素、自我观察要点等。

2. 指导患者避免寒冷、潮湿、过度劳累及感染等，房间定时通风，注意关节部位的保暖。

3. 日常生活中尽量使用温水洗漱，避免受寒诱发或加重病情，合理使用热水袋等缓解症状。

4. 指导患者正确服用抗风湿药物，讲解用药后注意事项及观察要点，定期复查各项指标，保证用药安全。

（四）疼痛护理

1. 正确评估患者疼痛程度，根据评估结果选择相应处理措施，及时缓解疼痛。

2. 观察患者疼痛的诱因及持续时间，配合医生完善相关检查，及时发现病情变化。

3. 指导患者及陪伴者疼痛评估的方法，鼓励患者准确描述疼痛症状，主动配合疼痛管理。

4. 监测患者生命体征变化，避免因疼痛引起生命体征变化，采取调整体位、物理治疗及药物治疗等方法及时缓解疼痛。

5. 关节僵硬明显时，可给予局部按摩或物理治疗，帮助恢复关节功能，缓解疼痛、僵硬。

（五）生活护理

1. 鼓励患者参与自我日常生活护理，主动协助患者完成洗漱、穿衣等活动，满足患者日常生活需求。

2. 保持局部皮肤清洁干燥，对于关节功能障碍，活动不便的患者，协助其完成翻身、更衣等。

3. 对于雷诺现象者，指导患者避免引起血管收缩的因素，改善不良生活习惯，戒除烟酒嗜好。

4. 保持病室或居室环境整洁，定时通风换气，避免长期居住在潮湿环境中，诱发感染等。

（六）心理护理

1. 及时与患者沟通，了解患者心理变化，主动介绍疾病相关知识及治疗方案，帮助患者正确认识疾病。

2. 鼓励患者多与治疗效果明显的病患交流，增强患者治疗的信心。

3. 保持与家属或亲友的沟通，维持患者良好的社会支持系统，增加患者的归属感。

4. 加强巡视，给予患者尽可能多的关心和帮助，满足患者心理需求。

5. 指导患者类风湿关节炎日常护理知识和功能锻炼方法，从事力所能及的日常生活活动，实现其自我价值。

四、类风湿关节炎护理评价

（一）肢体功能评价

1. 患者住院期间未发生废用综合征。

2. 患者肢体处于功能位，无僵硬及功能障碍。

3. 患者掌握肢体功能锻炼的方法并能正确进行肢体功能锻炼。

（二）感染预防效果评价

1. 患者住院治疗期间无关节红、肿、热、痛等炎症反应。

2. 患者能够掌握预防感染的基本知识，理解并主动陪护医护人员做好感染控制工作。

3. 患者体温维持在正常范围，检查化验结果无感染指标。

（三）健康指导效果评价

1. 患者能够准确说出类风湿关节炎的病因、自我护理方法、高危因素等。

2. 患者主动采取有益于健康的行为，改变不良生活方式、饮食习惯、居住条件等。

3. 患者能够积极配合康复治疗，自觉维持肢体功能状态。

4. 患者能够掌握常用药物服用方法及注意事项，坚持遵医嘱用药。

5. 定时进行相关检查，正确理解检查的意义。

（四）疼痛护理效果评价

1. 患者或陪伴者能够掌握疼痛评估的方法，准确表达疼痛程度。

2. 患者掌握放松技巧及不同程度疼痛的处理原则。

3. 患者疼痛发生的频次和程度得到缓解。

4. 患者住院治疗期间不因疼痛引发生命体征改变、睡眠差等不适。

5. 患者主诉舒适感提升，主诉疼痛症状有所缓解。

（五）心理护理效果评价

1. 患者住院期间心理正常，保持心情愉悦，情绪平稳，无焦虑、抑郁情况发生。

2. 患者能够主动与他人交流，正确认识疾病，树立战胜疾病的信心。

3. 患者住院治疗期间能够感受到关爱，实现自我价值，主动配合治疗护理。

第四节 痛风的护理

一、痛风患者的护理评估

（一）个人史

1. 询问患者近期生活习惯，有无过度疲劳或情绪紧张，受寒或感染等诱发因素。
2. 接诊护士为患者测量身高、体重、体温、脉搏、血压等体征，并准确记录。
3. 女性患者询问月经史、生育史及绝经史等。
4. 详细询问患者饮食习惯，有无长期进食高嘌呤食物、饮酒等。

（二）疾病史

1. 现病史

观察患者的精神状态、有无发热、乏力、步态异常等；询问患者起病时间及诊疗经过，了解患者用药史等。

2. 既往史

询问患者就诊经历、手术史、输血史、感染病史等，重点询问患者既往相关疾病发作及诊疗病史。

3. 家族史

与患者确认家庭成员是否有痛风性关节炎病史及其他相关疾病病史。

（三）症状与体征

1. 主诉症状

询问患者疼痛的部位、性质、诱因及持续时间等，使用 VAS 评分表客观评估患者疼痛程度。

2. 身体评估

（1）评估受累关节有无红肿热痛，活动受限及畸形情况。
（2）评估受累关节是单发还是多发，是否呈对称性，及关节周围皮肤情况。
（3）观察是否存在皮下结节，评估结节的位置、性质、数量及大小。
（4）肾脏功能评估，包括尿量、尿比重、尿蛋白等指标变化情况。

3. 检查化验结果

（1）血常规检查结果：痛风性关节炎患者急性期血常规检查结果显示白细胞计数升高，血沉增快。
（2）肾脏功能检测：可有血尿、蛋白尿及血尿素氮和肌酐升高表现。
（3）痛风石活检：取局部痛风石检查可见尿酸盐结晶。
（4）关节液检测：关节腔穿刺抽取滑囊液，检测显示白细胞计数升高，显微镜下可见尿酸钠结晶。

（5）X线检查：早期关节显影正常；慢性期可见关节软骨破坏，关节面不规则，软骨下有穿凿样或虫蚀样缺损，关节间隙变窄。

（四）心理社会支持系统

了解患者费用费别、居住情况、工作情况等，评估患者是否存在经济负担及家人的支持态度。

（五）疾病相关知识

通过问诊查体，评估患者对痛风基本知识、诱发因素、治疗及护理要点了解情况，询问患者对疾病相关知识需求情况等。

二、痛风性关节炎常见护理问题

（一）急性疼痛

由于存在的或潜在的组织损伤或类似于损伤所引起的一种不愉快感觉和情感体验，患者主诉疼痛剧烈，采取防御性体位或姿势，影响患者的呼吸、脉搏等体征变化，伴有大汗及呼吸急促等。

1. 护理问题

疼痛：与关节炎性反应有关。

2. 护理目标

（1）患者疼痛能够得到及时缓解。

（2）患者使用止疼药物次数减少。

（3）患者住院治疗期间不因疼痛引发体征改变。

（二）躯体活动障碍

身体的一个或多个肢体的独立、有目的的活动受到限制，表现为日常活动中的姿势不稳定、技能活动受限、翻身等动作缓慢或无法完成等。

1. 护理问题

躯体活动障碍：与关节疼痛、畸形有关。

2. 护理目标

（1）患者住院期间躯体活动不受限制。

（2）患者能够维持各肢体的正常功能。

（三）有受伤的危险

痛风性关节炎患者常有局部剧烈疼痛，且伴有下肢无力等表现，导致患者局部活动受限，跌倒、坠床等意外受伤的危险增加。

1. 护理问题

有受伤的危险：与关节疼痛活动受限有关。

2．护理目标

（1）保证患者住院期间的安全。

（2）患者住院期间不发生跌倒等意外伤害。

（四）睡眠形态紊乱

睡眠的量和质在一定时间内的混乱，正常睡眠时自然睡眠或周期性意识暂时丧失，对日常生活无影响。发生睡眠形态紊乱是患者主诉对睡眠质量不满意，表现为性情改变、失眠、精神状态差等。

1．护理问题

睡眠形态紊乱：与疼痛等躯体不适有关。

2．护理目标

（1）患者住院期间睡眠时间得到保证。

（2）患者住院期间情绪稳定，不因睡眠不足而影响情绪。

（3）患者主诉无入睡困难等睡眠障碍表现。

（五）知识缺乏

在评估过程中，患者不能正确叙述或遵循指导，存在对疾病不恰当的行为，缺乏或没有痛风性关节炎的认知性信息。

1．护理问题

知识缺乏：缺乏痛风性关节炎相关知识。

2．护理目标

（1）患者住院期间能够准确叙述痛风的病因及影响因素。

（2）患者住院期间能够自觉改变饮食等生活习惯。

（3）患者能够正确采取有益于缓解痛风症状的护理措施。

（六）焦虑

痛风常反复发作且有急性的剧烈疼痛，对患者的身心造成一定影响，会表现出对疾病和治疗缺乏信心，伴有心神不安的不适或畏惧感。

1．护理问题

焦虑：与疾病反复发作、剧烈疼痛有关。

2．护理目标

（1）患者住院期间不出现焦虑情绪。

（2）患者住院期间能够树立对疾病的正确认知和信心。

三、痛风患者的主要护理措施

（一）疼痛护理

1．痛风急性发作时应嘱患者卧床休息，减少活动，避免加重疼痛。

2. 指导患者自我放松技巧，进行缓慢深呼吸练习、想办法转移患者注意力、放松肌肉等以缓解症状。

3. 及时评估患者疼痛程度，根据疼痛分级采取物理治疗、针灸推拿、局部外敷等措施。

4. 必要时遵医嘱使用抗炎止痛药，密切观察用药后反应。

5. 针对疼痛剧烈影响生活自理的患者，及时巡视患者，满足患者的基本生活需求。

（二）运动指导

1. 评估患者肢体活动情况，指导患者循序渐进地进行肢体运动锻炼。

2. 合理控制患者的运动量，从小活动量开始，避免剧烈运动加重疼痛。

3. 痛风发作时应停止运动，轻微的关节炎发作也应该终止锻炼，待症状恢复时再调整运动计划。

4. 运动前应充分做好准备工作，保证运动过程中的安全，防止意外发生。

5. 根据患者病情选择适宜的运动方式，促进肢体功能恢复，预防躯体活动障碍。

（三）安全护理

1. 评估患者存在的高危因素，履行告知义务，加强安全防护。

2. 按时巡视病房，及时解决患者存在的安全问题。

3. 协助患者进行功能锻炼等，保证患者安全。

4. 保持病室环境舒适，地面清洁，物品摆放合理，采取必要的辅助器械以保证患者日常安全。

（四）生活护理

1. 指导患者养成良好的生活习惯，注意劳逸结合，情绪乐观，避免过度疲劳和紧张。

2. 关心并理解患者，及时解决患者遇到的困难，满足患者生活需求。

3. 协助患者保持皮肤清洁，预防皮肤损伤，避免感染，保持皮肤完整性。

4. 创造安静舒适的修养环境，必要时给予抬高患肢，缓解症状。

（五）健康教育

1. 通过多种方式讲解痛风的病因、症状、药物治疗方法及注意事项等知识。

2. 指导者合理控制饮食，避免高嘌呤食物的摄入，蛋白质、脂肪等营养合理搭配，保证膳食平衡。

3. 急性发作期患者应大量饮水，以达到稀释尿液的目的，促进尿酸排泄，减少尿路结石的发生。

4. 严格遵医嘱用药，服用碳酸氢钠促进尿酸结石溶解，密切观察尿量及颜色、性质变化。

5. 定期监测尿液、血电解质、肾功能及血压、体重等指标，预防肾脏损害。

四、痛风护理评价

（一）疼痛护理效果评价

1. 患者主诉治疗后疼痛明显缓解。

2. 患者不因疼痛影响睡眠及其他生活质量。

3. 患者使用止疼药的频次和数量显著减少。

4. 患者住院期间能够掌握疼痛评估方法，准确表达疼痛。

（二）运动效果评价

1. 患者能够掌握正确的运动方法，合理安排运动时间。

2. 患者运动期间安全，未发生意外受伤情况。

3. 患者躯体活动正常，不影响患者运动锻炼。

4. 通过合理运动能够改善局部症状，缓解疼痛。

（三）安全评价

1. 患者在住院治疗期间未发生跌倒等不良意外事件。

2. 患者锻炼、治疗期间无安全意外发生。

3. 患者住院期间了解安全防护的必要性，能够配合医护人员落实安全防范措施。

（四）生活护理质量评价

1. 患者住院期间生活需求能够得到满足。

2. 患者床单位清洁无污渍，病室环境舒适。

3. 患者住院期间保持心态平稳，能够配合治疗，树立治疗的信心。

4. 患者住院治疗期间皮肤清洁、完整。

（五）痛风患者健康教育效果评价

1. 患者通过学习能够掌握痛风性关节炎基本知识及预防措施。

2. 患者能够主动改变不良生活方式和饮食习惯，促进疾病恢复。

3. 患者能够主动进行尿量等监测，观察药物反应，及时进行复查。

4. 治疗期间患者能够遵医嘱用药，治疗依从性好。

5. 通过宣教，患者可以区分常用食物嘌呤含量，主动选择低嘌呤饮食。

第五节　强直性脊柱炎的护理

一、强直性脊柱炎评估

（一）个人史

1. 接诊护士为患者测量身高、体重、体温、脉搏、血压等体征，并及时记录测量结果。
2. 对于女性患者，需询问其月经史、生育史及绝经史等。
3. 详细询问患者饮食习惯，居住环境，有无受凉及脊柱感染史等。

（二）疾病史

1. 现病史

询问患者的发病时间及诱因，了解患者疾病发展过程及治疗经过等。

2. 既往史

询问患者既往相关疾病病史，手术史，输血史等。

3. 家族史

确认患者亲属中是否有强直性脊柱炎病史及其他相关疾病病史。

（三）症状与体征

1. 主诉症状

询问患者发病后的主要感受，如疼痛程度及持续时间，是否存在其他伴随症状等。

2. 身体评估

（1）通过视诊评估患者脊柱形态及活动度是否异常。

（2）进行骨盆压迫试验及"4"字试验等检查骶髂关节病变，试验阳性是强直性脊柱炎早期的主要体征。

（3）评估患者是否存在食欲下降、易疲劳、消瘦等全身反应，及时发现早期病变。

（4）询问患者是否存在多关节的肌肉痉挛和僵硬症状，以及出现上述不适的规律。

3. 检查化验结果

（1）血常规检查结果：活动期患者的血液检查结果可有轻度贫血表现，血沉加快，组织相容抗原（HLA－B27）阳性率高。

（2）X线检查

①骶髂关节最早出现改变，表现为脱钙、关节间隙假性变宽，关节边缘模糊不清，继而出现锯齿状改变，关节间隙变窄、消失而完全融合。

②胸腰椎早期出现骨质疏松改变，继而骨质增生、骨纹理增粗、模糊、骨边缘不清晰、不同程度钙化，最终相邻椎体相互融合形成竹节样脊柱。

③髋关节被病变侵犯，出现骨质疏松、关节间隙逐步变窄，但骨破坏常局限于表面骨质；或在股骨头颈区出现条索样硬化骨。

（四）心理社会支持系统

了解患者的费用费别、居住情况、工作情况等，评估患者是否存在经济负担及家人的支持态度。

（五）疾病相关知识

通过问诊查体，评估患者对强直性脊柱炎相关健康知识的了解程度及自我保健意识，进一步评估患者的健康需求。

二、常见护理问题及目标

（一）疼痛

患者主诉多关节的持续慢性疼痛，偶有局部的急性疼痛，多出现在骶髂关节，伴有肌肉痉挛而产生僵硬感，可双侧同时发病，也可一侧关节先发生。

1. 护理问题

舒适度改变：与病变关节周围疼痛有关。

2. 护理目标

（1）患者住院期间疼痛程度及持续时间减轻。

（2）患者住院期间维持舒适体位，不因疼痛影响日常生活。

（二）有废用综合征的危险

由于疾病进展，患者出现多关节僵硬，并伴有局部剧烈疼痛，使患者活动明显受限，躯体系统处于退化状态，出现一系列相关并发症的总称。

1. 护理问题

有废用综合征的危险：与关节病变致活动受限有关

2. 护理目标

（1）患者住院期间维持病变关节功能。

（2）患者住院期间不发生躯体废用综合征。

（三）焦虑

患者由于腰痛及腰部僵硬感反复发作而产生一定的思想顾虑，特别是手术治疗的患者由于对手术的恐惧等引起精神紧张，心理状态改变，出现焦虑情绪。

1. 护理问题

紧张、焦虑：与疾病有关。

2. 护理目标

（1）患者治疗期间情绪稳定，能够主动配合治疗。

（2）患者治疗期间无焦虑情绪，能够树立治疗的信心。

（四）有摔倒的危险

由于躯体活动受限、步态异常等原因导致患者摔倒的易发性增加，可能会引发或加重身体的损伤。

1. 护理问题

有摔倒的危险：与脊柱及髋部多关节活动受限有关。

2. 护理目标

（1）患者住院期间能够掌握摔倒的自我防范方法。

（2）患者住院期间不发生摔倒的意外。

（五）知识缺乏

患者因缺乏疾病相关知识或对疾病认知不足而未采取有效的应对措施或应对无效。

1. 护理问题

知识缺乏：缺乏强直性脊柱炎护理相关知识。

2. 护理目标

（1）患者住院期间能够掌握强直性脊柱炎护理相关知识。

（2）患者能够主动采取有效的疾病预防措施，愿意配合治疗。

三、强直性脊柱炎的护理措施

（一）疼痛护理

1. 耐心倾听患者主诉，正确评估患者疼痛的程度、性质等。

2. 疼痛加重时嘱患者卧床休息，疼痛缓解后鼓励患者积极进行功能锻炼。

3. 术前疼痛的患者可以酌情给予物理治疗或口服止痛药，术后疼痛的患者可以采取自控式镇痛泵缓解疼痛。

4. 及时消除诱发疼痛的原因，避免因疼痛引起生命体征波动及其他异常。

5. 加强巡视，鼓励亲友及陪护者多与患者沟通，分散注意力，缓解患者对疼痛的关注。

（二）生活护理

1. 使用生活自理能力评估表评估患者生活自理程度，分析影响患者自理能力的原因。

2. 鼓励患者进行力所能及的活动，病室物品摆放合理，方便患者使用，必要时给予一定的协助。

3. 保持肢体处于功能位置，避免废用综合症的发生，病情允许时加强功能锻炼。

4. 养成良好的作息习惯，避免过度疲劳等。

（三）心理护理

1. 及时与患者沟通，了解患者心理变化，发现影响患者情绪变化的原因，给予恰当的疏导。

2. 主动介绍治疗方案及手术方法等，帮助患者正确认识强直性脊柱炎的诊疗过程，消除患者紧张、焦虑情绪。

3. 寻求亲友及陪护者的配合，多关心陪伴患者，及时给予安慰和鼓励，使患者获得心理支持，帮助患者树立战胜疾病的信心。

4. 减少不良情绪刺激，保持舒适的修养环境，病室物品摆放整齐，保持清洁。

（四）安全护理

1. 使用跌倒评估工具评估患者发生意外摔倒的危险因素及可能，及时告知患者评估结果，提高患者自我防范意识。

2. 嘱家属及陪伴者 24 小时陪护患者，避免患者独自活动时发生意外。

3. 采取必要的防护措施，如加床档保护、合理放置便器、保持地方干燥、穿合适服装等。

4. 指导患者起床三部曲，避免体位性低血压诱发摔倒，及先平卧 30 秒、再静坐 30 秒、后床边站立 30 秒，无异常后方可活动。

5. 各班次加强巡视，及时发现诱发摔倒的危险因素并给予干预。

（五）健康教育

1. 指导患者进食高蛋白、高维生素、富含钙和铁的易消化饮食，避免单一饮食，尽量多样化，保持营养均衡。

2. 告知患者药物的作用及使用方法，使用非甾体抗炎止痛药时应注意观察有无消化道反应。

3. 主动讲解自我护理的意义，告知患者自我调整的方法，促进疾病恢复，减轻症状。

4. 休息后进行适当的活动，必要的功能锻炼有助于预防并发症，帮助恢复肢体功能。

5. 改善生活居住环境，避免潮湿寒冷，注意保暖，预防感染。

四、护理效果评价

（一）疼痛护理效果评价

1. 患者住院治疗期间主诉疼痛症状缓解或减轻。

2. 患者使用止痛药物次数明显减少。

3. 患者不因疼痛诱发肢体活动障碍或其他体征变化。

4. 患者掌握正确的疼痛评估方法，可以准确描述疼痛症状。

（二）生活护理效果评价

1. 患者住院期间生活自理需求得到满足。

2. 患者能够主动完成力所能及的活动。

3. 肢体维持良好的功能位，未发生废用综合征。

4. 病室及患者床单位清洁，能够提供舒适的修养环境。

（三）心理护理效果评价

1. 患者住院期间愿意主动表达心里的感受，能够配合治疗和护理。

2. 患者情绪稳定，能够正确认识疾病，树立治疗的信心，主动采取有效的应对措施。

3. 患者未发生焦虑，或原有焦虑减轻、消失。

第六节　颈椎病的护理

一、颈椎病的护理评估

（一）个人史

1. 问诊获得患者的年龄、职业、文化程度等基本信息，准确测量身高、体重、体温、脉搏、血压等体征。

2. 评估患者的排泄情况及感觉情况，了解患者的居住环境等健康相关信息。

3. 女性患者询问月经史、生育史及绝经史等。

（二）疾病史

1. 现病史

评估患者就诊的主要原因，明确患者现有的疾病诊断，发病情况及诊疗经过。

2. 既往史

询问患者既往相关疾病病史，手术史，外伤史，输血史，传染病史等。

3. 家族史

确认患者亲属中是否存在遗传性疾病病史及与颈椎病相关疾病病史等。

（三）症状与体征

1. 主诉症状

问诊患者目前现存的最主要、最明显的症状和体征，问清楚症状的性质、诱因等。

2. 身体评估

（1）通过健康查体评估患者颈部活动度、形态有无异常。

（2）观察患者步态、面色、四肢运动感觉是否正常。

（3）评估患者是否存在前屈旋颈试验、椎间孔挤压试验、颈神经根试验等阳性检查结果。

（4）询问患者疼痛的部位、性质、持续时间、诱发及缓解因素等。

3. 检查化验结果

（1）X线检查：颈椎病的X线片可以发现颈椎生理前凸消失，椎间隙变小，椎体前、后缘骨质增生，钩椎关节等退行性改变。

（2）CT或MRI检查：可以看出椎间盘突出、椎管及神经根管狭窄程度及脊椎神经受压情况。

（四）心理社会支持系统

评估患者的费用费别、工作情况及亲友关系等，评估患者是否存在经济负担及家人的支持态度。

（五）疾病相关知识

通过与患者沟通交流及问诊过程，评估患者对颈椎病的基本知识、治疗方法及日常护理等知识的了解程度，进一步评估患者的健康需求。

二、颈椎病常见护理问题

（一）恐惧

患者由于担心疾病威胁生命、对手术及治疗效果不确定等而产生的心神不安、活动能力减退、肌张力增高及体征变化等改变。

1. 护理问题

恐惧：与担心疾病愈后有关。

2. 护理目标

（1）患者住院期间能够主动说出产生恐惧感的原因。

（2）患者能够自愿表达自身感受并配合治疗。

（3）患者能够掌握正确的应对方法，减轻或消除恐惧。

（二）疼痛

患者主诉疼痛或不适，可伴有痛苦表情、烦躁不安、活动受限及睡眠改变等，是一种主观的不愉快的感受，其程度、性质等因诱因不同而有不同的表现。

1. 护理问题

疼痛：与炎症、创伤及局部供血、供氧不足等有关。

2. 护理目标

（1）住院期间患者掌握疼痛的诱因。

（2）患者主诉疼痛症状减轻或消失。

（三）有受伤的危险

患者在适应性和防卫性资源与环境互动时，处于可能受到损害的危险状态，即由于疾病影响导致患者在日常生活中受伤的危险增加。

1. 护理问题

有受伤的危险：与颈椎疼痛、供血供氧不足有关。

2. 护理目标

（1）患者住院期间不发生意外伤害。

（2）患者能够掌握防止受伤的方法与技能。

（四）知识缺乏

患者主诉对疾病相关知识了解不足，或不能采取有效地疾病防护方法，治疗依从性差等而影响疾病的治疗与护理。

1. 护理问题

知识缺乏：缺乏颈椎病护理知识。

2. 护理目标

（1）患者住院期间能够掌握颈椎病自我护理的知识与方法。

（2）患者能够主动采取有益于颈椎病恢复的生活方式，配合治疗。

（五）自理能力缺陷

由于各种原因导致患者不能独立完成进食、洗漱、沐浴、如厕等日常生活活动，影响患者的生活质量。

1. 护理问题

生活自理能力缺陷：与围术期卧床等有关。

2. 护理目标

（1）患者住院期间基本生活需求得到满足。

（2）患者恢复部分自理能力。

（六）有皮肤完整性受损的危险

由于患者长期卧床或躯体移动障碍，局部组织长期受压，增加皮肤损伤的危险。

1. 护理问题

有皮肤完整性受损的危险：与运动感觉改变有关。

2. 护理目标

（1）患者住院期间未发生皮肤损伤。

（2）患者能够掌握皮肤护理的方法和技巧。

三、颈椎病的护理措施

（一）心理护理

1. 主动向患者解释颈椎病的发病原因，治疗方法等，帮助患者正确认识疾病。

2. 及时巡视病房，耐心倾听患者的主诉，对患者的感受表示理解，消除患者的恐惧心理。

3. 为患者提供安静、舒适的病房环境，避免环境刺激，加重患者的心理负担。

4. 建立良好的护患关系，鼓励患者的进步，树立治疗的信心。

（二）疼痛管理

1. 观察评估患者疼痛的性质、部位、时间、诱因及伴随症状。

2. 分析患者疼痛的原因，外伤、神经压迫、手术、炎性刺激等。

3. 维持肢体的良好姿势与体位，以减轻疼痛症状。

4. 鼓励患者进行主被动训练，合理使用辅助器械，缓解患者围术期的疼痛。

5. 指导患者自我放松技巧，帮助患者学习缓解疼痛的方法。

（三）安全护理

1. 客观评估患者可能存在的高危因素，采取必要的安全防护措施。

2. 向患者讲解安全防护的意义及措施，提高患者自我防护意识。

3. 加强巡视与陪伴，减轻患者跌倒、坠床等受伤的风险。

4. 及时给予患者必要的帮助，病室物品合理摆放，防止患者不慎跌倒。

5. 根据病情，必要时嘱患者严格卧床休息，减少活动。

（四）健康教育

1. 围术期指导患者进行床上肢体功能锻炼、排便训练、呼吸功能训练等。

2. 向患者讲解颈椎病的诊疗知识、手术过程等，帮助患者了解颈椎病基本知识。

3. 指导患者进行颈椎病自我防护方法，正确佩戴颈托、正确的睡姿、避免寒冷刺激或外伤等。

4. 避免长期伏案工作，过度转动头部或碰撞等损伤颈椎的动作。

5. 给予用药及复诊指导。

（五）生活护理

1. 将患者常用物品摆放在方便患者取放的位置。

2. 协助患者完成排泄、饮食、洗漱、修饰等日常生活需求。

3. 鼓励卧床患者进食富含纤维素的食物，预防便秘的发生。

4. 加强巡视，及时了解患者的需求，满足患者的合理需求。

（六）皮肤护理

1. 评估患者存在的影响皮肤完整性的原因，采取针对性的措施。

2. 保持床单位及皮肤清洁干燥，减少摩擦和污渍的刺激。

3. 按时巡视，协助患者定时变换体位。

4. 动态评估患者发生皮肤损伤的危险，履行告知义务，指导患者及家属保护皮肤的意义与方法。

四、颈椎病护理效果评价

（一）心理护理效果评价

1. 患者住院期间与恐惧相关的因素能够及时消除。
2. 患者主诉安全感增加，恐惧心理减轻或消除。
3. 通过宣教，患者能够主动说出心里感受，配合治疗护理。
4. 患者能够保持情绪稳定，树立战胜疾病的信心。

（二）疼痛管理效果评价

1. 患者住院期间能够消除诱发疼痛的高危因素。
2. 患者主诉疼痛症状减轻或消除。
3. 患者住院期间不因疼痛而影响睡眠等日常生活。
4. 患者能够掌握疼痛评估的方法和自我放松技巧。

（三）安全护理效果评价

1. 住院期间保证患者安全，不发生意外受伤的情况。
2. 患者了解自我安全防范措施的意义与方法。
3. 能够及时去除患者存在的诱发受伤的危险因素。

（四）健康教育效果评价

1. 患者住院期间能够掌握颈椎病的病因及诊疗知识。
2. 患者能够主动采取患者缓解症状，促进恢复的有效措施。
3. 患者可以说出颈椎病日常护理的要点并采取积极的预防措施。
4. 患者掌握颈椎病围术期功能锻炼的方法与意义。

（五）生活护理质量评价

1. 患者住院期间生活需求能够得到满足。
2. 患者能够逐步恢复部分生活自理能力，完成力所能及的生活活动。
3. 住院期间保持患者舒适，不因生活自理缺陷诱发心理及其他不适。

（六）皮肤护理效果评价

1. 患者及家属能够掌握预防皮肤损伤的方法。
2. 患者住院期间保持皮肤完整，不发生皮肤损伤。
3. 保持患者床单及病室环境整洁，及时去除诱发皮肤损伤的危险因素。
4. 能够准确评估患者发生皮肤损伤的危险，护理措施准确到位。

第七节 腰椎病的护理

一、腰椎病的护理评估

（一）个人史

1. 问诊获得患者的年龄、职业、文化程度等基本信息，准确测量身高、体重、体温、脉搏、血压等体征。
2. 评估患者的排泄情况及感觉情况，了解患者的居住环境等健康相关信息。
3. 女性患者询问月经史、生育史及绝经史等。

（二）疾病史

1. 现病史

评估患者就诊的主要原因，明确患者现有的疾病诊断，发病及诊疗经过。

2. 既往史

询问患者既往诊疗经过，是否存在腰部外伤史，手术史，输血史，传染病史等。

3. 家族史

确认患者亲属中是否存在遗传性疾病病史及与腰椎病相关疾病病史等。

（三）症状与体征

1. 主诉症状

询问患者诱发腰部不适的主要原因，目前的明显症状及体征。

2. 身体评估

（1）通过健康查体评估患者腰部活动度、形态有无异常。

（2）观察患者步态、面色、双下肢运动感觉是否正常。

（3）评估患者是否存在坐骨神经牵拉试验、直腿抬高试验、腱反射等阳性检查结果。

（4）详细询问患者腰部疼痛的部位、性质、持续时间、波及范围等。

3. 检查化验结果

（1）X 线检查：腰椎病的 X 线片可以发现腰椎退行性改变、椎间隙变窄、关节突肥大等改变。

（2）CT 或 MRI 检查：可以看出腰椎间盘突出及椎管形态，辅助了解脊椎神经受压情况。

（3）脊髓造影：是确定腰椎管狭窄最有价值的方法，帮助了解狭窄范围，排除马尾部肿瘤。

（四）心理社会支持系统

了解患者费用费别、居住情况、工作情况等，评估患者是否存在经济负担及家人的支持态度。

（五）疾病相关知识

在问诊过程中，通过询问患者的生活习惯等信息，评估患者对腰椎病的基本知识、治疗方法及日常护理等知识的了解程度，进一步评估患者的健康需求。

二、腰椎病常见护理问题

（一）疼痛

患者主诉疼痛或不适，可伴有痛苦表情、烦躁不安、活动受限及排泄异常等，是一种主观的不愉快的感受，其程度、性质等因病变位置不同而有不同的表现。

1. 护理问题

疼痛：与椎间盘病变、肌肉痉挛、体位不当有关。

2. 护理目标

（1）住院期间患者掌握疼痛的诱因。

（2）患者主诉疼痛症状减轻或消失。

（3）患者体位舒适，不影响休息等日常活动。

（二）有感染的危险

由于创伤及营养摄入不足等导致个体可能处于受病原体侵犯的危险增加的状态，患者可能伴有体温等体征的变化。

1. 护理问题

潜在并发症：感染。

2. 护理目标

（1）确保患者住院期间不发生继发感染。

（2）能够及时消除诱发感染的危险因素。

（三）有皮肤完整性受损的危险

由于治疗需要或疾病等原因，导致患者长期卧床及躯体移动障碍，局部组织长期受压，增加患者皮肤损伤的危险。

1. 护理问题

有皮肤完整性受损的危险：与运动感觉改变有关。

2. 护理目标

（1）患者住院期间不发生受压部位皮肤损伤。

（2）患者能够掌握皮肤护理的方法和技巧。

（四）知识缺乏

患者主诉对疾病相关知识了解不足，或不能采取有效地疾病防护方法，治疗依从性差等而影响疾病的治疗与护理。

1. 护理问题

知识缺乏：缺乏腰椎病护理知识。

2. 护理目标

（1）患者住院期间能够掌握腰椎病自我护理的知识与方法。

（2）患者能够主动采取有益于腰椎病恢复的生活方式，配合治疗。

（五）自理能力缺陷

由于各种原因导致患者不能独立完成进食、洗漱、沐浴、如厕等日常生活活动，影响患者的生活质量。

1. 护理问题

生活自理能力缺陷：与疾病导致活动受限有关。

2. 护理目标

（1）患者住院期间基本生活需求得到满足。

（2）患者恢复部分自理能力。

三、腰椎病的护理措施

（一）疼痛护理

1. 疾病急性发作期或术后初期，疼痛剧烈时严格卧床休息，减轻腰椎承受的压力。

2. 病情允许时鼓励患者进行功能锻炼，进行活动前应正确佩戴保护支具。

3. 动态评估疼痛的诱因、部位、性质等，及时采取相应措施缓解疼痛，如局部按摩、手术治疗、使用止痛药物。

4. 教会患者自我放松的技巧，加强巡视，分散患者注意力，减轻患者对疼痛的关注。

5. 协助患者取舒适的体位，保持肢体处于功能位，避免因不当体位引起不适。

（二）预防感染

1. 密切监测患者体温变化及血常规等化验结果，及时发现感染指征。

2. 保持病室环境清洁，按规定进行物品消毒处理，严格无菌操作，预防医源性感染。

3. 做好围术期各种管路的护理，保持管路通畅、妥善固定，预防管路相关性感染。

4. 必要时遵医嘱使用抗感染药物，观察并记录用药后的反应。

（三）皮肤护理

1. 教会患者及家属预防皮肤损伤的方法，使用加压敷料等缓解受压部位皮肤压力。

2. 保持患者床单及病室环境整洁，及时去除诱发皮肤损伤的危险因素。

3. 加强营养支持，提高患者的抵抗力，预防皮肤损伤。

4. 准确评估患者皮肤损伤的高危因素，根据高危因素采取相应的预防措施。

（四）健康教育

1. 指导患者维持正确的姿势，避免持重物等加重腰部负担，诱发疼痛，加重病情。

2. 讲解腰背肌锻炼的方法及适宜时机，增加脊柱的稳定性，促进患者康复。

3. 向患者讲解牵引等治疗的目的、方法及注意事项，提高患者治疗依从性。

4. 主动告知患者围术期的注意事项及观察要点，术后按期复诊。

（五）生活护理

1. 评估患者生活自理程度，辅助患者完成进食、洗漱及如厕等基本日常活动。

2. 给予高营养、易消化的饮食，保持大便通畅，促进胃肠蠕动，预防围术期便秘的发生。

3. 治疗期间关注患者心理变化，及时给予疏导，缓解患者心理负担。

4. 加强巡视，给予患者必要的协助，满足患者合理的需求。

四、护理效果评价

（一）疼痛护理效果评价

1. 患者住院期间能够消除诱发疼痛的高危因素。

2. 患者主诉疼痛症状减轻或消除。

3. 患者住院期间不因疼痛而影响睡眠等日常生活。

4. 患者能够掌握疼痛评估的方法和自我放松技巧。

（二）感染预防效果评价

1. 能够及时去除可能诱发患者感染的高危因素。

2. 维持患者体温在正常范围内，各项化验指标正常。

3. 患者住院期间不发生继发性感染。

4. 为患者进行操作时符合感染控制的规定。

（三）疼痛护理效果评价

1. 患者住院期间能够消除诱发疼痛的高危因素。

2. 患者主诉疼痛症状减轻或消除。

3. 患者住院期间不因疼痛而影响睡眠等日常生活。

4. 患者能够掌握疼痛评估的方法和自我放松技巧。

（四）健康教育效果评价

1. 患者住院期间能够掌握腰椎病的病因及诊疗知识等基本知识。

2. 患者能够主动采取措施缓解症状，促进恢复的有效措施。

3. 患者可以说出腰椎病日常护理的要点并采取积极的预防措施。

4. 患者掌握腰椎病围术期功能锻炼的方法与意义。

（五）生活护理质量评价

1. 患者住院期间生活需求能够得到满足，排泄正常，不发生便秘等。

2. 患者能够逐步恢复部分生活自理能力，完成力所能及的生活活动。

3. 住院期间保持患者舒适，不因生活自理能力缺陷诱发心理及其他不适。

第八节　膝骨关节炎的护理

一、膝骨关节炎的护理评估

（一）个人史

1. 询问患者的年龄、生活习惯、职业等信息，准确测量患者的身高、体重等体征并记录。

2. 评估患者的运动及日常锻炼方式。

3. 女性患者询问月经史、生育史及绝经史等情况。

（二）疾病史

1. 现病史

患者本次主要就诊原因，发病时间及诱因等。

2. 既往史

询问患者既往诊疗经过，是否存在膝关节外伤史，手术史，输血史，传染病史等。

3. 家族史

确认患者亲属中是否存在遗传性疾病病史及与膝骨关节炎相关疾病病史等。

（三）症状与体征

1. 主诉症状

倾听并记录引起患者不适的原因、症状、部位和性质等。

2. 身体评估

（1）检查患者膝关节的活动度、有无肿胀及压痛等，双侧膝关节对比。

（2）观察患者步态、全身营养状况及局部皮肤颜色、温度等。

（3）评估患者是否存在膝关节功能障碍、晨僵等表现。

3. 检查化验结果

（1）X线检查：膝关节周围骨赘形成，关节间隙变窄，伴有骨质疏松改变。

（2）关节液检查：常为清晰、微黄黏稠度高，白细胞计数常在 1.0×10^9/L 以内，主要为单核细胞。

（3）CT 及 MRI 检查：可在早期发现关节软骨及软骨下骨质的异常改变。

（四）心理社会支持系统

了解患者费用费别、居住情况、工作情况等，评估患者是否存在经济负担及家人的支持态度。

（五）疾病相关知识

在评估过程中，通过问诊了解患者的生活、运动习惯等，评估患者对膝骨关节炎的基本知识、危险因素及日常护理等知识的了解程度，进一步评估患者的健康需求。

二、膝骨关节炎常见护理问题

（一）躯体移动障碍

由于强制性约束或膝关节病变，患者不能有目的的移动躯体，影响患者的日常活动度和自理程度。

1. 护理问题

躯体移动障碍：与膝关节疼痛、活动受限有关。

2. 护理目标

（1）住院期间患者维持膝关节正常活动范围。

（2）患者掌握影响膝关节活动度的因素。

（二）疼痛

因膝关节局部无菌性炎症反应，表现为关节局部红肿热痛，主诉关节周围疼痛，严重者会影响关节的活动度等。

1. 护理问题

舒适度度改变：与局部疼痛有关。

2. 护理目标

（1）患者住院期间主诉疼痛缓解。

（2）患者住院期间保持各肢体关节处于功能位置。

（三）知识缺乏

患者主诉对疾病相关知识了解不足，或不能采取有效地疾病防护方法，治疗依从性差等而影响疾病的治疗与护理。

1. 护理问题

知识缺乏：缺乏膝骨关节炎护理知识。

2. 护理目标

（1）患者住院期间能够掌握膝关节炎自我护理的知识与方法。

（2）患者能够主动采取有益于恢复的生活方式，配合治疗。

（四）有受伤的危险

患者因疾病导致躯体移动受限，特别是下肢功能异常，明显增加了患者发生意外跌倒的危险。

1. 护理问题

有受伤的危险：与躯体活动受限有关。

2. 护理目标

（1）患者住院期间能够保证安全，不发生受伤事件。

（2）患者掌握安全自我防护措施。

（五）有发生失血性休克的可能

客观评估患者病情，根据病情选择不同的手术方式，部分手术创伤造成伤口失血量过多，诱发或加重休克症状。

1. 护理问题

有发生失血性休克的可能：与手术有关。

2. 护理目标

（1）患者围术期不发生失血性休克。

（2）患者住院期间能够掌握休克的预防措施。

三、膝骨关节炎的护理措施

（一）运动指导

1. 疾病急性发作期或术后初期，疼痛剧烈时严格卧床休息，避免因运动不当而加重膝关节的损害。

2. 指导患者选择低强度的运动（如散步、太极等）。

3. 围术期运动过程密切监测生命体征变化，保证运动安全。

4. 运动前后应做好充分的准备，选择适宜的着装，提高运动的安全性，有效预防躯体移动障碍的发生。

（二）疼痛管理

1. 客观评估患者疼痛的程度、性质、部位，分析患者产生疼痛的原因。

2. 指导患者采取舒适的卧位，缓解或减轻疼痛症状。

3. 诊疗过程中，动态评估患者疼痛情况，及时采取有效地缓解措施。

4. 轻度疼痛时嘱患者注意休息、调整体位，中度以上疼痛时遵医嘱使用止痛药物，密切观察用药后反应。

（三）健康教育

1. 指导患者避免持重物、上下楼梯、爬山等加重膝关节负担的活动。

2. 讲解膝骨关节炎的病因、治疗方法、围术期注意事项，帮助患者正确认识疾病，积极配合治疗。

3. 给予围术期营养指导，合理控制体重，减少并发症，提高手术适应能力。

4. 术后鼓励患者积极进行功能锻炼，早期下地活动，促进术后康复。

（四）安全指导

1. 治疗期间动态评估可能导致患者受伤的危险因素，及时去除可能存在的安全隐患，保证患者安全。

2. 加强陪伴护理，给予必要的保护，避免患者独自进行活动时发生意外。

3. 根据患者病情变化，结合诊疗方案，制定合理的运动处方，指导患者科学锻炼，避免损伤和意外发生。

4. 加强巡视，给予患者必要的协助，满足患者合理的需求。

（五）并发症预防

1. 术后密切监测生命体征，关注患者血压及检查化验结果，及时发现异常并寻找原因，积极处理。

2. 观察伤口有无渗血、渗液，渗出物的颜色、性质、量，准确记录观察结果，特殊情况及时报告医生。

3. 留置引流管的患者应做好管路护理，妥善固定，防止管路脱出，观察引流液性质并记录，严格执行床旁交接班。

4. 保持静脉通路通畅，一旦发生失血性休克，及时补充血容量，采取止血措施，积极抢救。

四、护理效果评价

（一）运动指导效果评价

1. 患者住院期间能够掌握骨关节炎的运动注意事项与技巧。

2. 患者治疗期间肢体活动正常，未发生躯体移动障碍。

3. 患者能够主动选择适宜的运动方式，预防肢体功能障碍。

（二）疼痛管理效果评价

1. 患者掌握疼痛评估方法与自我放松技巧，准确表达疼痛，配合治疗。

2. 治疗期间主诉疼痛症状缓解或消除，不因疼痛影响日常生活。

3. 能够及时去除诱发疼痛的原因，减少疼痛引起的相关不良反应。

4. 患者住院期间使用止疼药的频次和剂量明显减少。

（三）健康教育效果评价

1. 患者能够掌握膝骨关节炎的基本保健知识，自觉改变不良生活习惯，采取必要的防护措施。

2. 患者围术期合理搭配饮食，控制体重在理想范围内，保证营养均衡，手术耐受性提高。

3. 患者能够积极配合治疗，术后主动进行功能锻炼，促进功能恢复。

（四）安全护理效果评价

1. 患者住院治疗期间不发生意外事件，保证围术期治疗护理安全。

2. 能够采取有效措施及时去除存在的安全隐患，确保患者安全。

3. 患者及陪伴者了解安全评估的意义及注意事项，主动配合安全管理。

4. 能够随病情变化进行安全评估，评估及时准确，防范措施落实到位。

（五）并发症的预防效果评价

1. 能够准确测量患者生命体征，及时记录，观察重点明确。

2. 术后能够准确记录引流情况及伤口情况，落实床旁交接班制度。

3. 异常情况能够早期被识别，及时采取有效治疗措施。

4. 患者术后一旦发生失血性休克，能够得到及时有效地抢救。

第九节　糖尿病的护理

一、糖尿病的护理评估

（一）个人史

1. 详细询问患者的生活方式、饮食习惯、食量等，准确测量身高、体重等体征并记录。

2. 评估患者有无焦虑、恐惧等心理变化，以及家庭成员的认知及态度。

3. 女性患者询问月经史、生育史、绝经史等情况。

（二）疾病史

1. 现病史

询问患者的诊疗经过，包括起病时间、主要症状及特点、有无感染等诱发因素，是否使用药物或其他治疗措施。

2. 既往史

询问患者既往诊疗经过，是否存在外伤史，手术史，输血史，传染病史等。

3. 家族史

确认患者亲属中是否存在遗传性疾病病史及与糖尿病相关疾病病史等。

（三） 症状与体征

1. 主诉症状

耐心询问患者是否存在原有症状加重表现，如食欲减退、恶心呕吐、头痛、嗜睡、烦躁等，警惕酮症酸中毒的发生。

2. 身体评估

（1）评估患者的生命体征、精神和神志状态。

（2）观察患者的呼吸气味、节律和频率变化。

（3）客观评估患者的营养状况，有无消瘦或肥胖。

（4）检查皮肤、黏膜有无湿度和温度的改变，足背动脉搏动情况及足底感觉有无异常，皮肤颜色及伤口情况。

（5）协助检查患者眼底有无白内障、视力减退或失明等。

3. 检查化验结果

（1）神经肌肉系统检查：检查患者有无肌张力、肌力减弱、腱反射异常及间歇性跛行等。

（2）血糖检测：检测指尖血或静脉血获得患者血糖值，必要时进行监测或糖耐量试验，了解患者血糖水平。

（3）其他实验室检查及化验：糖化血红蛋白、甘油三酯、胆固醇有无异常，血钾、钠、钙、氯等相关代谢指标是否正常。

（四） 心理社会支持系统

了解患者费用费别、居住情况、工作情况等，评估患者是否存在经济负担及家人的支持态度。

（五） 疾病相关知识

通过问诊查体了解患者的生活习惯、饮食偏好及血糖控制水平等，评估患者对糖尿病相关知识、并发症及自我保健方法等知识的了解程度，进一步评估患者对疾病护理知识的需求。

二、糖尿病常见护理问题

（一） 活动无耐力

个体处于在生理上或心理上都无足够的能量耐受或完成必需的或希望进行的日常活动的状态，可以通过患者活动后生理反应的改变进行观察，任何影响氧的运输、引起机体损伤或产生超过机体身心承受能力的过分能量需求的因素均会导致活动无耐力。

1. 护理问题

活动无耐力：与糖代谢障碍，蛋白质过多分解消耗有关。

2. 护理目标

（1）住院期间患者掌握活动量的选择。

（2）患者掌握影响活动量的因素。

（二）营养失调：低于或高于机体需要量

低于机体需要量是指个体处于摄入的营养不足以满足机体需要量的状态；高于机体需要量是指个体处于营养物的摄入量超过代谢需要量或者体重超重的状态。营养失调与代谢量增高、摄取热量能力障碍及缺乏正确的营养知识等密切相关，诊断的主要依据为患者的体重与理想体重的比值、有无明显的食物摄入量改变、体重是否改变、肌肉皮褶厚度及臂围的测量值是否正常，结合相关化验指标等。

1. 护理问题

营养失调：低于或高于机体需要量，与胰岛素分泌或作用缺陷有关。

2. 护理目标

（1）患者住院期间体重保持稳定并恢复正常。

（2）患者的血糖、血脂、等化验结果正常或维持理想水平。

（三）潜在并发症

糖尿病酮症酸中毒、低血糖、糖尿病足。

1. 医护合作问题

（1）糖尿病酮症酸中毒

糖尿病的急性并发症之一，是由于机体胰岛素缺乏引起的高血糖、高酮血症和代谢性酸中毒为主要改变的临床综合征。主要诱发因素为感染、饮食或治疗不当及各种应激因素，表现为糖尿病症状加重、胃肠道症状、呼吸和神志改变等。

（2）低血糖

低血糖是指成年人空腹血糖浓度低于 2.8mmol/L，糖尿病患者血糖值≤3.9mmol/L，是一组多种病因引起的以静脉血浆葡萄糖浓度过低，临床上以交感神经兴奋和脑细胞缺氧为主要特点的综合征。低血糖的症状通常表现为出汗、饥饿、心慌、颤抖、面色苍白等，严重者还可出现精神不集中、躁动、易怒甚至昏迷等，是糖尿病患者常见并发症之一。

（3）糖尿病足

糖尿病患者因周围神经病变与外周血管疾病合并过高的机械压力，可引起足部软组织及骨关节系统的破坏与畸形形成，进而引发一系列足部问题，从轻度的神经症状到严重的溃疡、感染、血管疾病、Charcot 关节病和神经病变性骨折。属于医护合作性问题，不能通过护士的独立手段解决，护理的重点主要在监测和预防问题的发生和变化，以及协助医生共同处理，减少并发症的出现。

2. 护理目标

（1）护士严密观察病情，患者住院期间不发生并发症或并发症能被及时发现和处理。

（2）患者未发生并发症或发生并发症后得到有效处理。

（四）有感染的危险

由于缺乏避免暴露于病原体的知识、营养状况异常及慢性疾病等影响，个体处于受病原体侵犯的危险增加的状态。

1. 护理问题

有感染的危险：与血糖增高、脂代谢紊乱、营养不良、微循环障碍等因素有关。

2. 护理目标

（1）患者住院期间不发生感染。

（2）患者血糖维持在理想水平。

三、糖尿病的护理措施

糖尿病的常见症状包括多饮、多食、多尿和消瘦等，其能够导致身体多系统的损害，主要特点是高血糖及高尿糖。糖尿病是一种慢性病，需要长期治疗，甚至终生治疗，所以对糖尿病患者的护理尤其重要。

（一）运动锻炼

1. 运动锻炼的方式

有氧运动为主，可以提高患者的活动耐力，如散步、慢跑、骑自行车、做广播操、太极拳及适当的球类活动等，应当在进食后 1 小时开始运动为宜。

2. 运动量的选择

合适的运动强度应当是活动时心率达到个体 60% 的最大耗氧量，可以通过公式"心率 =170 - 年龄"进行建议计算，活动时间以 30 ~ 40 分钟为宜。肥胖患者可以增加活动次数，根据患者病情及治疗情况选择具体运动方式。

3. 开始运动前应做好充分的准备工作，准确评估患者的血糖控制情况，根据病情选择运动方案。

4. 运动中要防止低血糖的发生，不宜空腹运动，随身携带糖块、及时补充水分。

5. 做好运动过程中的检测及防护，出现异常立即停止运动，携带糖尿病卡便于急救，坚持记录运动日记，便于观察。

（二）饮食指导

1. 制定总热量

协助患者合理控制热量，维持标准体重，三餐热量合理分配是糖尿病患者的基础治疗，也是保证患者获得合理营养支持、防止营养失调的有效措施。应根据患者的理想体重、工作性质、生活习惯计算每天所需总热量，成人理想体重者每日每千克体重给予热量 25 ~ 30kcal，中度体力劳动 35 ~ 40kcal，重体力劳动 40kcal 以上。肥胖者酌情减少5kcal，体质虚弱或伴有消耗性疾病患者增加 5kcal。

2. 食物的选择

饮食治疗是糖尿病患者最基本的治疗措施，一定要养成正确的饮食习惯，定时定量进餐，不可随意增减食物。选择高碳水化合物、低脂肪、适量蛋白质和高纤维的食物，碳水化合物 50%～60%，蛋白质 15%，脂肪 30%，食物纤维含量 40～60g 为宜。根据病情酌情调整，提倡选择杂粮为主，多食可溶性纤维素高的食物，脂肪及蛋白比例适宜。

3. 三餐热量分配

可以根据病人生活习惯、病情和配合药物治疗的需要进行安排。对于病情稳定的 2 型糖尿病患者，可按每日三餐 1/5、2/5、2/5 或各 1/3 的比例进行分配；对注射胰岛素或口服降糖且病情波动的患者，可按每日五六餐，从三餐主食中匀出 25～50 克加餐。

4. 饮食指导的注意事项

（1）超重者忌食油炸或油煎食物，炒菜宜用植物油，少食动物内脏、蟹黄、鱼子等高胆固醇食物。

（2）糖尿病患者应当限制饮酒，每日食盐摄入量控制在 6g 以内。

（3）严格限制各种甜食的摄入，为满足口感可使用甜味剂，对于血糖控制较好的患者可在两餐间或睡前适当加食含果糖或蔗糖的水果。

（4）饮食管理期间应当监测体重变化，每周定期测量体重一次，当体重增加大于 2kg，应进一步减少食物总热量；如消瘦患者体重有所恢复，也要适当调整饮食方案，避免体重继续增加。

5. 糖尿病饮食治疗十大黄金准则

（1）控制每日摄入总热量，达到或维持理想体重。

（2）平衡膳食。

（3）食物选择多样化，谷类是基础。

（4）限制脂肪摄入量。

（5）适量选择优质蛋白质。

（6）减少或禁忌单糖及双糖食物。

（7）高膳食纤维膳食。

（8）减少食盐摄入。

（9）坚持少量多餐、定时、定量、定餐。

（10）多饮水，限制饮酒。

（三）并发症的预防

1. 糖尿病酮症酸中毒

（1）严格遵医嘱进行血糖监测，准确记录，发现异常结果及时报告，必要时进行尿糖及酮体的检测。

（2）保证充足的水分摄入，特别是发生呕吐、腹泻、严重感染时。

（3）遵医嘱合理用药，不得随意增减药量或停用降糖药物。

（4）密切观察患者生命体征及神志变化，准确记录24小时出入量。

（5）紧急抢救时立即建立两条静脉通路，遵医嘱补液治疗；协助患者绝对卧床并注意安全和保暖；给予持续低流量吸氧，落实基础护理。

2. 低血糖

（1）讲解口服降糖药物的使用注意事项，指导患者正确服用降糖药物，观察血糖以及糖化血红蛋白等进行评测药物疗效，特别是口服磺脲类药物时要观察是否有低血糖反应发生。

（2）指导患者正确使用胰岛素，避光保存在<10℃的冷藏器内，正确注射胰岛素的部位是腹部、手臂外上1/4处、大腿前侧及外侧、臀部等，为避免因注射部位皮下脂肪改变而导致胰岛素吸收不良，要经常轮换位置，有硬结或瘢痕的地方不能注射。

（3）根据运动量等合理调整饮食，运动增加时为预防夜间或清晨发生低血糖，晚餐可适当增加主食或含蛋白质较高的食物；注射胰岛素后及时进食，重症患者可以先进餐再注射胰岛素；降糖药应从小剂量开始，根据血糖水平逐步调整。

（4）强化治疗的患者应当在进食前后监测血糖，并准确记录血糖值，作为调整治疗方案的参考。

（5）观察患者有无心慌、出汗等低血糖症状，根据患者年龄等设定合理的血糖控制目标，老年人不宜严格控制。

（6）一旦确认患者发生低血糖，或血糖值低于正常值时，立即补充糖分，及时采取急救措施，解除低血糖症状，同时了解低血糖发生的原因，给予相关健康指导。

3. 糖尿病足

（1）评估有无足部溃疡的危险因素，包括既往史、足部麻木感、运动感觉异常、足部畸形、神经血管异常等。

（2）定期进行足部自我观察，每天自我检查一次，及时发现足部皮肤颜色、温度及足背动脉搏动有无异常。

（3）定期进行足部感觉测试，及时发现足部感觉异常。如尼龙单丝试验，一头接触病人的大足趾、足跟和前足底内外侧，用手按尼龙丝另一头轻轻施压，正好使尼龙丝弯曲病人能感到足底尼龙丝为正常，这是评价糖尿病神经病变最简单的方法。

（4）嘱患者保持足部清洁，勤换鞋袜，避免感染或外伤。清洗足部时注意水温和时间，及时用柔软的浅色毛巾擦拭干净。帮助患者正确修剪指甲，与脚趾平齐并挫圆边缘尖锐部分。

（5）指导患者选择合适的鞋袜，不要赤脚走路，鞋子要选择轻巧柔软、透气性好、前端宽大、鞋底要平，以圆头有鞋带的为宜，穿鞋子前要穿好弹性好、吸汗透气、大小适中的浅色棉质袜子。

（6）积极进行自我防护知识宣教，控制血糖在合理范围，指导和协助患者采取多种方法促进肢体血液循环，戒除吸烟等不良嗜好，防止局部血管病变发生。

（四）感染的控制与预防

1. 密切观察患者体温、脉搏等生命体征的变化，异常值及时报告并寻找原因。

2. 嘱患者注意保暖，预防上呼吸道感染，避免与呼吸道疾病感染者接触。

3. 预防泌尿系感染，定时用清水清洗外阴，保持局部清洁干燥，排尿异常患者留置尿管期间，做好相关护理，防止逆行感染。

4. 为患者执行穿刺性操作时，严格无菌操作，避免院内感染。

5. 保持皮肤清洁，洗澡时不得使用刺激性香皂等，勤换衣物，以棉质、宽松、透气的材质为主，皮肤瘙痒的患者不得搔抓皮肤。

（五）糖尿病健康教育

1. 积极进行干预性预防指导，开展社区宣教及筛查，及时发现糖耐量异常人群。

2. 采取一对一宣教、小组教育、大讲堂等多种形式为患者讲解糖尿病的病因、诊断、治疗与护理的相关知识。

3. 提高患者对护理治疗的依从性，指导患者随身携带糖尿病救治卡，以便紧急情况能得到及时处理。

4. 教会患者监测血糖、血压、体重指数等方法，定期进行糖化血红蛋白、血脂等化验指标，及时发现病情变化，尽早预防并发症的发生，了解血糖控制目标。

5. 用药和自我护理指导，包括饮食、运动治疗的原则和方法，养成规律的生活习惯，戒除烟酒，调节心理压力，树立战胜疾病的信心，掌握糖尿病足及相关并发症的预防护理知识。

四、护理效果评价

（一）运动护理效果评价

1. 住院期间患者能够掌握活动量的选择。

2. 患者能够掌握影响活动量的相关因素。

3. 患者在治疗期间不发生活动无耐力情况。

（二）饮食护理效果评价

1. 患者住院期间能够掌握糖尿病饮食原则。

2. 患者住院期间能够合理选择饮食种类。

3. 患者每日营养摄入能够满足日常热量需求。

（三）并发症护理效果评价

1. 患者住院治疗期间不发生相关并发症或已有症状得到缓解。

2. 患者能够掌握糖尿病足自我观察护理方法，正确进行足部护理。

3. 患者能够说出低血糖的表现并掌握相关预防方法。

（四）预防感染的效果评价

1. 患者住院期间不发生院内感染。

2. 患者生命体征平稳，检查化验结果均在正常范围内。

（五）健康教育效果评价

1. 患者依从性好，能够积极配合护理治疗。

2. 患者自觉进行血糖监测并掌握血糖控制目标。

3. 患者能够主动改变不良生活习惯，积极采取有效地预防措施。

第十节　骨内科护理操作规范

一、骨内科患者入院护理规范

适用于所有骨内科收治范围内的患者（骨质疏松症、骨代谢异常、骨科围术期诊疗、风湿免疫及内分泌代谢疾病明确诊断或需进一步诊疗的患者），需要住院治疗时，护理人员可参照以下标准实施入院宣教。

（一）接诊

1. 办公护士负责接诊患者，接诊时须确认患者身份，查看住院接诊单，根据患者性别、诊断、身份、费别及床位情况等合理安排病房。

2. 接诊中应注意仪表规范，使用文明用语，态度亲切热情，主动接诊。

3. 协助患者测量身高、体重等体征，及时准确录入患者信息并通知主管医生、责任护士。

4. 护士接诊患者时应及时观察、了解患者需求，遇有特殊情况时应优先给予解决，对于行动不便的患者主动给予帮助。

5. 及时查对新入患者的医嘱，保证患者能够得到及时准确的诊疗护理。

（二）入院宣教

1. 责任护士接到办公护士通知后，负责引导患者到指定床位，在本班次内完成新入患者的入院宣教。

2. 入院宣教内容应全面细致，包括科室介绍、环境介绍、规章制度讲解、作息时间、安全指导等内容。

3. 在实施入院宣教过程中，应注意观察患者反应，及时评估患者病情，使患者处于舒适体位。

4. 指导陪护人员办理订餐卡，合理摆放物品，呼叫器使用方法及陪护注意事项等，以保证患者安全。

5. 完成入院宣教后及时与患者及陪护人员确认，是否存在其他疑问，及时给予解决，帮助患者尽快适应住院环境。

6. 进行入院宣教时，护士应确认患者身份信息、主动介绍，完成入院宣教后及时进行入院评估并准确执行医嘱。

（三）入院评估

1. 一般情况评估

观察患者面容、步态及肢体活动度等，询问患者就诊原因、饮食情况、教育情况、排泄情况、既往史和过敏史等信息，完成护理评估单首页基本信息的问诊。

2. 专科评估

骨内科护理专科评估内容主要包括疼痛评估、高危风险评估、健康教育需求评估等，可通过患者主诉及相关评估表单完成。

（1）疼痛评估：部位、程度、诱因、性质、用药及缓解情况、持续时间。

（2）高危风险：跌倒、坠床、导管滑脱、营养、心理、皮肤。

（3）健康教育：疾病基本知识、检查与诊断方法、危险因素及预防措施等。

3. 健康查体

健康查体是采集患者健康信息的基本方法，是护理评估的重要组成，护理健康查体主要是通过视触叩听等方法对患者的生命体征和专科体征进行采集的过程，为确定护理诊断、制订护理计划提供依据。

（1）生命体征测量：准备血压计、听诊器、体温计、秒表，准确测量血压、体温、脉搏并记录。

（2）感官功能评估：通过问诊与观察评估患者视力、听力、嗅觉等感官功能情况。

（3）专科查体：观察患者脊柱及四肢的活动度，使用叩诊锤等检查是否存在病理性反射，触诊患者皮肤温度及动脉搏动情况，测量肿胀肢体直径与健侧对比。

（4）呼吸功能评估：观察患者呼吸频率、节律、有无呼吸困难，听诊患者呼吸音以评估患者呼吸情况，通过嗅觉评估患者是否存在特殊呼吸气味辅助诊断。

（5）综合评估患者有无黏膜出血点等其他情况，查体过程中注意动作标准，保护患者隐私。

（四）书写护理记录

护理记录是护士对患者所实施的一系列护理活动的真实写照，在临床护理及处理医疗纠纷中，护理记录有着极其重要的意义，如不加以重视，会造成严重的后果。责任护士在完成护理评估和查体后，及时、准确、认真、用医学术语完成入院患者的护理记录，记录内容包括评估采集到的数据与信息、为患者进行的宣教内容、医嘱执行情况等。

（五）骨内科患者入院护理流程图

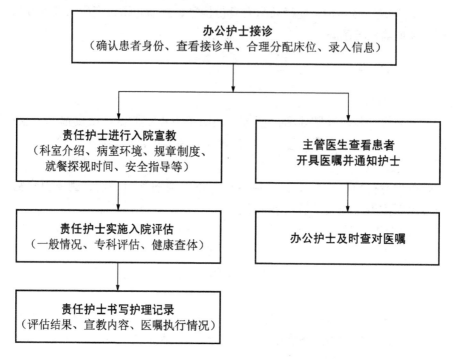

图8 骨内科患者入院护理流程

二、特殊药物输注操作规范

（一）唑来膦酸注射液（密固达）

1. 医生根据患者检查化验结果，结合病情开具医嘱。
2. 办公护士阅读、查对医嘱内容（临时医嘱"唑来膦酸注射液5mg静滴"）。
3. 打印医嘱本、医嘱执行单、输液标签，与摆药护士双人核对医嘱。
4. 摆药护士根据医嘱内容准备药品，检查药品名称、剂量、有效期及药品质量。
5. 执行护士确认患者身份，解释说明治疗目的及注意事项，协助患者取舒适体位。
6. 执行三查七对，按照静脉输液流程输注药液。
7. 观察用药后反应并记录。
8. 正确签署医嘱，进行床旁交接班。

（二）注射用七叶皂苷钠

1. 医生根据患者病情开具静脉输液医嘱。
2. 办公护士阅读、查对医嘱内容：药物名称、剂量、时间、途径。
3. 打印医嘱本、医嘱执行单、输液标签，与摆药护士双人核对医嘱。
4. 摆药护士根据医嘱内容准备药品，检查药品名称、剂量、有效期及药品质量。

5. 执行护士核对医嘱，确认患者身份，解释说明治疗目的，协助患者取舒适体位。

6. 评估患者血管情况，合理选择输液工具（留置针）。

7. 使用生理盐水建立静脉通路，保持通路通畅，更换七叶，解释注意事项。

8. 输液过程中加强巡视，严密观察血管情况、有无不良反应等，防止发生药液外渗，损伤血管。

9. 输液完毕使用生理盐水进行冲封管，如实记录输液过程和有无不良反应等。

10. 对于已有留置针患者，输液前应评估留置针情况后按流程操作。

（三）特立帕肽注射液

1. 医生根据患者检查化验结果，结合病情开具医嘱。

2. 办公护士阅读、查对医嘱内容（特立帕肽注射液 20μg 皮下注射 1 次/天）。

3. 打印医嘱本、医嘱执行单、注射标枪，与摆药护士双人核对医嘱。

4. 摆药护士根据医嘱内容准备药品，检查药品名称、剂量、有效期及药品质量。

5. 执行护士确认患者身份，解释说明治疗目的及注意事项，协助患者取舒适体位。

6. 执行三查七对，每日固定时间按照皮下注射流程正确执行医嘱。

7. 观察用药后反应并记录。

三、常用专科操作技术规范

1. 骨质疏松治疗仪
2. 气压式血液循环驱动器
3. 中频治疗仪
4. 超声药物透入治疗

四、骨内科患者出院护理规范

（一）出院病历

1. 患者病情平稳，医生根据病情开具出院医嘱。

2. 办公护士阅读、查对、确认医嘱，根据出院时间，停止长期医嘱。

3. 打印长期、临时医嘱单，核对病历资料。

4. 整理病历资料，包括医嘱单、体征单、检查单、化验单、告知书、病程记录等。

5. 核对计价项目，确认无误后送审病历。

（二）出院指导

1. 确认患者出院时间，根据患者费别给予出院指导。

2. 讲解出院流程及出院手续办理时间。

3. 针对患者病情及治疗过程讲解康复指导。

4. 讲解复诊指导及注意事项。

5. 询问患者需求，给予耐心解释。

（三）床单位终末处理

1. 确认患者出院后，检查是否有遗忘的物品。
2. 及时更换出院患者的床单位。
3. 通知卫生员进行床单位清洁。
4. 传染患者的床单位，按规定进行终末消毒。
5. 做好接收新患者的准备。

五、护理质量规范

（一）病房管理规范

1. 护士在岗在位、无离岗、脱岗。
2. 护士着装仪表符合要求。
3. 护理人员行为举止端庄。
4. 护士站无扎堆聊天、大声喧哗现象。
5. 护士不看与工作无关书籍、报刊。
6. 护士上班不打私人电话、不干私事、不玩手机。
7. 护士值班时精神状态好，无睡觉现象。
8. 护士站清洁整齐，无与工作无关物品。
9. 病区安静无噪音、无常明灯、长流水。
10. 办公室、更衣室、值班室清洁整齐无杂物。
11. 卫生间、污洗间清洁规范、无异味。
12. 安全通道通畅，防火设备完好。
13. 各类物品放置整齐、规范。
14. 病人按时作息，病床护理标记齐全、准确。
15. 陪伴、探视管理落实。
16. 值班、交接班制度落实、查对制度落实。
17. 治疗室、药疗室、换药室、处置室整洁无杂物。
18. 药品摆放有序，分类放置，标识清楚。
19. 各种物品、药品无过期、无变质。
20. 麻醉精神药品管理、使用符合要求。
21. 高警示药品有醒目标识，单独存放。
22. 医用冰箱管理规范，物品分区放置。
23. 各种车辆、治疗盘及储物柜清洁规范。
24. 仪器清洁无尘、定期保养性能良好。
25. 护士熟练掌握专科操作技术、理论知识及突发事件应急预案。
26. 文件资料登记齐全、保存完整，护士知晓。
27. 急救物品定点放置，定期清点，物品及药品齐全且性能完好在有效期内。

（二）感控标准

1. 感染监测本填写正确、无漏项。

2. 清洁、无菌、污染物品按区域分类放置。

3. 医疗用品标识明确。

4. 一次性物品一次性使用。

5. 无菌技术操作前后洗手或用手消毒液洗手。

6. 无菌技术操作人员防护隔离用品使用正确。

7. 无菌物品标签完整清晰、未开启前无标注。

8. 无菌物品开启后注明时间。

9. 各种无菌物品在有效期内使用。

10. 无菌器械使用方法正确。

11. 不能多人共用一袋液体。

12. 无菌吸痰一次一管，废弃吸痰管处理规范。

13. 静脉穿刺操作一巾一带一针一管一持针器。

14. 护士操作符合无菌技术原则。

15. 一次性雾化管路每周更换，面罩避污保存。

16. 长期吸氧时，鼻导管接头避污保存。

17. 一次性吸氧装置在有效期内，使用规范。

18. 隔离符合感染性疾病要求，隔离标识正确，隔离物品单独使用。

19. 护士手卫生落实，洗手方法正确。

20. 消毒液现用现配，配制方法正确。

21. 雾化器一人一管一面罩，雾化面罩每次用后立即冲洗、擦干、避污存放。

22. 体温计用 75% 酒精浸泡消毒 30 分钟，或用 0.05% 含氯消毒剂消毒 15 分钟，干燥避污保存；特殊感染性疾病患者体温计用 0.05% 含氯消毒剂消毒 30 分钟，干燥避污保存。

23. 体温计浸泡液（75% 酒精）使用过程中不添加，每 24 小时更换。

24. 破碎体温计回收、报废流程正确，破碎体温计及时送走。

25. 日常使用血压袖带每周清洁消毒。

26. 沾染患者血液体液的血压袖带立即用 0.05% 含氯消毒剂浸泡消毒，清水冲洗晾晒。

27. 公用听诊器每日用 75% 酒精或 0.05% 含氯消毒剂擦拭消毒。

28. 电话每日用 75% 酒精或 0.05% 含氯消毒剂擦拭消毒。

29. 诊疗床干净整洁，无血渍污渍。

30. 量杯、量桶用后每日消毒，晾干备用。

31. 负压吸引瓶无污渍、锈斑，每日清洗后更换消毒液。

32. 便器消毒规范，公用便器每次用后消毒。

33. 自备便器每周集中用 0.1% 含氯消毒液消毒 30 分钟备用。

34. 床单位终末处理规范，特殊感染时消毒或更换。

35. 隔离患者的设备、器械、物品消毒符合规范。

36. 垃圾按标识分类放置，处理符合规范。

37. 垃圾桶加盖，垃圾无外露、遗洒，垃圾及时清理。

38. 锐器处理流程正确。

39. 医疗废物移交记录完整。

（三）护理文书质量标准

1. 体温单

（1）眉栏填写齐全，标记准确。

（2）入院、手术、分娩、转科出院时间记录正确。

（3）按规定测量、记录血压、呼吸、出入量。

（4）每日有大便记录，每周有体重记录，身高记录正确。

（5）满页打印。

2. 医嘱单

（1）打印清晰、整齐。

（2）皮试结果有记录且正确。

（3）及时整理。

（4）执行时间合理。

（5）不得涂改或写"作废"。

（6）护士长按时签名。

（7）打勾正确规范。

（8）临时医嘱执行及时。

（9）医嘱处理正确。

3. 交班报告

（1）栏目填写齐全。

（2）无涂改墨迹、无错别字。

（3）书写规范、运用医学术语。

4. 护理记录单

（1）病情观察记录详细、记录具有连续性。

（2）交接内容全面、交班当日护士长签名。

（3）护理记录格式正确。

（4）记录准确、真实、连续、及时。

（5）书写规范，运用医学术语。

（6）签名字迹清楚。

（7）记录单首页无缺项。

（8）病危患者护理记录能反应护理计划内容。

（9）抢救用药记录与医嘱单一致。

（10）医嘱、体温单、护理记录三单死亡时间一致。

（11）死亡患者有小结。

（12）归档病历护理资料齐全。

（四）责任制管理规定

1. 首次评估记录本班次内完成，护理记录中有评估结果及措施。

2. 床旁有风险警示标识且与评估结果相符。

3. 护理评估动态、连续，变化时及时记录。

4. 风险防范安全措施落实。

5. 有过敏史患者病历夹有过敏标识。

6. 专科护理落实，各种通道管路通畅，固定正确。

7. 静脉通路使用规范。

8. 床单位整洁，干净，病人着病号服。

9. 卧位舒适，肢体处于功能位。

10. 落实分级护理及基础护理

11. 责任护士了解病情，服务热情。

12. 健康教育落实到位，患者了解相关内容。

（五）教学管理

1. 拟定并完成各类学员教学计划、学员信息登记、教学培训记录、考核记录、教学课件。

2. 实习学员每周组织 1 次理论或技能培训，出科前按要求完成相关考核内容。

3. 教学记录按照人员类别分类记录，每年将相关内容一并装订成册，病区留存备查。

4. 人员培训考核计划应体现对不同层级人员的不同培训和考核重点。

5. 每月至少组织 4 次（每周组织 1 次）培训活动，内容包括临床查房、教学查房及授课各至少一次。

第四章

骨内科健康教育

第一节　健康教育概述

健康教育是通过有计划、有组织、有系统的社会教育活动，使人们自觉地采纳有益于健康的行为和生活方式，消除或减轻影响健康的危险因素，预防疾病，促进健康，提高生活质量，并对教育效果做出评价。健康教育的核心是教育人们树立健康意识、促使人们改变不健康的行为生活方式，养成良好的行为生活方式，以减少或消除影响健康的危险因素。通过健康教育，能帮助人们了解哪些行为是影响健康的，并能自觉地选择有益于健康的行为生活方式。

一、健康教育的基本流程

（一）收集健康资料

通过与患者及照护者进行有效沟通，了解患者的健康相关资料，包括评估对象基本资料、既往史、现病史、个人史、家族史等内容。

1. 健康资料的来源

健康资料主要来源于评估对象本人，如评估对象的感受、对健康和疾病的认识、对治疗护理的期望与需求等。还可以从其他人员或记录中获取所需资料，如评估对象的家庭成员或照护者、目睹评估对象发病或受伤过程的人员，可提供有关的病因、状况或进展等资料；既往或目前的健康记录或病历资料可进一步证实或充实从评估对象处得到的资料。

2. 健康资料的类型

（1）主观资料：是评估者和评估对象通过问诊沟通，评估对象主观回答所得的健康资料，包括评估对象的主诉、亲属或照护者的代诉，患者目前和既往的身心健康状况、社会关系的感受或看法的描述。其中评估对象的症状是主观资料的重要组成部分，不能被评估者直接观察或检查。

（2）客观资料：是评估者通过视、触、叩、听、实验室检验等所获得的有关评估资料，评估对象患病后机体的体表或内部结构发生了可观察到的改变，如黄疸、心脏杂音、肿胀等，称为体征，也是客观资料的重要组成部分。

主观资料可指导客观资料的收集，客观资料可进一步证实或补充所获得的主观资料，对于完整、全面的健康评估，主观资料和客观资料同等重要，都是实施护理干预和健康教育的重要依据。

3. 收集资料的方法

（1）问诊

问诊是收集健康资料的最重要手段之一，并非简单的文字信息或非文字信息的传递过程，也不是通过一连串问题用以填写病历，而是发生在评估者与评估对象之间目的明确、有序的交谈过程。健康问诊的主要目的在于了解评估对象疾病发生发展的情况、诊疗经过及既往健康状况等，重点是评估对象对健康的信念、现存或潜在的健康问题等。

（2）体格检查

体格检查是检查者运用自己的感官或借助器具来了解机体健康状况的一组最基本的检查方法。一般于问诊后开始，以进一步支持和验证问诊中所获得的阳性资料，为制定宣教计划提供客观的依据。体格检查的基本方法有视诊、触诊、叩诊、听诊和嗅诊。

（3）病历资料

阅读评估对象现有或既往体格检查报告、病历资料及预防接种资料等，获得评估对象的检查化验结果、既往及现存健康问题，家族史和个人史的准确记录，作为评估其健康问题的依据。

（二）评估个体需求，制订宣教计划

根据收集到的主观和客观资料，分析整理出评估对象存在的健康需求和主要健康问题，制订出针对评估对象个体化的健康宣教计划。

1. 个体需求

个体对健康知识需求主要集中在生活方式指导和临床干预两个方面。生活方式指导是健康管理的基本策略和重要方法，冠心病、糖尿病、脑卒中等常见慢性病都与吸烟、过度饮酒、不健康饮食、运动和体力活动不足等生活方式密切相关。应根据个体情况采取营养指导、体力活动指导、生活习惯指导等健康指导内容，以满足个体需求，提高健康宣教效果。临床干预主要是药物指导和围手术期的指导，根据个体化原则，采取有针对性的用药指导和围手术期宣教，定期监测各项检验指标，及时与宣教对象沟通，修订临床干预方案。

2. 健康宣教计划的制定

健康宣教计划的制定应以正确的目标为导向，提出在一定时间内所要达到的目标及实现目标的方法和途径。同时，应遵循前瞻性原则、弹性原则、从实际出发原则和参与性原则等基本原则。

（1）制定目标

任何一个计划都必须有明确的目标，目标是宣教策略和活动的前提，也是计划实施、监测和评价的根据，包括总体目标和具体目标两部分。总体目标是指计划执行后预期达到的最终目标，是宏观的、长远的；具体目标是对总体目标更加具体的描述，用以解释和说明总体目标的内涵，需要包含具体的、量化的、可测量的指标。

（2）制定干预策略

健康教育干预策略是实现健康宣教目标的措施、途径和方法，是每一项具体干预活动的指导思想。健康干预策略的核心是指导人们形成有益于健康的认知和技能，常用的形式有电子媒介宣传、印刷宣传手册、讲座或讲课、小组讨论与示范、社区活动等，根据宣教对象和环境不同采取相应的干预策略，达到宣教目的。

（三）实施宣教计划并记录

1. 宣教前准备

根据宣教计划选择健康宣教的方式、准备宣教所需材料、确定实施宣教的人员和开始宣教的时间等。同时，做好宣教对象的准备，使其处于舒适、便于沟通的状态，保证环境适宜，避免操作及其他原因的干扰。

2. 宣教过程把控

在实施健康宣教计划的过程中，宣教者应注意对过程的把控，严格掌握时间，注意沟通技巧的应用，适当的应用倾听、反馈、提问等技巧提高宣教效果，把握并主导宣教过程。合理应用非语言沟通，如身体语言、类语言和时空语言等。每一种方式的应用都有一定的技巧，直接影响宣教的效果。

3. 宣教后的记录

按计划实施健康宣教后，应如实记录每次宣教的经过，包括宣教时间、宣教内容、宣教者、宣教方式和参与者等信息，以便于对宣教效果进行评价和比较，不断修正宣教计划。同时，为进一步研究等提供数据资料。

（四）健康宣教效果评价

按计划实施健康宣教后，应定期评价宣教效果，主要是干预的近期目标和远期目标是否达成，包括症状缓解情况、行为改变情况、健康知识掌握情况和高危因素是否改变等。通过健康宣教效果评价，及时了解宣教对象的动态变化，改进宣教措施和计划，提高健康宣教效果。

二、健康教育的主要模式

（一）一对一宣教

一对一健康教育是最传统且最常见的健康教育方式，通过宣教者与宣教对象一对一的交谈、健康教育资料发放及讲解，可以即时有效的评估患者的健康教育需求并采取相应的指导措施，具有较好的及时性，但对教育者的沟通应对能力要求较高。相关研究显示，一

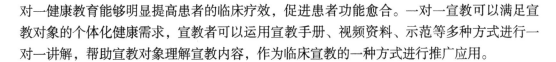

对一健康教育能够明显提高患者的临床疗效，促进患者功能愈合。一对一宣教可以满足宣教对象的个体化健康需求，宣教者可以运用宣教手册、视频资料、示范等多种方式进行一对一讲解，帮助宣教对象理解宣教内容，作为临床宣教的一种方式进行推广应用。

（二）医护患一体化团队

医护患一体化团队以专科医师为主导，主管医师、责任护士和患者共同进行健康管理相关决策，使用健康教育手册、健康管理处方等形式共同制定患者健康干预措施，定期进行随访和复诊，动态评估患者健康行为变化与疾病变化。此种方式的健康教育融入了医师的参与，使宣教知识更加专业、全面，提升了患者的信任度和依从性。同时，健康教育手册的制定与发放可以帮助患者更形象的理解宣教内容，但是，此种方式需要具备较好的团队合作性和充足的人力配备才能保证宣教效果不打折扣。

（三）健康教育课堂

健康教育课堂主要由小课堂和俱乐部大讲堂等形式组成。健康教育小课堂是由一名专科医护人员对有相同健康问题的 10 名左右患者进行同一主题的宣教，可以提高宣教效率，避免同一问题的重复，同时可以增进医护患的交流互动，及时分享自身感受。俱乐部大讲堂主要是由专家进行专题讲座，在授课过程中听者可以针对自身问题与专家进行面对面的咨询答疑，可以帮助患者得到准确、专业、有针对性的健康知识，提高患者的信任度和依从性。

三、骨内科健康教育特色

健康教育是骨内科诊疗模式的重点，是科室护理特色重要组成部分。骨内科综合诊疗模式是以内科医师为主，由外科医师、康复师、心理师、营养师、中医医师和健康教育师等组成，健康教育师主要负责门诊及病房患者的健康教育，通过义诊、随访和俱乐部活动等传播专科疾病预防护理知识，改变人们对疾病的认知，主动参与疾病高危因素预防控制工作，对骨内科疾病防治有重要意义，可以显著提高患者依从性，进而提高诊疗效果，降低并发症的危害。

（一）健康教育体系

骨内科健康教育主要包括门诊、病房、俱乐部讲堂等形式，根据不同情况采取不同的教育形式和方法，时间相对固定，明确职责分工。在科主任及护士长领导下，开展以健康教育护士为主，运用健康教育程序开展临床健康教育工作，建立医护患共同参与的个体化健康教育体系。

（二）健康教育护士职责

1. 健康教育的实践者

负责评估患者及宣教对象疾病康复相关知识认知情况和接受健康教育的能力，了解患者的知识需求，负责与患者及家属共同制定有针对性的健康教育计划，并按照科学的健康教育程序实施健康教育，定期评价宣教效果；监督和指导患者建立起对治疗护理的正确信念和行为，不断引导、激发患者的学习愿望，促进患者对健康知识学习和实践的主动性。

2. 健康教育指导者

通过讲课、护理查房、组织讨论、个别指导等方式培训护士专科健康教育知识与方法，提高科室护士实施健康教育能力，指导护士开展临床专科健康教育工作，协助管理者制定培训计划并落实培训计划。

3. 健康教育研究者

在实施健康教育实践、参与健康教育指导过程中，开展健康教育相关科研工作，不断探索提高健康教育效果的有效途径和方法，不断学习新方法、新技能，勇于改革创新，完成或参与团队健康教育相关科研工作。

4. 健康教育合作者

在健康教育实施过程中，总会遇到各种问题，当其他人员或科室遇到相关疑难问题时，可通过会诊和病例讨论等形式协助解决，健康教育护士应具备解决相应问题的知识与技术水平。

（三）骨内科健康教育流程

骨内科健康教育应以骨内科常见病诊疗为基础，制定相应的标准流程，从患者办理入院手续开始，由接诊护士按健康教育流程进行入院宣教；责任护士按流程完成患者在院期间的宣教；各层级护士根据患者情况开展相应环节的健康教育。

1. 健康教育评估

接诊护士通过护理问诊查体等评估患者健康教育需求，包括常用药物、物理治疗、饮食指导和运动知识等掌握情况；患者及家属对健康教育的依从性；健康教育对象对健康教育的接受能力；患者现存的症状评估等。

2. 健康教育实施

根据评估结果，视患者具体情况，选择适合的健康教育方法和内容，制定个体化健康教育计划，按照骨内科患者临床护理路径时间点，有计划的完成相应健康教育内容，定期评估健康教育效果，改进宣教方法和计划，通过健康教育讲座、组织健康教育大讲堂、社区延伸教育等强化健康教育效果。

3. 健康教育标准

制定骨内科患者健康教育评价标准，对每项疾病的宣教内容和每种宣教措施的实施及评价建立统一标准，指导健康教育实施者进行实践，动态评价健康教育效果，掌握患者对专科疾病宣教内容的知晓度和依从性。

四、骨内科创新健康教育模式

2016年解放军总医院第八医学中心骨内科成为中国老年学和老年医学学会骨质疏松分会主任委员单位，全军骨科中心马远征主任出任中国老年学和老年医学学会骨质疏松分会主任委员，骨内科王亮主任接任学会总干事，带领骨内科医护技30余人，坚持对骨内科患者进行早期干预、早期筛查，建立全程个体化管理的综合诊疗模式。外送培训骨科专科护士、老年专科护士、糖尿病专科护士3人，结合科室特色相继成立以专科护士和护理骨干为主的骨质疏松、糖尿病、风湿免疫和骨科常见病健康教育小组，开展骨内科创新健康教育模式。

（一）教育宗旨及目的

骨内科创新健康教育模式以患者为中心，对患者实施全面、系统的全程护理与管理，落实责任制整体护理，创建和谐护患关系，全面了解患者健康需求，实施个体化宣教，促进骨内科患者健康恢复。通过一对一宣教、视频播放、健康教育小课堂、健康宣教手册发放、微信宣教等多种健康教育方式，达到促进患者对骨内科常见疾病相关知识的掌握，提高患者依从性，促进健康的目的。以专科护士为主的骨内科创新健康教育可以充分发挥专科护士的培养意义，不断改进健康教育方式方法，不断提高健康教育效果，提升护理服务内涵和健康教育的专科性目的。

（二）健康教育小组组成及分工

骨内科创新健康教育模式是在科主任、护士长指导下开展的小组式健康教育模式，是以专科护士为主导，全体医护人员共同参与的健康教育模式。

1. 行政与专业指导

骨内科健康教育小组的主要负责人是专科护士，专科护士虽然经过了更为专业的专科知识培训，但是所掌握的知识相对还是有限，而且缺乏管理经验，所以健康教育小组的工作必须以科主任和护士长的行政监督和专业指导为前提，才可以保证工作的正常开展。各专科健康教育小组在科主任、护士长指导下制定详尽的工作计划，经小组讨论、审核通过后才可以有计划地开展专项健康教育工作。

2. 健康教育小组成员

每个健康教育小组设立组长1名，专科健康教育护士2~3名，专科健康教育医师1~2名，其他责任护士和主管医师协助健康教育小组工作。各小组成员紧密合作，共同落实专科健康教育计划，充分体现骨内科的综合、创新理念。

3. 小组成员分工

（1）组长

骨质疏松、糖尿病、风湿免疫和骨科常见病健康教育小组组长分别由专科护士和护理骨干担任，主要负责专科健康教育小组工作的统筹及协调；督促小组成员按时完成健康教育计划；开展专科健康教育培训、指导；定期总结汇报小组工作进度；评估健康教育效果，改进健康教育方法和措施。

（2）健康教育护士：由经过专科培训的护士担任，具备一定的临床护理经验和较好的沟通能力，热爱临床护理工作，以患者为中心。主要负责实施患者入院症状评估，床旁宣教等工作。

（3）健康教育医师：根据医师专业特长加入相应健康教育小组，观察记录患者检查化验结果，选择并确定治疗方案，及时与健康教育实施者沟通，参与健康管理的处方制定，必要时参与健康教育的课堂授课。

（三）健康教育计划的实施

责任护士评估患者身体状况与健康教育需求，根据评估结果与专病健康教育小组共同讨论制定个体健康教育计划与实施方案，健康教育护士负责具体实施，包括一对一宣教、小组指导、视频资料、小课堂和健康管理的处方使用等，将疾病基本知识、用药知识、饮食与运动指导等健康知识分阶段按不同方式传输给患者，满足不同患者不同程度的健康需求，促进健康。

1. 一对一宣教

主要由健康教育护士在床旁完成，重点针对活动不便和个体需求不同的患者。将健康教育内容通过床旁 IPAD、模具、宣教手册等途径传递给患者，生动的讲解疾病发生原因、危险因素、干预措施及症状评估方法，帮助患者正确认识疾病基本知识，提高患者参与健康教育的意愿等。

（1）视频资料宣教

将复杂难以理解的内容制作成视频宣传资料，在病区内循环播放，患者及家属可以随时观看，由健康教育小组成员定期更换视频内容并进行集中的解读，也可以利用微信等信息平台，上传宣教视频或通过互联网技术及时与患者互动，帮助健康教育对象及时掌握健康知识内容，提高患者配合度和依从性。

（2）健康教育课堂

由健康教育小组组长及相应专科护士制作专科疾病健康教育课件，组织并培训小组成员进行专题授课，针对可以活动的非卧床患者进行集中授课，授课过程中结合主题，使用多媒体、卡片、体验设备等增加互动，帮助患者深入理解疾病的症状和相关健康知识，提高宣教效果。

（3）健康管理处方应用

健康教育小组成员根据对患者的动态评估结果，制定关于饮食、运动、用药、检查等相关内容的个体化处方，及时更改以适应病情变化，责任护士或健康教育护士负责处方的发放和解读，督促监督患者按健康管理处方进行自我管理，提高患者的参与度。

（四）健康教育时机

健康教育小组对患者实施健康教育干预应选择适宜的时机，应结合患者诊疗过程和需求合理选择，避免随意实施造成不良后果，影响宣教效果。

1. 需求评估

一般于患者确诊后第一时间进行健康教育需求评估，由健康教育护士完成，通过问诊等方式收集资料，做出初步判断和评估，为健康教育计划制定与实施奠定基础。

2. 专项宣教

健康教育小组成员按计划至少每周进行一次床旁宣教及效果评价，在开展新的宣教之前，先评价前一次的宣教效果，及时修订宣教计划。针对患者情况，每周开展一次专题课堂讲座，集中讲解患者共同需求的问题。

3. 个体化宣教

病情变化或更改治疗方案时，及时复评患者症状体征及健康需求和主要健康问题，重新制定宣教计划、选择宣教方法、变更宣教频次等，保证健康教育的及时性和有效性。

（五）骨质疏松俱乐部及义诊标准流程

1. 俱乐部组织与实施

（1）俱乐部人员要求

①参与俱乐部活动者必须重视本活动，积极支持俱乐部活动。

②参与者必须佩戴披肩，统一着装，仪表端正，举止稳重、文明礼貌。

③参与活动时，确保安全并圆满完成任务。

④参与服务者要具备一定的组织管理能力，俱乐部会员提出的意见及时反馈。

（2）组织架构（图9）

①组长：科主任、护士长

②组织协调者：1人

③活动参与者：骨内科全体医护人员

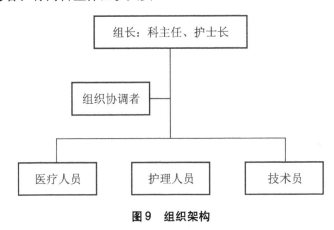

图9　组织架构

（3）俱乐部流程（图10）

①组长及相关负责人负责确定每年度俱乐部讲者人员名单及题目，组织协调者负责与相关讲者联系，制作年度课程表。

②组织协调者联系做海报工作人员，及时设计、制作、张贴年度海报。

③组织协调者在开展活动一周前递交场地申请单给培训中心负责人，确定场地相关事宜。

④组织协调者一周前发放俱乐部电话通知内容，分配给每位医护人员，每名医护人员负责电话通知会员并统计、汇报参加人数，由协调者统一汇总后协调物品准备事宜。

⑤活动前一天，组织协调者进行人员分工，指定活动前准备、活动中组织、活动后宣传的负责人，明确每个人的任务与职责，确保活动顺利进行。

⑥活动前准备包括电脑、幻灯、投影、礼品、资料、摄影等。

⑦活动中组织包括签到、发放宣传资料、引导入场、饮用水、根据参加人员增加桌

椅等。

⑧活动后宣传包括小年糕影集制作、院网新闻报道、微信宣传等。

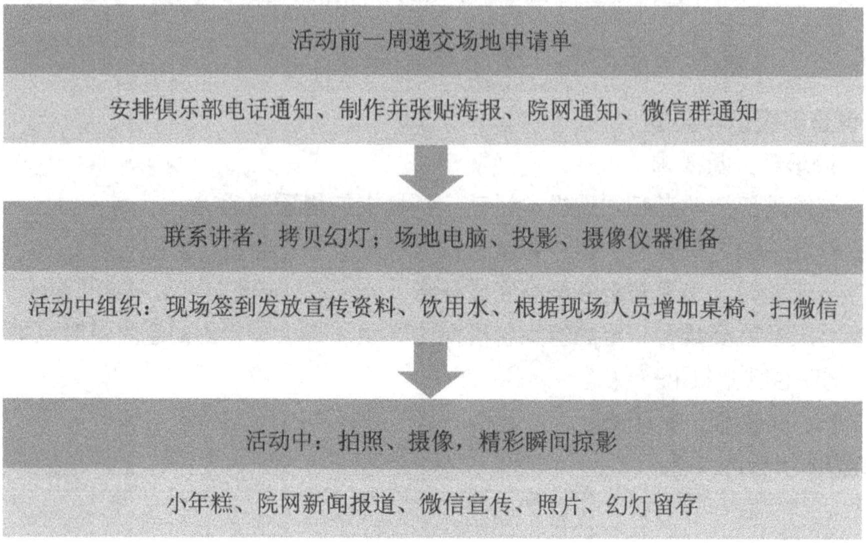

活动前一周递交场地申请单

安排俱乐部电话通知、制作并张贴海报、院网通知、微信群通知

联系讲者，拷贝幻灯；场地电脑、投影、摄像仪器准备

活动中组织：现场签到发放宣传资料、饮用水、根据现场人员增加桌椅、扫微信

活动中：拍照、摄像，精彩瞬间掠影

小年糕、院网新闻报道、微信宣传、照片、幻灯留存

图 10　俱乐部流程

2. 义诊标准流程（图 11）

（1）总则

①每月开展进社区、下基层义诊宣教活动，以传播骨健康预防保健知识为主，普及疾病诊疗知识，提高周边社区、基层官兵及群众自我保健意识，提升自我保健能力。

②在主任、护士长指导下制定全面义诊计划，指定负责人全面负责义诊的筹备、宣传、分工、实施等具体工作落实。

③制定骨内科义诊流程，明确人员职责及实施流程与标准，各负责人严格按照计划组织实施义诊活动，以保证活动顺利进行，达到预期效果。

④义诊过程中，参加义诊人员应做到主动提供健康咨询服务，热情接诊，耐心解答，细致查体，积极收集相关资料信息等。

⑤医师、护士、技师均应主动参与科室义诊活动，不得无故推诿，团结合作，互相帮助，共同完成查体及咨询等工作。

（2）细则

①主任、护士长确定义诊的具体时间、地点及主题，指导义诊计划的制定及实施，检查审核各项工作完成质量。

②义诊负责人根据义诊时间、地点、主题及科室人员情况合理安排义诊分工，督导各实施人员保质保量地完成负责内容，主动汇报工作进度及遇到问题，及时调整活动安排。

③负责人提前 3 天向有关部门提出申请，负责与外联办等相关科室取得联系，制定义诊实施工作表，明确义诊活动分工及完成时限，通知到具体责任人。

④义诊前2~3天宣传组完成海报设计，经主任、护士长审核合格后及时发院网及微信通知，主动做好宣传报道工作。

⑤筹备组根据义诊时间、地点、主题等准备义诊所需物品及资料，提前一天完成安排物品及资料的运送及摆放准备。

⑥参与现场义诊人员根据现场情况完成个人负责项目，注意关爱患者，维护秩序，服从现场指挥人员统一协调安排，保证义诊有序进行。

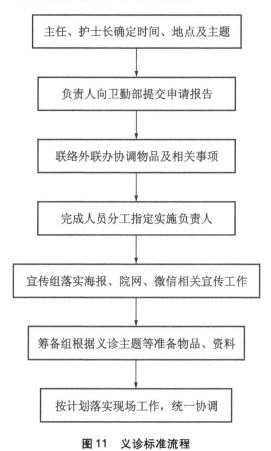

图11 义诊标准流程

第二节 骨内科常见疾病健康教育

一、骨质疏松的健康教育

（一）骨质疏松基本知识

1. 病因

骨质疏松症是一种全身性的骨量减少，骨组织的微细结构破坏，导致骨脆性增加，骨强度降低，容易发生骨折的疾病。按照骨转换发生的速度，分为高转换型骨质疏松症与低转换型骨质疏松症，按照发生原因分为原发性骨质疏松症和继发性骨质疏松症。全球每年约有一百万新发骨质疏松性骨折患者，且其发生率呈逐年上升趋势。骨折发生后，轻则行走不便，生活质量下降，重则死亡。因此，对骨质疏松症危险因素进行评估，采取相应的干预措施，对骨质疏松症防治具有重要意义。

2. 骨质疏松危险因素

骨质疏松症的发病机制是多因素的，每个人一生中可能存在 1 种或 2 种以上骨质疏松症的危险因素，充分认识并尽量减少或避免这些危险因素，可以有效预防骨质疏松症的发生。

（1）性别、年龄和种族

绝经和 65 岁以上人群为骨质疏松症的高危人群。女性骨质疏松发生率明显高于男性，随着年龄增长骨质疏松症及骨折的发生率也随之升高，因此，美国指南建议对所有 65 岁以上女性进行骨质疏松症的筛查。白种人骨质疏松症的发生率大于黄种人，大于黑种人，这与遗传因素有关，遗传因素影响骨密度和骨微结构，决定峰值骨量的 70%，有骨质疏松症家族史的患病率高。

（2）母系家族史

患者直系亲属（母亲或祖母）有髋关节或其他椎体骨折的病史，也是骨质疏松症发生的危险因素之一。

（3）低体重

消瘦、体重指数低者，骨质疏松症发生率高，低体重是骨质疏松骨折的危险因素之一，以 BMI < 20 为标准，也可以采取简单的低体重（< 55kg）作为风险评估指标。

（4）不良生活方式

不良生活方式能加速骨质疏松症的发生发展，改变不良的生活方式对防治骨质疏松症具有重要意义，广泛开展关于骨质疏松症的健康教育，积极改善不良生活方式，加强骨质疏松症及骨折的预防，对提高人们生活质量至关重要。不良生活方式主要包括过度吸烟、饮酒；不良饮食习惯和体力活动缺乏等。过度吸烟、饮酒、长期饮咖啡浓茶等会增加骨质疏松症的发病率；长期低钙饮食，营养缺乏，蛋白质摄入过多或不足，高钠饮食等都会影响骨骼健康；成人在生活中积极增加运动可以增强肌肉和腱反射功能，降低跌倒发生率，预防骨折，而长期卧床、制动和体力活动不足是骨质疏松症和骨折的危险因素。

（5）影响骨代谢的疾病和药物

内分泌疾病、营养代谢性疾病、肾功能不全、类风湿关节炎、严重肝病、肿瘤等疾病，长期使用皮质激素、巴比妥类、苯妥英钠、肝素等药物的患者骨折风险增加，应该接受抗骨质疏松治疗，预防骨折。

（二）骨质疏松的临床表现

骨质疏松患者早期可无任何表现，医学界称其为静悄悄的流行病。常见症状有疼痛、驼背及身高缩短、骨折。

1. 疼痛

骨质疏松疼痛以腰背部疼痛多见，占疼痛患者中的 70%～80%，一般骨量丢失 12% 以上时即可出现周身骨痛。

2. 驼背、身长缩短

脊椎椎体前部几乎多为松质骨组成，而且此部位是身体的支柱，负重量大，尤其第 11、第 12 胸椎及第 3 腰椎，负荷量大，容易压缩变形，使脊椎前倾，背曲加剧，形成驼背。老年人骨质疏松时椎体压缩，每椎体缩短 2mm 左右，身长平均缩短 3～6cm。

3. 骨折

骨质疏松骨折可发生于咳嗽、打喷嚏、大笑、弯腰起身、屈身拾物及躯体转动时，一般骨量丢失 20% 以上时即可发生骨质疏松骨折。20%～50% 的椎体压缩性骨折患者无明显症状，骨质疏松骨折最常见的部位为腕部、脊椎和髋部。

（三）骨质疏松症的检查

1. 双光能 X 线骨密度

骨密度测量是利用 X 线和其他技术对人体骨矿含量、BMD 和全身体质成分进行无创性定量分析的方法，也是目前临床诊断骨质疏松症的主要检查手段。骨密度测量对骨质疏松性骨折危险性的预测以及治疗后的疗效评估也具备重要作用。双光能 X 线骨密度测量最早在 20 世纪 60 年代由 Jacobson 开始使用，至 20 世纪 80 年代逐渐得到广泛应用，其原理是使用两种不同能量的 X 线进行扫描，可测量全身任意部位骨骼的 BMD，以腰椎和髋关节最常用，由于腰椎周围的脂肪分布不均匀，可导致椎骨骨含量测量误差高达 10%，双光能 X 线吸收测量法所测得的是面密度。

（1）优缺点

骨密度检测的优点是时间短、电离辐射小、实用性强、操作简单、费用低，测量准确性高，成为骨密度测量的金标准。缺点是无法区分皮质骨和松质骨，无法敏感地反映出松质骨的骨量变化，所测得的骨密度可因测量部位退行性改变和周围组织内钙化的影响而产生误差。

（2）适应证

女性 60 岁以上或男性 65 岁以上，无其他骨质疏松的危险因素；女性 60 岁以上或男性 65 岁以上，有一个或多个骨质疏松的危险因素；有脆性骨折史或者脆性骨折家族史的成年男女；各种原因引起的激素水平低下的成年人；X 线摄片已有骨质疏松改变者；接受骨质疏松治疗者；有影响骨矿代谢的疾病和药物史。

（3）主要用途

双能 X 线骨密度检测的主要用途是诊断骨质疏松；确定骨折区域，预测骨折危险性；椎体骨折风险评估和成分测试；疾病评估；临床试验；药物疗效评估及流行病学调查及随访。

（4）结果分析

双能 X 线骨密度检测采用 T 值进行诊断，其意义是将受试者的骨密度值与一个正常参考人群的平均峰值骨密度和标准差比较而计算出的。世界卫生组织发布了骨质疏松症的诊断标准，明确表述，绝经女性和 50 岁以上男性使用 DXA 测得的股骨颈骨密度，参照白种人年轻女性峰值骨量减少 2.5 倍标准差及以上，作为骨质疏松症的诊断标准。T 值 ≥ -1 属于正常骨量；在 -1 ~ -2.5 为骨量减少；≤ -2.5 为骨质疏松；≤ -2.5 并发生一处或多处骨折为严重骨质疏松。

2. 常用检验项目

骨基质的细胞组分已经被分离鉴定出来，并分为骨形成标志物和骨吸收标志物两大类，快速、可靠、非侵入、经济适用的骨标志物检测方法已发展起来，其主要优点是能够动态反应成骨细胞、破骨细胞代谢活性，测定的生物化学骨标志物为临床医师分析骨代谢提供重要依据。骨代谢标志物包括骨形成标志物、骨吸收标志物和 PTH 等，其意义是骨质疏松诊断、预测骨流失和骨折风险、药物疗效监测和评价等。骨代谢标志物测定值在每个人身上一天内均有波动，但是血清中 CTX 受饮食影响，而 PINP、BAP 检测不受饮食影响，所以推荐早晨空腹时采血。为了避免某些药物的影响，在检查前应停用抗骨质疏松药物数天后再取血。

3. 肌骨超声检查

超声诊断由于其良好的软组织分辨率，对软组织的早期病变的诊断、预后有实际的临床意义，与 CT、MRI 检查比较，超声检查具有无创、简便、迅速、廉价及短期内可重复等优点，并能实时观察肌腱、韧带、软组织等病变，而且对四肢软组织异物均可得到满意图像，做出明确诊断。

人体骨骼是承受人体负重、活动的组织，运动时与肌肉组合形成杠杆作用，骨骼的生物力学不仅与骨强度直接有关，也与骨形态及骨密度密切相关，取决于骨量、骨的大小、几何和骨微结构。临床上各种骨量测定方法是用来诊断骨质疏松症、流行病学调查、观察药物疗效等，主要有骨密度测定、X 线检测方法或超声测量、定量 CT、定量核磁等。随着检验医学发展，不断有新的针对骨骼、关节和肌肉的生化标志物被发现应用于临床，扩充了骨质疏松的诊断手段。

（四）骨质疏松症的干预措施

1. 基础措施
2. 运动干预
3. 药物干预
4. 生活方式干预

（五）骨质疏松常见并发症预防

骨质疏松症患者骨骼变脆、骨强度降低，使骨折阈值明显下降，导致脆性骨折（受非外伤或轻微外伤发生的骨折），是骨质疏松症最严重的后果及并发症，发生率高达 20%，一旦发生了脆性骨折临床上即可诊断骨质疏松症。美国每年发生脆性骨折约 150 万例，其中 1/2 的女性和 1/5 的男性将在他们余生发生一次脆性骨折；英国的脆性骨折发生率与美国相似，资料显示影像学椎体骨折、髋部骨折和腕部骨折的发病率随着年龄增长而增加，且女性患病率高于男性。骨质疏松性骨折是造成残疾和医疗费用负担的重要原因。骨质疏松性骨折发生的危险因素众多，低骨密度、跌倒、骨折史是骨折的主要危险因素，第一次脆性骨折的预防和积极有效的抗骨质疏松治疗也至关重要，骨质疏松性骨折是可以预防的。

1. 常见骨折部位及特点

（1）髋部骨折

髋部骨折致残率和病死率最高，一旦发生，50% 不能独立行走，20% 在一年内死亡，给家庭和社会带来沉重负担，年龄越大，髋部骨折患者的病死率越高。导致髋部骨折死亡直接原因不是骨折本身，而是因为老年患者基础疾病多、心肺功能弱、术后活动能力下降，从而导致患者病死率增加。导致骨质疏松性相关性残疾最主要原因是髋部骨折，年龄是一个重要决定因素，在西方国家，髋部骨折患者中有 14%～55% 的人生活不能自理。

（2）椎体骨折

椎体骨折在骨质疏松骨折中最多见，由于有时损伤较轻，常未被及时治疗，椎体骨折后，一年病死率显著上升，且随时间推移病死率逐年上升。椎体骨折主要表现为持续腰背、胸背部疼痛，可伴有胸肋部痛，平卧休息时疼痛减轻或消失，体位改变时疼痛加重，可出现脊柱后凸畸形和骨折不愈合，一般无下肢神经损害变化。女性椎体骨折后 1 年生存率和预期生存率分别为 86.5% 和 93.6%，在 45 岁以上人群中每年新发椎体骨折分别为美国 5.2 万例，英格兰和威尔士 2188 例，生活质量评分随着椎体骨折数目的增加而减少。

（3）前臂远端骨折

腕部骨折会对书写、就餐等日常生活产生不利影响，不影响病死率，也很少留下严重后遗症。

2. 骨质疏松骨折的治疗

骨质疏松骨折患者，尤其是老年患者，必须对其全身状况、器官功能、风险及预后作全面评估，实施手术或非手术的综合处理。

（1）围手术期抗骨质疏松治疗

大量研究显示现有的抗骨质疏松药物对骨折修复和骨折愈合无不良影响，抗骨吸收抑制剂可能会使骨折修复过程的骨骼变大，提供了更高的生物力学强度。规范化的常规剂量的双磷酸盐对骨折愈合无不利影响，可考虑序贯治疗。甲状旁腺素和维生素 K_2 有利于成骨。鲑鱼降钙素能减少急性骨丢失、缓解骨质疏松性骨痛，必要时可采用间歇性重复给药。

（2）非手术治疗

骨质疏松骨折的非手术治疗主要适用于症状及体征较轻，影像学检查为轻度压缩骨折、无法耐受手术者，治疗方法包括卧床休息 3～4 周，腰背部垫软枕，根据骨折损伤程度决定；下地活动时建议佩戴支具；疼痛明显的患者给予镇痛药以对症治疗；降钙素的应用能减少骨折后急性骨丢失，对缓解骨折后急性骨痛有一定效果。

（3）微创手术治疗

骨质疏松骨折的微创手术治疗方法可选经皮椎体后凸成形术或经皮椎体成形术，主要适用于：

①非手术治疗无效、疼痛明显，不宜长时间卧床的患者。

②不稳定压缩性骨折患者。

③骨折不愈合或内部囊性病变、椎体坏死者。

④能耐受手术者。

⑤绝对禁忌于无法耐受麻醉和手术的患者，无痛的骨质疏松性脊柱骨折者。

⑥相对禁忌于有出血倾向者和身体其他部位有活动性感染，椎体严重压缩性骨折者。

（4）开放手术治疗

当骨质疏松性骨折患者有神经压迫症状、体征或需要截骨矫形的患者，以及不适合微创手术的不稳定骨折患者，可考虑开放手术治疗，必要时可在内固定周围采用局部注射水泥增强技术，以增强内固定的稳定性。可采用 VAS 疼痛评分、Oswestry 功能障碍指数、SF－36 等评分系统，对患者临床症状进行手术前后量化评估。

3. 骨质疏松骨折的预防

骨质疏松患者容易跌倒并因此骨折，如果合并高血压、心脏病、视力障碍，也是造成跌倒的危险因素。跌倒是指突发的、不自主、非故意的体位改变，倒在地面或比初始位置低的水平面上，倒在家具或墙上不认为是跌倒。跌倒是骨质疏松骨折的主要危险因素，其中 90% 以上老年人每年至少有一次跌倒，其中 10%～15% 跌倒后有严重损伤，5% 出现骨折，作为骨质疏松骨折的独立危险因素，预防跌倒是预防骨质疏松骨折的主要措施。

（1）预防跌倒

通过对跌倒危险因素进行评估，了解患者现存的或潜在的跌倒危险因素，制定有针对性的预防和干预措施，减少跌倒的发生。美国老年医学协会和英国医学协会对预防老年人跌倒干预提出的最新建议有包括平衡感练习、步态和力量训练的多因素干预方法；减少日常生活中跌倒的危险因素；必要时进行白内障手术；较少用药，尤其是影响大脑的安眠药和抗抑郁药；低血压、心率和节律异常的管理。

（2）物理疗法与康复训练

物理疗法简便、无创、有效而安全，对骨折愈合有促进作用。低强度脉冲超声、脉冲电磁场、体外冲击波、功能性电刺激和振动波等多种物理治疗方法均可选用。骨质疏松性骨折的恢复慢、康复期长，在不影响骨折制动及骨折愈合的前提下，应尽早开始康复训练，目的是恢复关节运动功能，减少肌肉萎缩，增强肌肉力量，促进骨折愈合和防止再次骨折，应采用主动和被动运动相结合，并以主动运动为主的运动方式。

（3）运动与营养

骨质疏松骨折的运动预防应以负重运动和抗阻力运动为主，增加肌力，改善步态和平衡，减少摔倒和骨折的风险，注意制定个体化的运动处方，因人而异的选择运动方式、频率、时间以及强度。营养与肌肉组织充足，对预防跌倒、防治骨折有重要意义，应指导患者进食含钙丰富的食物，保证营养充足、平衡，避免肌少征，预防骨质疏松性骨折。

抗骨质疏松药物指导：

美国 NOF 建议绝经后女性以及 50 岁以上男性，有髋部或椎体骨折，股骨颈、全髋关节或者腰椎 T 值≤ −2.5，骨量减低及髋部骨折 10 年发生率 3% 以上或者主要骨质疏松相关性骨折 10 年概率 20% 以上者应启动药物治疗。

（六）常用抗骨质疏松药物指导

对于明确诊断为骨质疏松症的患者，仅仅给予钙剂和维生素 D 治疗是不够的，应当在专科医师指导下根据不同的患者个体化的选择不同的药物规范治疗。目前美国食品药物管理局批准的预防或治疗骨质疏松症的药物包括双磷酸盐类、降钙素、雌激素类、选择性雌激素受体调节剂、甲状旁腺激素及中医药类药物等，主要分为抑制骨吸收和促进骨形成两类。不论使用何种药物，均应严格遵医嘱用药，密切观察用药后反应，定期复查相关检查、化验指标，不得私自调整药物剂量与方法。

（七）骨质疏松症的饮食指导

骨骼健康与饮食息息相关，营养均衡有利于骨骼健康。除了补钙比较重要，营养均衡才是健康的基础，也是维系骨骼健康的基础。影响骨量的环境因素中许多因素是可以控制的，先天或后天的营养不良，都可能造成骨代谢障碍，使骨的结构或功能发生改变，尤其是在男性和女性中，营养对骨丢失的速率起着关键性作用。

1. 钙与骨质疏松症

（1）钙摄入量是许多影响骨密度的因素之一，内分泌状况、年龄、体重、体力活动及钙吸收率等都对钙摄入有不同程度影响，提高钙和维生素 D 的干预措施简便易行，安全可靠。

（2）影响老年人钙营养状况的主要因素有成年时期的骨钙峰值，日常钙的摄入量与吸收以及其他因素。钙的吸收随年岁增长而下降，老年人的钙吸收率 <20%。

（3）钙吸收的影响因素有多种，食物中的钙磷比例可影响钙的吸收与利用，蛋白质、维生素 A 等的营养状况影响骨有机质的代谢，对骨盐沉着有调节作用，缺乏会促进骨质疏松症的发生。

（4）在骨质疏松饮食治疗中，以钙为中心的营养疗法是最基本的方法，多食富含钙的食物，乳制品是钙的最好食物来源；虾皮、鱼、海带、坚果类及芝麻酱等含钙量也高；豆类和某些蔬菜如甘蓝菜、花椰菜，含钙多而含草酸少，也是钙的较好食物来源。

（5）补钙不是越多越好，过多的钙也会产生不良反应，会出现便秘、结石，并影响铁的吸收。在选用钙制剂时，要注意钙元素含量，不同类型的钙吸收率是不同的。中国营养学会提出钙的适宜摄入量为成人 800mg/d，50 岁以上人群 1000mg/d。

2. 维生素 D 与骨质疏松症

（1）维生素 D 是钙吸收的主要调节因素，足够的钙和充分的维生素 D 是防治骨质疏松症的基础，是抗骨质疏松药物达到最佳效果的必要调节。

（2）维生素 D 对维护骨的正常代谢是必需的，日照及饮食摄取不足、肾脏 1α 羟化酶活性降低致活性维生素 D 产生不足、靶组织活性维生素 D 抵抗是维生素 D 缺乏的三种类型，应根据情况补充维生素 D_3、骨化三醇或活性维生素 D。

（3）补充维生素 D 和钙剂仅能改善骨矿化不良，而对骨质疏松症本身的疗效尚缺乏足够的证据。

（4）中国营养学会提出的维生素 D 的每日推荐量为 $10\mu g/d$，中老年人均应多进行户外活动，多晒太阳，以增加体内维生素 D 的合成，老年人可在医师的指导下适量补充维生素 D。

3. 蛋白质与骨质疏松症

（1）蛋白质是构成骨基质的重要原料，长期缺乏蛋白质，也会造成骨基质合成不足，新骨生长落后，如果同时缺钙，可加快骨质疏松症。

（2）过多摄取蛋白质将增加钙向尿中的排泄，所以应合理控制饮食中的蛋白质摄入量，避免过高蛋白饮食。蛋白质的摄入量应适中，一般成人每日 $1.0 \sim 1.2 g/kg$ 的蛋白质比较合适。

（3）蛋白质补充的原则是动物性蛋白与植物性蛋白合理搭配，优质蛋白占 $1/3 \sim 1/2$，富含蛋白质的食物有牛奶、蛋类、核桃、肉皮、鱼皮等。

4. 骨质疏松症饮食原则

（1）提倡平衡膳食

全面合理的营养供给，对于机体的各种功能有保护作用，骨骼的健全需要钙、适量的蛋白质、维生素、无机盐等。成年人的平衡膳食包括谷薯类、动物性食物、奶豆类、蔬菜水果、热量食物等，各种食物应适量按需摄取，且应在同一类食物中选择不同品种合理搭配，满足人体需求并保持平衡。

（2）清淡少盐，避免高磷、高钠

食物多样化，不挑食不偏食，可搭配使用粗粮和坚果类食物，避免高钠饮食，减少肾脏排出钠时引起钙的丢失。

（3）科学烹饪

科学烹饪即合乎营养原则，符合季节特点，科学加工，粗细搭配，荤素兼备。烹饪中多使用豆制品、少用油盐、适量油脂等。采取有效措施去除干扰营养素吸收的不利因素，尽量保持食物的营养素（表20）。

（4）避免不良饮食习惯

日常生活中的不良习惯会对身体健康带来负面影响，长期大量饮酒导致骨代谢、骨重建异常，促进骨吸收、抑制骨形成，引起骨组织形成减少和脂肪组织增多等一系列病生理变化。烟草中的有害物质可以导致心肺肾等多器官损伤，也可引起骨质疏松症，吸烟是引起骨质疏松症和骨质疏松骨折的主要危险因素之一，影响骨代谢，抑制骨形成，促进骨吸收，引起骨量丢失增多，导致骨质疏松。

表 20 骨质疏松一周食谱

星期	早餐	加餐	午餐	晚餐	加餐
	骨内科骨质疏松一周食谱				
1	牛奶 250ml 小笼包 虾皮拌小白菜	水果 200g	萝卜海带炖排骨 西红柿鸡蛋 小白菜丸子豆腐汤 米饭	香酥鲫鱼豆干 茄子肉末 蒜茸茼蒿 杂面馒头	酸奶 100ml
2	豆腐脑 300g 花卷 煮鸡蛋 1 个 煮花生米拌芹菜	水果 200g	红烧鱼块豆干 虾皮炒菠菜 萝卜丝紫菜汤 馒头	清炖鸡块香菇 素炒西葫芦 肉丝豆腐汤 米饭	酸奶 100ml
3	牛奶 250ml 馒头 拌包菜豆干	水果 200g	猪蹄炖黑豆 拌三丝 紫菜虾皮小白菜汤 米饭	干炸小黄鱼 木须肉 酸辣汤 玉米饼	酸奶 100ml
4	豆浆 250ml 虾皮菜肉包 煮鸡蛋 1 个 芝麻酱拌菠菜	水果 200g	牛肉炖胡萝卜 肉片烧茄子 鸡架冬瓜汤 米饭	红烧鲤鱼豆腐 素炒油麦菜 萝卜丸子粉丝汤 馒头	酸奶 100ml
5	牛奶 250ml 花卷 花生酱拌白菜心	水果 200g	鸡块炖蘑菇 尖椒胡萝卜肉丝 小白菜丸子汤 米饭	木耳炒鸡蛋 香菇油菜 肉末双色豆腐 八宝粥	酸奶 100ml
6	豆腐脑 玉米饼 煮鸡蛋 1 个 拌芝麻油菜	水果 200g	红烧兔肉 鱼香包菜 番茄虾皮牛肉汤 米饭	酱爆鸡丁 木耳炒青椒胡萝卜 鸽蛋油菜汤 杂面窝头	酸奶 100ml
7	牛奶 250ml 麻酱卷 拌木耳黄瓜	水果 200g	番茄虾 韭菜鸡蛋 鸡汤娃娃菜 米饭	雪里蕻炖豆腐 红烧带鱼 素炒茼蒿 米饭	酸奶 100ml

备注：

1. 高钙膳食：应多选择富含钙质的食物，如奶制品、豆类及其制品、海产品、深色的蔬菜等。此食谱可做参考，一家人均可应用。

2. 不喝牛奶者可用等量酸奶替代。

3. 同类食物可交换，如 50g 瘦肉类可与 75～100g 鱼类、禽类交换，20g 黄豆、50g 豆干与 100g 豆腐交换。

4. 坚果粉组合制作：松子仁、榛子仁、芝麻、花生米、葵花子、核桃仁等量分别炒熟，打碎，混合。每天食入 15～20g，可用于拌菜、夹馒头等。

5. 如果偏素食者，一定要将豆类与谷类、坚果、干果混合后制作烹调。

（八）骨质疏松症的运动指导

骨组织具有生长、塑建、重建、骨形成和骨吸收的功能，受全身因素和局部因素的调控，并受局部重力和肌肉收缩的影响，运动和负荷可使骨形态和构筑发生改变。适当的运动可以提高峰值骨量、减缓骨量丢失，对防治骨质疏松症十分重要。

1. 骨质疏松患者运动的意义

（1）机械性应力对骨细胞活性是重要的刺激，骨骼负荷和弯曲运动分解为骨组织的应变，骨的代谢有赖于这种力学因素，当应力达到2500微应变单位以上，即可引起骨的0.25%形状改变，骨形成增加，骨吸收减少。

（2）对力学信号敏感地骨组织细胞包括间质细胞、成骨细胞、骨细胞，骨的力学感受系统由骨陷窝、骨细胞、骨小管系统立体网状结构共同构成。该系统能感知力学刺激，转化力学刺激，最终转导为骨骼结构形态及数量的变化。成骨细胞是适应性应答的关键细胞，可能是骨组织塑形性的关键因子；破骨细胞可对抑制骨吸收的力学信号直接反应。

（3）运动时产生的肌肉收缩对骨骼产生的拉力、挤压力和剪切力的间接刺激作用，有效地加大了对骨骼的力学负荷。运动产生的功能性负荷还可以诱导产生髓腔内压力，通过骨小管产生剪切力，以及通过组织间液流经带电荷的骨晶体产生动态电场。基质张力外的其他因素也可以引起细胞的适应性反应，促进骨合成代谢。

（4）适宜的运动可以提高身体素质，保持稳定的内分泌轴功能，使性激素正常发挥其生物学效应，雌激素可以通过调节成骨细胞的增殖、分化、骨基质的合成及骨细胞的凋亡，使成骨作用大于破骨作用。

2. 骨质疏松患者适宜的运动

运动的目的是改善全身肌肉过度紧张状态，提高机体整体可动性。运动可以促进骨形成，增加骨峰值量，减缓骨丢失速率。治疗性运动包括抗重力运动、抗阻运动、冲击性运动、有氧运动及振动运动等。规律性的抗重力性、抗阻力性和高冲击性运动，通过肌肉收缩对骨骼产生牵张力和地面对骨骼的反作用力，能够提高骨骼承受的力学负荷，提高骨强度，肌肉力量，改善平衡功能，预防跌倒和骨折发生。

（1）负重运动

常见的负重运动包括行走、跑步、骑车、举重等。负重行走是指穿负重装备，步行3.2公里；负重跑步以穿负重装备，慢跑2.4公里为宜；骑车锻炼应选择一定的坡度，做好防护准备；举重主要是通过克服器械带来的重力做功达到运动目的。

（2）抗阻运动

主要是肌肉在克服外来阻力时进行的主动运动，阻力的大小根据患肢肌力而定，阻力可由他人、自身的健肢或器械进行，能够达到恢复和发展肌力的作用。常见的抗阻运动包括杠铃、仰卧起坐、深蹲起、提拉等。

3. 运动的注意事项

运动对骨代谢的影响因运动方式、运动强度、运动时间和频率的不同而异。确定提高骨强度载荷的最佳强度和特征十分重要，制定合理的运动方案必须考虑运动者的年龄、性别、骨质疏松程度和身体状况等因素，建议采取多种运动方式相结合的运动方式，以达到更好的防治效果。

（1）运动前准备

骨质疏松患者在开始运动前应选择合适的衣物，搭配适当的运动装备；选择适宜的运动时间，避免服药后立即活动或在身体不适时勉强活动，应在身体状况允许的情况下合理分配运动时间；综合评估自身状况，选择适合自己的个体化运动方案。

（2）运动过程中注意安全防护

骨质疏松患者在运动过程中应注意防止跌倒和运动损伤，跌倒是骨质疏松骨折的独立危险因素，在运动过程中应注意安全防护，避免发生跌倒；运动应因人而异，不可以勉强，强行运动会加重肌肉拉伤等运动损伤，导致患者卧床，加重治疗负担。

（3）运动中的监测

骨质疏松症患者多为老年人，评价运动效果和运动强度，应当以科学的监测指标和患者自觉症状为参考，因此在患者运动过程中应该进行生命体征和症状的监测，保证运动安全。

（九）骨质疏松患者的疼痛评估

疼痛是骨质疏松症患者的常见症状，主要表现为腰背部疼痛，占疼痛患者的 70% ~ 80%，疼痛多为持续性的慢性疼痛，当发生骨质疏松骨折时，疼痛会加重，影响患者的生活质量。

1. 疼痛评估的意义

（1）疼痛的定义与分类

国际疼痛研究会（IASP）将疼痛定义为：一种不愉快的感觉和情绪体验，其发生与实际或潜在的组织损伤相关，或这类损伤的相关描述。疼痛可以分为不同的类型，且每种类型常常有不同的表现。按程度分为轻度疼痛、中度疼痛和重度疼痛；按持续时间分为急性疼痛和慢性疼痛；按病理学特点分为伤害性、神经性和混合性疼痛。

（2）疼痛的规范化管理

疼痛可导致患者失眠、焦虑、恐惧、不满等心理变化，持续的疼痛刺激可引起中枢神经系统发生病理性重构，延长住院时间，增加医疗费用，患者生活质量降低。消除疼痛是患者的基本权利，规范的疼痛管理是近年来倡导的镇痛治疗新理念，规范化疼痛管理能提高诊疗水平，减少相关并发症的发生。规范化的疼痛管理包括正确诊断疼痛、准确评估疼痛和规范治疗疼痛。

（3）疼痛评估的意义

将疼痛作为第五大生命体征，体现了疼痛评估的重要性，要求疼痛评估需要做到客观、准确、真实。疼痛是患者的一种主观感受，在评估中应相信患者的主诉，遵循及时、全面、量化、动态评估的原则。做好疼痛评估可以及时了解患者病情变化，达到尊重患者"无痛"的权利、满足患者需求、提供治疗依据的目的。

2. 疼痛评估的实施

（1）评估时机

入科时接诊护士负责首次评估，责任护士/专科教育小组按计划评估患者疼痛，发生病情变化时随时评估，每周定期进行疼痛复评。

（2）评估工具选择

视觉模拟评分法（VAS评分）简单、易行、有效，相对比较客观而且敏感性高，在表达疼痛强度时，是一种不易受到其他因素影响的测量方法，广泛用于临床和科研工作（图12）。

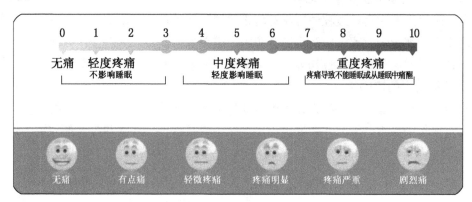

图12　视觉模拟评分法

（3）疼痛评估分级

①轻度疼痛：VAS评分≤3分，能忍受的轻微疼痛感。

②中度疼痛：VAS评分4~6分，患者疼痛并影响睡眠，尚能忍受。

③重度疼痛：VAS评分7~10分，患者有强烈的疼痛，疼痛难忍，影响食欲，影响睡眠。

（4）疼痛的治疗原则

①轻度疼痛

轻度疼痛患者可以给予调整舒适体位，指导患者卧床休息，必要时可以采取局部物理治疗缓解疼痛。

②中度疼痛

针对中度疼痛患者应及时采取止疼措施，遵医嘱使用非甾体解热镇痛药物，观察记录疼痛的部位、程度、诱因、处置和复评结果。

③重度疼痛

当患者发生重度疼痛时，应及时排除是否发生骨质疏松骨折，限制活动，卧床休息，必要时遵医嘱使用强效镇痛药，及时缓解疼痛，避免引起生命体征波动，诱发其他并发症。

（5）疼痛管理的目标

①VAS评估疼痛程度<3分或0分。

②24小时内突发性疼痛次数<3次。

③24 小时内需要使用止疼药的次数 <3 次。

（十）骨密度报告的解读

1. 骨密度报告的组成

（1）楣栏

包括患者的姓名、年龄、性别、身高、体重等基本信息，应准确填写楣栏相关信息，因为这些信息是报告产生的基础数据。

（2）检测部位图像

双能 X 线骨密度检测的主要部位是中轴骨，即腰椎和股骨近端，从图像上可以清楚了解检测部位的形态改变。

（3）检测数值

包括不同检测部位的骨密度值和骨密度检测总值，Z 值 =（测定值 – 同龄人骨密度的均值)/同龄人骨密度标准差，表示儿童、绝经前妇女及 <50 岁的男性的骨密度水平；双能 X 线骨密度检测主要通过 T 值进行诊断，T 值是将受试者的骨密度值与一个正常参考人群的平均峰值骨密度和标准差比较而计算出的，明确表述绝经后女性和 50 岁以上男性测得的骨密度值。

（4）范围标识

以绿黄红不同颜色标识骨密度的不同区域，帮助理解骨密度检测结果，识别骨密度检测结果的意义。

（5）结果报告

详细说明骨密度检测的结果、意义及建议，作为诊断的参考。

2. 双光能 X 线骨密度检测的结果

双能 X 线测定的骨密度是目前通用的骨质疏松症诊断指标，对于绝经后女性、50 岁以上男性，建议参照 WHO 推荐的诊断标准，基于双能 X 线骨密度检测结果，骨密度低于同性别、同种族健康成人的骨峰值 1 个标准差及以内属于正常；降低 1~2.5 个标准差为骨量低下（或低骨量）；降低等于或超过 2.5 个标准差为骨质疏松；骨密度降低程度符合骨质疏松诊断标准，同时伴有一处或多出脆性骨折为严重骨质疏松。T 值 =（实测值 – 同种族同性别正常青年人峰值骨密度)/同种族同性别正常青年人峰值骨密度的标准差。

3. 双光能 X 线骨密度检测的注意事项

（1）双能 X 线骨密度检测费用低、辐射剂量低、测量结果准确等优点，但是应注意诊断标准的使用范围和局限性，诊断标准采用的是 T 值，但 T 值的结果取决于不同仪器所设定的正常参考数据库，不同厂家的仪器计算的 T 值也就不同。

（2）双能 X 线骨密度仪测定的是面积骨密度，测量结果受到被测部位骨质增生、骨折、骨外组织钙化和位置旋转等影响，尤其是老年人群，应在骨密度检测的同时结合临床症状和其他检查化验结果进行诊断。

（3）对于儿童和青少年，骨密度检测是检测骨矿含量和骨密度的最佳方法，检测部位推荐使用腰椎椎体前后位，而髋部（包括全髋和股骨近端）在青少年人群中因为正在生长发育中，骨骼发育个体差异大，检测结果的重复性相对较差。

（4）骨质疏松可由多种病因所致，在进行骨密度检查诊断前，重视和排除其他影响骨代谢的疾病，以免漏诊或误诊，需在骨密度检测基础上行进一步的全面诊疗。

二、痛风的健康教育

（一）痛风基本知识

1. 定义

痛风是一种由于嘌呤生物合成代谢增加，尿酸产生过多或因尿酸排泄不良而致血中尿酸升高，尿酸盐结晶沉积在关节滑膜、滑囊、软骨及其他组织中引起的反复发作性炎性疾病。

2. 病因

人类缺乏尿酸氧化酶，因此尿酸是嘌呤代谢的最终产物。正常人每天大约有 1/3 的尿酸在肠道经细菌降解处理，2/3 以原型经肾排泄。体液中的尿酸 98% 以钠盐形式存在，在 37℃、pH 7.4 的生理条件下血尿酸的饱和浓度为 416.5μmol/L（7.0mg/dl）。成人尿酸池的大小约 1200mg，每天机体产生 700mg 左右尿酸。为维持尿酸平衡，每天经肾脏排泄的尿酸为 500mg，经肠道排泄的为 200mg，当此平衡被打破时，出现高尿酸血症。实际上，体内尿酸浓度升高时，肠道尿酸分解是增加的。血浆尿酸盐的浓度决定于以下两方面：

（1）嘌呤的吸收和生成

嘌呤是一种有机化合物，广泛存在于含有蛋白质的食物中，也可以说它是和蛋白质共生共存的，实质上它是在蛋白质生长过程中的副产物。蛋白质是分子量大小不等的天然（非人工合成）高分子化合物，是由很多个氨基酸分子组成的，蛋白质的分子是链条形。而当个别氨基酸分子两两结合成为环状分子而不再继续增加分子量时，就形成了嘌呤。但是，嘌呤在蛋白质中的含量并不是很高。人进食蛋白质越多，吸收的嘌呤也就越多。骨关节周围是软组织，血液在其中流通并不畅快，嘌呤容易被阻滞，特别是当血液比较黏稠时更是如此。

（2）尿酸的分解和排泄

尿中尿酸盐溶解的最大极限约 416.5μmol/L（7.0mg/dl），并以此作为理化酸盐在体液中的溶解度明显地受 pH 和温度影响。在正常生理状况下，尿酸盐的溶解度是 380.8～404.6μmol/L（6.4～6.8mg/dl），另约有 23.8μmol/L 尿酸盐是与蛋白结合，主要是 α_1 与 α_2 球蛋白。因此，正常体温血指标来判断高尿酸血症。

3. 痛风的检查

（1）实验室检查

尿液检查：正常人经过 5 天的限制嘌呤饮食后，24h 尿的尿酸排泄量一般不超过 3.57mmol（600mg）。由于急性发作期尿酸盐与炎症的利尿作用，使患者的尿酸排泄增多，因而此项检查对痛风的诊断意义不大。但 24h 尿尿酸排泄增多有助于痛风性肾病与慢性肾小球肾炎所致肾功能衰竭之间的鉴别。有尿酸性结石形成时，尿中可出现红细胞和尿酸盐结晶。尿酸盐结晶阻塞尿路引起急性肾功能衰竭时，24h 尿酸/肌酐常＞1.0。

血尿酸测定：血尿酸水平升高是痛风患者的重要临床生化特点。通常采用尿酸氧化酶法进行测定，男性正常值上限为 416μmol/L（7mg/dl）左右，绝经期前的女性较男性约低 59.4μmol/L（1mg/dl）。值得注意的是，影响血尿酸水平的因素较多，患者的血尿酸水平与其临床表现的严重程度并不一定完全平行，甚至有少数处于关节炎急性发作期的患者其血尿酸浓度可以是正常的。

酶活性测定：有条件者，可测定患者红细胞中的 PRPP 合成酶、PRPPAT、HPRT 及黄嘌呤氧化酶的活性，将有助于酶缺陷部位的确定。

其他检查：关节炎发作期间可有外周血白细胞增多，血沉加快。尿酸性肾病影响肾小球滤过功能时，可出现血尿素氮和肌酐升高。

（2）滑囊液检查

通过关节腔穿刺术抽取滑囊液，在偏振光显微镜下可发现白细胞中有双折光的针形尿酸钠结晶。关节炎急性发作期的检出率一般在 95% 以上。用普通光学显微镜检查，其阳性率仅为偏振光显微镜的一半。此外，滑囊液的白细胞计数一般在 $(1 \sim 7) \times 10^9/L$，主要为分叶核粒细胞。无论接受治疗与否，绝大多数间歇期的患者进行关节滑囊液检查，仍可见有尿酸钠晶体。

（3）痛风石活检

对表皮下的痛风结节可行组织活检，通过偏振光显微镜可发现其中有大量的尿酸盐结晶。亦可通过紫尿酸铵试验、尿酸氧化酶分解及紫外线分光光度计测定等方法分析活检组织中的化学成分。

（4）X 线检查

早期急性关节炎仅表现为软组织的肿胀，关节显影正常。随着病情的进展，与痛风石邻近的骨质可出现不规则或分叶状的缺损，边缘呈翘状突起；关节软骨缘破坏，关节面不规则。进入慢性关节炎期后可见关节间隙变窄，软骨下骨质有不规则或半圆形的穿凿样缺损，边缘锐利，缺损边缘骨质可有增生反应。此外，利用双能 X 线骨密度测量仪可早期发现受累关节的骨密度改变，并可作为痛风性关节炎诊断与病情观察的评价指标。单纯的尿酸性结石可透过 X 射线，其诊断有赖于静脉肾盂造影。混有钙盐者，行腹部平片检查时可被发现。

（5）CT 与 MRI 检查

沉积在关节内的痛风石，根据其灰化程度的不同在 CT 扫描中表现为灰度不等的斑点状影像。痛风石在 MRI 检查的 T_1 和 T_2 影像中均呈低到中等密度的块状阴影，静脉注射钆可增强痛风石阴影的密度。两项检查联合进行可对多数关节内痛风石做出准确诊断。

（五）痛风患者的饮食指导

1. 痛风患者饮食原则

（1）控制总热量

痛风患者要保持或达到理想体重，最好能使自己体重低于理想体重的 10%~15%，重点是控制每日进食的总热量，饮食总量要比正常饮食低 10% 左右，不可过多吃零食，也不可每餐吃得过多、过饱。

（2）低蛋白饮食

应给予痛风患者每公斤体重 0.4 ~ 0.5g 蛋白质，每日蛋白质总量应控制在 40g 左右，适当限制鱼类、豆类食物的摄入量。每日 1 杯牛奶加 2 个鸡蛋或瘦猪肉 2 两即可满足其肌体对蛋白质的需要，不可过多摄入。

（3）限制脂肪摄入量

痛风患者每日脂肪摄入总量在 50g 左右为宜，注意要以植物油为主，少吃动物脂肪。

（4）以含高碳水化合物的食物为主

米、面、谷类的主要成分均是碳水化合物，所以痛风患者平日饮食应以这些食物为主，以保证热量供应。

（5）禁酒，少饮咖啡、茶、可乐，酒精可诱发痛风发作并加重病情，应绝对禁止痛风患者饮酒；痛风患者在喝咖啡、茶、可乐时也不可太浓，喝得太多。

（6）保持充足的维生素 B 和 C：维生素 B 和维生素 C 富含于水果和蔬菜中，每日于饭后吃些柑橘、苹果，以及在膳食中多吃些绿叶蔬菜，可使体内有足够的维生素 B 和维生素 C。

（7）禁食含嘌呤高的食物：含嘌呤高的食物有动物内脏、鱼虾、蛤蛎、牛羊肉类及豌豆等，痛风患者要尽量少吃或不吃。痛风患者应多吃嘌呤含量少的食物如牛奶、鸡蛋、面包、黄瓜、番茄等，以减少外源性嘌呤进入体内，降低血尿酸水平。

2. 饮食与痛风的关系

痛风患者要避免吃得过饱，摄取过高的热量会导致肥胖，且食物中多少都含有嘌呤存在，会直接导致尿酸的增加，所以要注意不可吃得过饱；为了控制量的摄取，又能兼顾饱足感，不妨多吃含有丰富食物纤维、热量又低的海藻类、菇类、蒟蒻食品。

痛风患者要注意不要不吃或吃得太快，不宜以减肥餐方式控制体重，以免因禁食造成细胞分解，将尿酸释出；另外，不规则的饮食习惯会导致肥胖，对痛风也会产生不良影响。例如不吃早餐，长时间的空腹感会让人于午餐时开怀大吃；且饿一餐后再吃东西，身体吸收的热量会更多，并迅速转为脂肪储存起来，加上吃得太急，容易导致过量，也更易发胖。

3. 常见食物嘌呤含量分类

（1）常见低嘌呤食物（100g 食物嘌呤含量 <25mg，推荐食用)（表 21）

表 21　常见低嘌呤食物表

谷薯类	大米、米粉、小米、糯米、大麦、小麦、荞麦、富强粉、面粉、通心粉、挂面、面包、馒头、麦片、白薯、马铃薯、芋头
蔬菜类	白菜、卷心菜、芥菜、芹菜、青菜叶、空心菜、芥蓝菜、茼蒿菜、韭菜、黄瓜、苦瓜、冬瓜、南瓜、丝瓜、西葫芦、菜花、茄子、豆芽菜、青椒、萝卜、胡萝卜、洋葱、番茄、莴苣、泡菜、咸菜、葱、姜、蒜头、荸荠
水果类	橙、橘、苹果、梨、桃、西瓜、哈密瓜、香蕉

（续）

蛋乳类	鸡蛋、鸭蛋、牛奶、奶粉、酸奶、炼乳
硬果及其他	猪血、猪皮、海参、海蜇皮、海藻、红枣、葡萄干、木耳、蜂蜜、瓜子、杏仁、栗子、莲子、花生、核桃仁、花生酱、枸杞、茶、咖啡、巧克力、可可、油脂（在限量中使用）

（2）常见中嘌呤食物（100g 食物嘌呤含量 25~150mg，减少摄入）（表 22）

表 22　常见中嘌呤食物表

豆薯类	米糠、麦麸、麦胚、粗粮、绿豆、红豆、花豆、豌豆、菜豆、豆腐干、豆腐、青豆、豌豆、黑豆
肉类	猪肉、牛肉、羊肉、鸡肉、兔肉、鸭、鹅、鸽、火鸡、火腿、牛舌、鳝鱼、鳗鱼、鲤鱼、草鱼、鳕鱼、鲑鱼、黑鲳鱼、大比目鱼、梭鱼、鱼丸、虾、龙虾、乌贼、螃蟹
菌蔬类	鲜蘑菇、芦笋、四季豆、鲜豌豆、昆布、菠菜

（3）常见高嘌呤食物（100g 食物嘌呤含量 150~1000mg，避免摄入）（表 23）

表 23　常见高嘌呤食物表

海产品	白带鱼、白鲈鱼、沙丁鱼、凤尾鱼、鲢鱼、鲱鱼、鲭鱼、小鱼干、牡蛎、蛤蜊
肉类	猪肝、牛肝、牛肾、猪小肠、猪脑、猪胰脏
其他	浓肉汁、浓鸡汁、肉汤、火锅汤、酵母粉

（六）痛风的常用药物指导

痛风的常用药物主要包括降尿酸类和消炎止痛类两大类，降尿酸药包括促尿酸排泄药、抑制尿酸生成药、促进尿酸分解药及碱化尿液药；消炎止痛类药物包括非甾体类抗炎药（NSAIDs）、秋水仙碱、糖皮质激素。

1. 促尿酸排泄药物

（1）丙磺舒

主要在痛风发作间期和慢性期使用以控制高尿酸血症，适用于血尿酸增高、肾功能尚好、每天尿酸排出不多的患者，也用于噻嗪类利尿剂所致或有发生痛风危险的高尿酸血症的治疗，一般不作为癌症治疗所致高尿酸血症的辅助治疗。服药期间需要喝大量水，并加服碳酸氢钠，防止尿酸盐在泌尿道形成尿结石。肾功能低下、对磺胺类药过敏者慎用，不与利尿酸、氢氯噻嗪、保泰松、吲哚美辛及口服降糖药同服，伴有肿瘤的高尿酸血症者，或使用溶解细胞的抗癌药放射治疗患者，均不宜使用本品。

（2）磺吡酮

保泰松的衍生物，具有强力抑制肾小管对尿酸重吸收的作用，从而促进尿酸的排泄，适用于慢性痛风，痛风性关节炎，一次服药作用持续 10 小时，因其能抑制造血功能，长期应用时应定期检查血象。

（3）苯溴马隆

苯骈呋喃衍生物，具有抑制肾小管对尿酸的再吸收作用因而降低血中尿酸浓度。口服易吸收，其代谢产物为有效型，服药后 24 小时血中尿酸为服药前的 66.5%。与乙酰水杨酸及其他水杨酸制剂、比嗪山胺同服，可减弱本品的作用，不宜与水杨酸类、吡嗪酰胺类、依他尼酸、噻嗪类利尿药合用。本品不良反应较少，仅少数患者可出现粒细胞减少等副作用，故应定期查血象。服药期间如痛风发作，建议所用药量减半，必要时可服用秋水仙碱或消炎药以减轻疼痛。长期用药时，应定期检查肝功能。

2. 抑制尿酸生成药物

（1）别嘌醇

主要是通过抑制黄嘌呤氧化酶的活性使尿酸生成减少，血中及尿中的尿酸含量降低到溶解度以下的水平，从而防止尿酸结石的沉积，有助于痛风结节及尿酸结晶的重新溶解。此药不良反应较多，包括胃肠道症状、肝功能损害、肾脏损害、骨髓抑制和过敏反应，用药期间应监测肝肾功能、血常规，密切观察有无过敏反应。服别嘌呤醇的患者如有皮疹伴随发热，首先要考虑别嘌呤醇过敏，应立即停药，给予对症处理。一般从小剂量起使用，以规避过敏反应。

（2）非布司他

黄嘌呤氧化酶抑制剂，适用于具有痛风症状的高尿酸血症的长期治疗，不推荐本品用于治疗无症状性高尿酸血症，非布司他是目前不良反应最小的降酸药物，正在服用硫唑嘌呤、巯嘌呤或胆茶碱的患者禁用本药。

3. 促进尿酸分解药物

主要用于重度高尿酸血症、难治性痛风，特别是肿瘤溶解综合征患者或急性尿酸性肾病，代表药物包括拉布立酶、聚乙醇尿酸酶。拉布立酶具有很高的免疫原性，容易引起超敏反应，此外其半衰期短，须反复给药，且价格昂贵，不利于推广应用；聚乙醇尿酸酶在免疫原性和半衰期方面有所改进，用于不能适应或忍受常规治疗痛苦的成人痛风患者。

4. 碱化尿液药物

痛风患者的尿 pH 值往往低于健康人，故在降尿酸治疗的同时应碱化尿液，特别是在开始服用促尿酸排泄药期间，应定期监测尿 pH 值，使之保持在 6.2~6.8，同时保持尿量，是预防和治疗痛风相关肾脏病变的必要措施。由于尿中的尿酸存在游离尿酸和尿酸盐两种形式，作为弱有机酸，尿酸在碱性环境中可转化为溶解度更高的尿酸盐，利于肾脏排泄，减少尿酸沉积造成的肾脏损害。主要有碳酸氢钠片、枸橼酸钾钠合剂、枸橼酸氢钾钠、乙酰唑胺。

5. 消炎止痛药

（1）非甾体类抗炎药（NSAIDs）

非甾体类抗炎药均可有效缓解急性痛风症状，为一线用药。非选择性非甾体类抗炎药如吲哚美辛、布洛芬、双氯芬酸等常见不良反应为胃肠道症状，必要时可加用胃黏膜保护剂及质子泵抑制剂，活动性消化性溃疡禁用，伴肾功能不全者慎用。选择性环氧化酶（COX）-2 抑制剂如塞来昔布等胃肠道反应较少，但应注意其心血管系统的不良反应。

（2）秋水仙碱

是治疗急性发作的传统药物，其不良反应较多，主要是胃肠道反应，也可引起骨髓抑制、肝损害、过敏和神经毒性等。不良反应与剂量相关，肾功能不全者应减量使用。

（3）糖皮质激素

治疗急性痛风有明显疗效，通常用于不能耐受非甾体类抗炎药和秋水仙碱或肾功能不全者。单关节或少关节的急性发作，可行关节腔抽液和注射长效糖皮质激素，以减少药物全身反应，但应除外合并感染。对于多关节或严重急性发作可口服、肌内注射、静脉输入中小剂量的糖皮质激素。为避免停药后症状"反跳"，停药时可加用小剂量秋水仙碱或非甾体类抗炎药。

（七）痛风患者的运动指导

1. 运动的基本原则

（1）因剧烈或长时间肌肉活动后痛风患者可呈现高尿酸血症，可能诱发急性痛风关节炎，因此，痛风患者不建议参加剧烈运动或长时间体力劳动，例如：打球、跳跃、跑步、爬山、长途步行、旅游等。因为这些运动量大、时间长的剧烈运动可使机体出汗过多，血容量、肾血流量减少，尿酸、肌酸等排泄减少，出现一过性高尿酸血症。此外，剧烈运动后体内乳酸增加，也会抑制肾小管尿酸排泄，继而暂时升高血尿酸。因此，应避免剧烈运动和长时间的体力活动。

（2）运动过程中要从小运动量开始，循序渐进，关键在于坚持不懈。要注意运动中的休息和水分补充。如计划运动 1 小时，每活动 15 分钟即应停下来休息 1 次，并喝水补充水分，休息 5 ~ 10 分钟后再度活动 15 ~ 20 分钟，这样 1 小时分为 3 个阶段进行，避免运动量过大和时间过长，进行合理的运动安排。

（3）选择合理锻炼时间

由于人体肌肉、关节及内脏功能在早晨起床后比较低下，不能很快适应活动，若此时锻炼容易造成急、慢性损伤。同时，一夜睡眠未曾进食、喝水，血液浓缩，如活动出汗失水，血液更为黏稠，有诱发心脏病和中风的危险。另外，摸黑锻炼也不可取，最好选择在午睡后至晚饭前这段时间。应根据身体状况等选择适宜的运动时间。

2. 运动方式的选择

（1）向痛风患者推荐简单舒缓的运动，如散步、太极拳、健身操、气功、骑车及游泳等，尤其以步行、骑车及游泳最为适宜。这些运动的活动量较为适中，时间较易把握，患者只要合理分配体力，既可起到锻炼身体的效果，又能防止过度肥胖和高尿酸血症。

（2）走跑运动是走和跑的结合，千万不要把走跑运动变成冲刺，它只比快走稍快一点儿。一次走跑运动，包括热身（5 分钟慢走）与押拉（2 分钟），走跑交替进行（15 ~ 30 分钟），最后是放松与再次押拉（10 分钟）。注意走跑过程是从走向跑过渡的，但是如果你只喜欢走，也可以只走不跑。

（3）很久或从未运动者需要 6 ~ 8 周时间来培养基本的有氧代谢运动能力。首先是一周 2 次快步走，每次 10 ~ 20 分钟，然后每星期每次增加 1 ~ 2 分钟，直到可以走 25 分钟，此时开始一星期走 3 次，继续加 1 ~ 2 分钟，最后保持一星期走跑 3 次，每次 30 分钟。

（4）根据情况选择一定的器械辅助运动，如可以仿照室外条件，把跑步机稍加提高以弥补室外运动的空气阻力；借助太空漫步及是与走和跑最相似的形式，在该器械上训练也能达到同样的目的。

3. 配合饮食控制

单纯运动锻炼并不能有效降低血尿酸，需与饮食加适当服药结合起来才可能显著降低血尿酸，起到预防痛风发作、延缓病情进展的作用。即"管住嘴、多喝水、迈开腿"，应养成良好的饮食习惯和健康生活方式，选择合适的运动方式，是痛风治疗的基础。

4. 运动注意事项

（1）要适当控制运动量，不可进行大量的剧烈运动，以免体力消耗过大、体内产生乳酸过多，引起痛风急性发作。

（2）运动应持之以恒，切忌三天打鱼、两天晒网，间断而无规律的运动很难收到预期的效果。

（3）痛风发作时应停止运动，即使是轻微的关节炎发作也宜暂时中止运动，直到恢复后再考虑重新开始运动。

（4）运动后不宜大量吃糖，运动后吃过多甜食会使体内的维生素 B_1 大量被消耗，就会感到倦怠、食欲不振等，影响体力的恢复。

（5）运动时不宜用嘴呼吸，无论是运动还是在平时，都应养成用鼻子呼吸的习惯。

三、类风湿关节炎患者健康教育

（一）类风湿关节炎基本知识

1. 定义

类风湿关节炎是对称性、进行性及侵蚀性的多关节病变，主要累及手、足小关节，表现为关节疼痛、肿胀和功能障碍，病情迁延反复。是一种以关节滑膜炎症为特征的慢性全身性自身免疫性疾病。

2. 病因

尚未完全阐述，已知与遗传、激素、环境等因素密切相关。

（1）遗传因素

类风湿关节炎患者 1 级亲属中患病的风险较普通人群高 1.5 倍。孪生子研究结果显示，与类风湿关节炎相关的各种因素中，遗传因素占 50%~60%。与类风湿关节炎发病相关的易感基因包括 *HLA - DR*、*PADI4* 和 *PTPN22* 等。

（2）感染因素

某些病毒和细菌感染可能作为始动因子，启动携带易感基因的个体发生免疫反应，进而导致类风湿关节炎的发病。与类风湿关节炎发病相关的病原体包括 EB 病毒、细小病毒 B19、流感病毒及结核分枝杆菌等。

（3）性激素

类风湿关节炎发病率男女之比为 1：（2~4），提示性激素可能参与发病。另外，女性类风湿关节炎患者在怀孕期内病情可减轻，分娩后 1~3 个月易复发，提示孕激素水

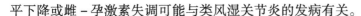

平下降或雌 – 孕激素失调可能与类风湿关节炎的发病有关。

（4）环境及其他

寒冷、潮湿、疲劳、营养不良、创伤、精神因素等，常为本病的诱发因素。

3. 病理改变

类风湿关节炎基本病理改变为滑膜关节炎、类风湿结节和类风湿血管炎，类风湿结节与类风湿血管炎是关节外主要病理改变，可出现在全身各组织与器官，引起复杂的临床表现，是病情严重的指征。常见于 RF 阳性、低补体血症及高免疫球蛋白血症患者。

（1）滑膜关节炎是类风湿关节炎最重要的病变。疾病早期，滑膜充血水肿，有时可见浅表糜烂及坏死，上覆纤维素样沉积物；经 3～6 个月，渐渐转变成典型的慢性滑膜炎，滑膜增生呈绒毛状突入滑膜腔，血管周围出血，免疫活性细胞大量增殖浸润。血管翳持续增长扩张，覆盖于关节软骨面，阻断软骨与滑液的接触，影响其营养摄取，释放出许多炎性介质及蛋白水解酶、胶原酶等，对关节软骨、软骨下骨、韧带、肌腱等组织进行侵蚀，引致关节软骨破坏、软骨下骨溶解、关节囊破坏松弛、关节错位、关节融合，以致骨化，使关节功能完全丧失。

（2）类风湿结节是重要的关节外病变之一。结节中心部是纤维素样坏死组织和含有 IgG 免疫复合物的无结构物质，周围是呈栅状排列的成纤维细胞，外周浸润着单核细胞、淋巴细胞及浆细胞，形成典型的纤维肉芽组织。类风湿结节多见于经常受压或摩擦部位的皮下、肌腱或骨膜上，亦可见于肺、心包、心肌或硬脑膜等内脏深层。

（3）类风湿血管炎可表现为多种形式，皮肤血管炎、小静脉炎、白细胞碎裂性血管炎、末端动脉内膜增生和纤维化等。表现为皮肤溃疡、指（趾）动脉缺血或血栓病变或雷诺现象，指（趾）坏疽及急性小动脉炎，如肺小动脉炎、神经鞘内小动脉炎、心肌、骨骼肌小动脉炎等；甚至出现广泛而严重的坏死性动脉炎，常与结节性动脉炎难以鉴别。

4. 诊断进展

2012 年早期 RA 分类诊断标准，敏感性 84.4%，特异性 90.6%，其中 14 个关节区包括双侧肘、腕、掌指、近端指间、膝、踝和跖趾关节，以下条件≥3 条可诊断 RA。

（1）晨僵≥30 分钟

（2）大于 3 个关节区的关节炎

（3）手关节炎

（4）类风湿因子（RF）阳性

（5）抗 CCP 抗体阳性

（二）类风湿关节炎常用药物指导

类风湿关节炎的药物治疗遵循个体化治疗原则，药物治疗主要包括非甾体抗炎药、慢作用抗风湿药、免疫抑制剂、生物制剂及植物药等。

1. 非甾体抗炎止痛药为一线药，有抗炎、止痛、解热作用，是类风湿关节炎治疗中最为常用的药物，适用于活动期等各时期的患者。常用的药物包括双氯芬酸、美洛昔康、塞来昔布、依托考昔等。

2. 抗风湿药又被称为二线药物或慢作用抗风湿药物。常用的有甲氨蝶呤；柳氮磺吡啶，从小剂量开始，逐渐递增；以及羟氯喹、来氟米特、环孢素等。

3. 免疫抑制剂为三线药物，代表药物有环磷酰胺。

4. 云克即锝（^{99}Tc）亚甲基二磷酸盐注射液，是一种非激发状态的同位素，治疗类风湿关节炎缓解症状的起效快，不良反应较小。静脉用药，10 天为一疗程。

5. 目前已有多种用于类风湿关节炎的植物药，如雷公藤、白芍总苷、青藤碱等。部分药物对治疗类风湿关节炎具有一定的疗效，但作用机制需进一步研究。

（三）类风湿关节炎缓解标准

1. 无疲劳感

2. 无关节痛

3. 无关节压痛或关节活动痛

4. 无关节肿胀或腱鞘肿胀

5. 晨僵≤15 分钟

6. 血沉正常（魏氏法，女性＜30mm/h，男性＜20mm/h）

（需满足 6 项中的 5 项，并连续维持 2 个月；改良 ACR 标准：省略了以上第 1 项；5 项中需满足 4 项）

（四）类风湿关节炎的日常护理

1. 要有耐心地配合医师进行长期的治疗，定时服药、定期复诊，并接受指定专业的保健师进行正确的保健治疗，若有任何的不舒服情况发生时，应立即告知医师。

2. 寒冷的冬天，要注意保暖，关节疼痛时可以热水浴，减轻疼痛。

3. 减少长时间卧床，不宜剧烈运动，可以选择坐姿或卧姿进行运动。若采用坐姿，可将右腿打直、小腿与足部往上提，离地三十公分以上，持续五秒钟后放下，左脚也以相同动作重复，每日可重复几次。

4. 身体若属热性，应多吃绿豆、西瓜等食物；若属寒性，则应吃羊或牛肉等，并注意摄取适量。

5. 尽可能的减少脂肪的摄取，热量来源要以糖类和蛋白质为主，若是体重超过标准，要逐渐减轻体重。

6. 饮食上应选择易消化的食物，烹调方式应以清淡爽口为原则，少吃辛辣、油腻及冰冷的食物，即遵循一个原则三个忌口。

（1）一个原则：高蛋白、高维生素、低脂饮食原则。

（2）三个忌口：一忌海产品，海产品中含有尿酸，被人体吸收后，能在关节中形成尿酸盐结晶，使关节症状加重，海带、海参、海鱼、海虾等海产品不宜多吃；二忌高脂肪类，脂肪在体内氧化过程中，能产生酮体，而过多的酮体，对关节有较强的刺激作用，故患者不宜多吃高脂肪类食物，如牛奶、肥肉等，炒菜、烧汤也宜少放油；三忌过酸、过咸食物，酸性食物摄入过多，若超过体内正常的酸碱度值，则会使乳酸分泌增多，且消耗体内一定量的钙、镁等离子，加重症状，而过咸的食物则会使体内钠离子增多，同样会加重症状。

四、颈椎病的健康教育

颈椎病又称颈椎综合征，是颈椎骨关节炎、增生性颈椎炎、颈神经根综合征、颈椎间盘脱出症的总称，是一种以退行性病理改变为基础的疾患。

（一）颈椎病的病因

1. 颈椎长期劳损
2. 骨质增生或椎间盘脱出
3. 韧带增厚，致使颈椎脊髓、神经根或椎动脉受压

（二）颈椎病的临床表现

颈椎病分为神经根型、脊髓型、椎动脉型及交感型，临床上常可见到各型症状和体征彼此掺杂的混合型，不同类型的颈椎病临床表现不同。

（三）颈椎病的检查与诊断

1. 压顶试验
挤压时患肢出现放射性疼痛或原有症状加重为试验阳性。

2. 椎间孔挤压试验
患者取坐位，头部微向一侧偏斜；检查者位于患者背后，将手按于其头顶部向下加压，若该侧上肢发生放射性疼痛，则为本试验阳性。

3. 臂丛牵拉试验
臂丛神经受牵拉，若患肢出现放射痛、麻木提示为神经根型颈椎病。

4. 颈椎 CT
颈椎 CT 检查在颈椎退行性疾病及颈椎损伤等方面有很高的实用价值。高分辨的 CT 能清楚显示脊椎的形态、结构、椎间盘病变、韧带钙化及黄韧带肥厚，也能清楚显示颈神经根及脊髓的形态、结构。颈椎 CT 检查应根据不同体形分别采用不同摆位措施，使两肩位置下垂，避免肩部伪影对颈椎结构显示的不良影响。

5. 颈椎 MRI
颈部 MRI 检查是对颈部和颈部周边进行 MRI 扫描，用于诊断颈部的病变。

（四）颈椎病的干预措施

1. 颈椎病的运动指导
（1）各型颈椎病初期均可通过颈肩操等缓解症状及巩固疗效。
（2）症状急性发作期宜局部休息，不宜增加运动刺激。
（3）有较明显或进行性脊髓受压症状时禁忌运动，特别是颈椎后仰运动应禁忌。
椎动脉型颈椎病时颈部旋转运动宜轻柔缓慢，幅度要适当控制。

2. 颈椎病的非手术治疗
（1）在颈椎病的治疗中，理疗可起到多种作用，可行离子透入、超声波、紫外线或

间动电流等或其他热疗。

（2）温热敷可改善血循环，缓解肌肉痉挛，消除肿胀以减轻症状，有助于手法治疗后使患椎稳定，急性期患者疼痛症状较重时不宜作温热敷治疗。

（3）"牵引"在过去是治疗颈椎病的首选方法之一，但牵引不能促进颈椎生理曲度的恢复，反而弱化颈椎生理曲度，故颈椎病应慎用牵引疗法。

（4）手法按摩及推拿疗法能缓解颈肩肌群的紧张及痉挛，恢复颈椎活动，松解神经根及软组织粘连来缓解症状。脊髓型颈椎病一般禁止重力按摩和复位，否则极易加重症状，甚至可导致截瘫。

3. 颈椎病的药物指导

（1）遵医嘱使用止痛剂、镇静剂、营养神经的药物，对症状的缓解有一定的效果。

（2）严格遵医嘱用药，认真查对，服药到口。

（3）正确使用止疼药物，注意观察用药后反应，避免服药过量。

4. 有神经根或脊髓压迫严重者，必要时可手术治疗

5. 功能锻炼指导

（1）让患者了解颈椎病的有关知识，提高防病意识，增强治疗信心，掌握康复的方法。

（2）正确指导患者的头颈功能锻炼，坚持颈部的活动锻炼，方法为前、后、左、右活动及左、右旋转活动。

（3）指导患者两手做捏橡皮球或毛巾的训练，以及手指的各种动作。

（4）观察患者治疗过程中心理情绪的变化，调节心理情绪，保持心理健康，鼓励患者主动加强各关节活动。

（5）术后病情允许的情况下，鼓励患者尽早在医护人员或家属陪伴下下地活动，活动及锻炼过程中注意保护患者安全。

（五）颈椎病的预防指导

1. 加强颈肩部肌肉的锻炼，在工间或工余时，做头及双上肢的前屈、后伸及旋转运动，既可缓解疲劳，又能使肌肉发达、韧度增强，从而有利于颈段脊柱的稳定性，增强颈肩顺应颈部突然变化的能力。

2. 避免高枕睡眠的不良习惯，高枕使头部前屈，增大下位颈椎的应力，有加速颈椎退变的可能。

3. 注意颈肩部保暖，避免头颈负重物，避免过度疲劳，坐车时不要打瞌睡。

4. 劳动或走路时要防止闪、挫伤。

5. 注意端正头、颈、肩、背的姿势，不要偏头耸肩，谈话、看书时要正面注视。要保持脊柱的正直。

五、腰椎病的健康教育

腰椎病是指因脊柱及脊柱周围软组织急慢性损伤或腰椎间盘退变、腰椎骨质增生等原因引起，在临床上表现为以腰痛、腰部活动受限和腰腿痛为主要症状的疾病。

（一）腰椎病的主要病因

1. 环境因素潮湿、寒冷：经常处于寒冷或潮湿的环境在一定程度上成为诱发腰椎间盘突出症的条件，寒冷或潮湿可引起小血管收缩、肌肉痉挛，使椎间盘的压力增加。

2. 腰部外伤：外伤时可波及纤维环、软骨板等结构，而促使已退变的髓核突出。

3. 腹压增高也会是腰椎病常见的诱因，如剧烈咳嗽、便秘时用力排便等。

4. 腰姿不当：在未充分准备时，突然使腰部负荷增加，易引起髓核突出。

5. 突然负重：当腰部处于屈曲位时，如突然加以旋转则易诱发髓核突出。

（二）腰椎病的主要临床表现

1. 疼痛

腰痛是大多数患者最先出现的症状，由于纤维环外层及后纵韧带受到髓核刺激，产生下腰部感应痛，有时可伴有臀部及下肢放射性疼痛。

2. 马尾神经症状

主要表现为大小便障碍，会阴和肛周感觉异常，严重者可出现大小便失控及双下肢不完全性瘫痪等症状，临床上少见。

3. 急性腰扭伤

患者伤后立即出现腰部疼痛，呈持续性剧痛，次日可因局部出血、肿胀，腰痛更为严重。

4. 下肢活动受限

急性期患者因为腰椎压迫及疼痛导致一侧或双侧下肢活动障碍。

（三）腰椎病围手术期健康指导

1. 手术治疗适应证

（1）病史超过 3 个月，严格保守治疗无效或保守治疗有效，但经常复发且疼痛较重者。

（2）首次发作，但疼痛剧烈，尤以下肢症状明显，患者难以行动和入眠，处于强迫体位者。

（3）合并马尾神经受压表现。

（4）出现单根神经根麻痹，伴有肌肉萎缩、肌力下降。

（5）合并椎管狭窄者。

2. 围术期训练指导

（1）术前准确评估者病情，主动向患者及家属介绍病区环境、注意事项、主管医师，耐心讲解手术过程及相关注意事项，消除紧张情绪。

（2）指导患者进行适应性训练，如床上排便、有效咳嗽、卧位等，嘱患者戒除烟酒嗜好。

（3）遵医嘱完成术前准备，仔细询问药物过敏史，协助患者更换清洁病号服。

（4）术前一晚保证良好睡眠，必要时遵医嘱使用辅助睡眠药物。

（5）术后严密观察患者意识、双下肢运动感觉、生命体征和伤口引流情况，保持各种管路通畅，发现异常及时报告医生。

（6）术后遵医嘱给予心电监护加氧饱和度监测、吸氧，遵医嘱用药，及时巡视，定时协助患者翻身，防止皮肤压伤。

3. 饮食指导

腰椎病围手术期的饮食应选择清淡、柔软和纤维素含量丰富的食物进行流质饮食，如稀汤面食、果汁、蔬菜汤等食物促进肠道蠕动，同时减少含糖、油炸和产气食物的摄入，如哈密瓜、枣、豆类和梨子等食物，鼓励患者晨起空腹饮温开水或淡盐水以促进排便，使肠胀气减少，日饮水 2~3L，保持大便通畅。

4. 功能锻炼指导

（1）在病情许可情况下，鼓励患者早期进行床上四肢活动，前期以被动活动为主，后期以主动活动配合被动活动为主。

（2）踝泵运动：术后感觉恢复后即可开始。

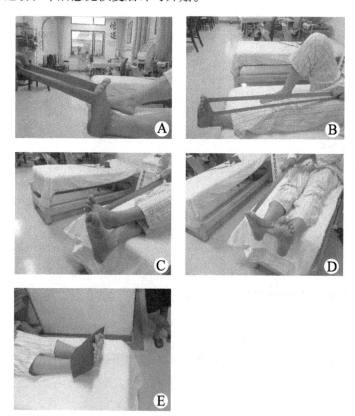

图 13　踝关节肌肉练习方法

注：A：踝背伸 - 前方肌群；B：踝跖屈 - 后方肌群；C：踝内翻 - 内侧集群；

D：踝外翻 - 外侧肌群；E：沙袋负重练习。

（3）病情允许的情况下，在医护人员指导下进行腰背肌练习，可采用五点式锻炼，每次锻炼时间根据病情而定。

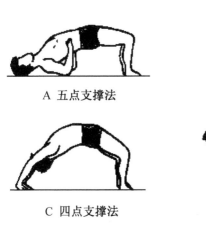

A　五点支撑法　　　　　　　　B　三点支撑法

C　四点支撑法　　　　　　　　D　头、上肢及背部后伸

E　下肢及腰部后伸　　　　　　F　整个身体往后伸

图14　腰背肌锻炼方法

腹式呼吸锻炼

嘱患者平卧，四肢保持放松，指导患者一手放在胸前，另一手放在腹部，以"吸气－腹部鼓胀－呼气－腹部回缩"的方式进行练习，练习时胸部保持不动，而呼气时腹部的手稍微按压腹部以保持腹部尽量回缩，吸气时对抗手的压力，同时保持鼻深吸气，缩唇缓慢呼出，每次训练15min左右，每日3～4次。

5. 心理指导

腰椎病患者围术期因担心手术效果等原因会有不同程度的心理变化，入院后根据患者病情及评估结果制定个体化早期心理护理方案进行心理干预，缓解患者的紧张和恐惧心理，疏导患者的不良认知，纠正患者自我康复的错误行为，强调护理干预的依从性，建立护患沟通机制，树立早期康复的信心。

（四）腰椎病非手术治疗指导

1. 绝对卧床休息：初次发作时，应严格卧床休息，卧床休息2～4周后可以佩戴腰围保护下起床活动，3个月内不做弯腰持物动作。

2. 缓解后，应加强腰背肌锻炼，以减少复发的概率。

3. 牵引治疗：采用骨盆牵引，可以增加椎间隙宽度，减少椎间盘内压，椎间盘突出部分回纳，减轻对神经根的刺激和压迫，需要在专业医师指导下进行。

4. 理疗、推拿和按摩：可缓解肌肉痉挛，减轻椎间盘内压力，但注意暴力推拿按摩可以导致病情加重，应慎重。

5. 皮质激素硬膜外注射：皮质激素是一种长效抗炎剂，可以减轻神经根周围炎症和粘连。一般采用长效皮质类固醇制剂＋2％利多卡因行硬膜外注射，每周一次，3次为一个疗程，2～4周后可再用一个疗程。

（五）腰椎病的预防指导

1. 睡床要软硬适中，避免睡床过硬或过软，应使腰肌得到充分休息。

2. 避免腰部受到风寒湿侵袭及腰部长时间处于一种姿势，导致肌力不平衡，造成腰的劳损。

3. 搬抬重物时应先下蹲，用腰时间过长时应改变腰的姿势，多做腰部活动，防止逐渐发生劳损。

4. 因工作性质而用腰过度或已产生轻度劳损时，应避免劳损进一步加剧而最终引起腰椎退变。

5. 腰肌和腹肌的力量强可增加腰椎的稳定性，对腰的保护能力加强，防止腰椎发生退行性改变，应坚持腰的保健运动，加强腰肌及腹肌练习，使腰椎始终保持生理应力状态。

六、骨关节炎的健康教育

骨关节炎为一种退行性病变，系由于增龄、肥胖、劳损、创伤、关节先天性异常、关节畸形等诸多因素引起的关节软骨退化损伤、关节边缘和软骨下骨反应性增生，又称骨关节病、退行性关节炎、老年性关节炎等。

（一）骨关节炎的主要病因

1. 原发性骨关节炎

可能与高龄、女性、肥胖、职业性过度使用等因素有关。

2. 继发性骨关节炎

（1）机械性或解剖学异常：髋关节发育异常、股骨头骨骺滑脱、股骨颈异常、多发性骨骺发育不良、陈旧性骨折、半月板切除术后、关节置换术后、急慢性损伤。

（2）炎症性关节疾患：化脓性关节炎、骨髓炎、结核性关节炎、类风湿关节炎、血清阴性脊柱关节病、贝赫切特综合征、Paget病。

（3）代谢异常：痛风、Gaucher病、糖尿病、进行性肝豆状核变性、软骨钙质沉着症、羟磷灰石结晶。

（4）内分泌异常：肢端肥大症、性激素异常、甲状旁腺功能亢进、甲状腺功能减退伴黏液性水肿、肾上腺皮质功能亢进。

（5）神经性缺陷：周围神经炎、脊髓空洞症、Charcot关节病。

（二）骨关节炎的临床表现

1. 主要症状为关节疼痛，常发生于晨间。

2. 活动后疼痛反而减轻，但如活动过多，疼痛又可加重。

3. 关节僵硬，常出现在早晨起床时或白天关节长时间保持一定体位后。

4. 检查受累关节可见关节肿胀、压痛，活动时有摩擦感或"咔嗒"声。

5. 病情严重者可有肌肉萎缩及关节畸形。

（三）骨关节炎的生活方式指导

1. 注意保暖，每天可定时进行关节的热敷和按摩。

2. 尽量避免损伤关节的一些动作，如上下楼梯、盘腿坐等。

3. 过于肥胖者应减轻体重降低关节负重，热量宜较正常饮食低 10%～15%。

4. 多吃含钙量高的食物，如奶制品、豆制品、海产品、深色的蔬菜等以增强骨质。

5. 坚持适当日光照射，每天晒太阳不少于 30 分钟，最好选择在上午九点钟、十点钟或下午三点钟左右，吸收紫外线最多，每周约 3 次。

（四）骨关节炎的治疗

1. 主要的治疗方法是减少关节的负重和过度的大幅度活动，以延缓病变的进程。

2. 肥胖患者应减轻体重，减少关节的负荷。

3. 下肢关节有病变时可用拐杖或手杖，以求减轻关节的负担。

4. 理疗及适当的锻炼可保持关节的活动范围，必要时可使用夹板支具及手杖等，对控制急性期症状有所帮助。

5. 消炎镇痛药物可减轻或控制症状，但应在评估患者风险因素后慎重使用且不宜长期服用；软骨保护剂如硫酸氨基葡萄糖具有缓解症状和改善功能的作用。对晚期病例，在全身情况能耐受手术的条件下，行人工关节置换术，是公认的消除疼痛、矫正畸形、改善功能的有效方法。

（五）骨关节炎的功能锻炼指导

1. 散步

每次 2～3 圈（400m/圈），80～90 步/min。散步时保持抬头、挺胸、直腰、四肢摆动自如，两臂用力向前摆动，注意力主要放在呼吸系统、胸廓及肩带的活动上。

2. 健身操

训练时进行徒手或与哑铃、皮筋等器械相结合，运动的时间为 10～20min/次，练习中动作力向准确，幅度到位，所活动的肌肉明确，注意力放在被锻炼的部位。

3. 太极拳

24 式简化太极拳和太极推手训练，到后期主要为太极推手训练，训练时间为 15～20min/次。

4. 锻炼注意事项选择

老年人最好穿松软带后跟的鞋，鞋后跟高度以高出鞋底前掌 2cm 左右为宜，老年人的鞋底还要稍大一些，必须有防滑波纹，以免摔倒。

5. 保持乐观情绪

绝大多数患者的预后是良好的。单纯 X 线有骨质增生者不一定出现症状。

七、膝关节置换术的健康教育

（一）膝关节置换适应证

1. 膝关节各种炎症包括严重的类风湿关节炎、血友病性关节炎、骨性关节炎晚期等。

2. 胫骨高位截骨术失败后的骨性关节炎。

3. 部分创伤性关节炎和部分老年人的髌股关节炎。

4. 静息的感染性关节炎（包括结核）。

5. 部分原发的或继发性骨软骨坏死性疾病。

6. 股骨下端或胫骨上端良性肿瘤或低度恶性肿瘤，曾行病骨切除者。

（二）膝关节置换术

人工膝关节置换术越来越引起人们的关注。人工膝关节置换术始于 20 世纪 40 年代，Campbell 等首先设计了一种金属假体置换股骨关节面，但效果差；50 年代 Wdlidus 等设计了铰链式限制型膝关节假体，取得较好的近期效果，但远期效果不理想；直到 1969 年英国成功研制了多中心型膝假体，人工膝关节外科技术得以迅猛发展。由于新材料的出现，假体设计的不断改进，外科技术的不断提高，人工膝关节置换术在更多疾病及更大年龄范围中得到推广应用。人工膝关节置换术越来越引起人们的关注，术后配合有计划的康复训练，能最大限度的改善关节功能，矫正畸形和缓解疼痛。

（三）膝关节置换围术期指导

1. 术前指导

（1）饮食指导

①患者合并有其他慢性疾病的，对饮食有一定的限制。

②劝导患者戒烟。

③避免高胆固醇饮食。

（2）卫生宣教

①针对各疾病做好知识宣教，如有高血压病，应告诉患者要按时吃降压药，定时测量血压，避免情绪过于激动。

②向患者及家属交代手术的必要性、危险性、预后效果、可能发生的并发症，以及术后恢复过程中的注意事项。

③使患者认识到手术的必要性，同时也有风险，做好充足的心理准备，并取得患者与家属的信任和配合。

（3）术前锻炼指导

术前一定要让患者充分认识到功能锻炼的重要性。教会患者功能锻炼的方法，如股四头肌练习，直腿抬高练习，关节弯曲及伸直的练习。

2. 膝关节围术期心理指导

（1）患者入院后，护理人员详细并尽快的利用宣传资料，向患者讲解手术的目的、方法、术后康复程序、注意事项。

（2）介绍成功的病例，使其消除紧张焦虑感，增强战胜疾病的信心，积极配合治疗和护理，这对术后康复和功能恢复极其重要。

（3）换位思考去对待每一位患者，使他们安心的度过医院的每一天，争取早日康复出院。

3. 术后指导

（1）病情观察要点

术后密切观察生命体征的变化，监测患者的体温、血压、脉搏、呼吸及血氧饱和度，以防发生失血性休克；观察伤口敷料有无渗血情况；患肢末梢血运、足背动脉搏动、足趾运动、皮肤温度及足部的感觉，如有异常及时报告医生。

（2）引流管的观察要点

保持关节腔及引流管的通畅，防止关节腔积血和皮下血肿的发生，对降低感染率很有帮助。引流血中有脂肪颗粒、骨碎屑、骨水泥单体、细菌、游离血红蛋白、凝血因子及纤溶降解物等，回输时可引起脂肪栓塞、血栓、肝肾功能损害及菌血症等危险，所以回输时要严密观察患者生命体征、病情变化，及时发现并处理。

（3）自体血回输的注意事项

连接引流管的自体血回输机固定于适当位置，术前向患者介绍回输过程中注意事项，以取得患者良好的配合。回输过程中注意引流血颜色和引流量的变化。若引流量大，可能是血管结扎处松开或电凝处脱离，为防止在短时间内引流血太多引起休克，将负压钮调至低档。如引流量减少，可能说明引流系统出现阻塞现象，此时将负压钮调至高档或用手挤压，帮助流动。在为患者翻身、更换床单、协助大小便时，保护引流管，防止牵拉、脱落、打折。回输血不良反应的观察，引流血中有脂肪颗粒、骨碎屑、骨水泥单体、细菌、游离血红蛋白、凝血因子及纤溶降解物等，回输时可引起脂肪栓塞、血栓、肝肾功能损害及菌血症等危险，所以回输时要严密观察患者生命体征、病情变化，及时发现并处理。

（4）体温的观察：膝关节置换术后，体温偏高持续较长时间，其主要原因包括：

①手术较大，出血较多，易引起出血吸收热。

②假体在体内的适应过程，异物反应热。

③术后活动较早，消耗较大，引起体温高。

④针对体温情况，要分析原因并结合血象、尿常规、胸片，综合考虑是否伤口有感染。

⑤综合全身状况及伤口感染情况，指导临床正确使用抗生素，避免浪费卫生资源，引起药物热，增加患者的经济负担。

⑥了解关节置换术后的体温变化规律，发热反应原因，可以缓解患者的焦虑。

（5）体位指导

膝关节置换的患者多为60岁以上老人，基础状态差，加之术中出血较多，所以术后第一次起床时一定要特别注意，起床时不要过猛，要使患者有一个适应的过程。可以将头部缓慢逐渐地抬高，以免过猛而引起不适。

（四）膝关节置换术后康复指导

1. 人工膝关节置换术后 24h 就应鼓励患者作关节功能锻炼，如股四头肌收缩、放松练习和踝泵练习，对防止老人下肢深静脉血栓有重要意义。

2. 术后第 1 天应锻炼固定肢体中的肌肉，行等长收缩，每日进行多次，每次 15 ~ 20 分钟。由于患肢肌肉收缩，静脉及淋巴回流减少关节内粘连与关节外肌肉的粘连、挛缩，消除肿胀，有利于促进肢体关节活动障碍的预防和治疗，促进以后的功能恢复。

3. 术后第二天起在 CPM 上行被动锻炼，角度从 40°开始，每分钟 1 个来回，持续锻炼 1h，每天 2 次，以后逐日增加角度 5° ~ 10°，每日 2 次。术后 2 周内屈膝超过 90°。若疼痛剧烈或有皮下瘀血应适当减少度数。在 CPM 被动锻炼的同时，也应鼓励患者做主动锻炼。

4. 两周后可下地行走，每次时间不长于 5 分钟，全天不长于 20 分钟。

八、髋关节置换术的健康教育

人工髋关节置换术就是利用生物相容性与机械性能良好的人工材料将人体的股骨头或股骨头和髋臼置换。

（一）髋关节置换适应证

1. 陈旧性股骨颈骨折不愈合或老年股骨颈骨折头下型愈合困难的。
2. 股骨头无菌性坏死晚期。
3. 类风湿关节炎及强直性脊柱炎。
4. 骨关节炎或退行性关节炎晚期。
5. 先天性关节脱位所致关节疼痛和腰痛。
6. 陈旧性关节感染或结核所致畸形、融合。
7. 髋关节部位的骨肿瘤。
8. 其他治疗失败用于挽救髋关节。

（二）髋关节置换术

全髋关节置换术是髋关节重建手术中最为有效的手术，配合术后有计划的康复训练，能最大限度的改善关节功能，矫正畸形和缓解疼痛。把已经损坏的髋部导致疼痛的部分用设计好的人工关节组件所取代称为髋关节置换，此关节代用品称为假体，包括股骨柄、髋臼、股骨头或双动头三部分。髋关节置换术的发展先后经历了两个多世纪的发展，1860 年纽约的外科医师 Carnochan 首次使用木制的关节进行置换手术；1919 年 Dell 改用橡皮假体，Smith - Petersen 发明了中空玻璃杯进行股骨头置换；1938—1957 年应用合金的人工关节成功率达到 82%；骨水泥固定假体技术、高分子聚乙烯髋臼加骨水泥固定技术、人工髋关节技术相继研发并获得成功。

（三）髋关节置换围术期健康指导

1. 饮食指导

（1）饮食中注意补充钙、镁、维生素 D 及维生素 B 族等。含钙丰富的食物如奶类、豆类、小虾米、海带等。

（2）多吃富含维生素和纤维素的食物，如蔬菜水果，以保持大便通畅。

（3）肉及脂肪量较高的食物尽量少吃，防下肢深静脉血栓的形成。

（4）如有咳喘病史，应少吃或不吃辣椒等刺激性食物，以免引起咳喘而使疼痛症状加重。

（5）应限制饮食，控制体重，以减轻患髋的承受力。

（6）如有烟、酒嗜好应及时戒掉，以利早日康复。

2. 术前运动指导

（1）尽量维持患侧下肢于中立位，必要时穿"丁"字鞋，避免过多移动加重病变部位的损伤。

（2）在积极准备手术的同时，患者应根据治疗需要进行患侧下肢持续皮牵引或骨牵引，牵引重量为 3~5kg，作用是减轻损伤部位的疼痛及肌肉痉挛，减轻髋关节内及病变部位的压力，防止病变部位损伤进一步加重，尽可能维持患肢于中立位。

（3）重点应加强患侧髋外展肌群、股四头肌静力性收缩练习以及踝关节、足趾的主动活动，要求每次收缩保持 10 秒，重复 10~15 次，每天 2~3 次。

（4）加强健侧下肢各关节主动活动和肌力练习，包括直腿抬高，做髋膝踝抗阻屈伸运动，次数根据患者的体力情况而定，每天 2~3 次。

（5）教会患者如何使用拐杖或助行器进行不负重触地式步行，为术后持拐步行做准备。

3. 术后功能锻炼指导

（1）术后第一周锻炼的重点是减轻患者症状，促进创口愈合，防止肌肉萎缩，改善关节活动范围。具体方法：

①维持患侧下肢于特殊体位：在髋关节无旋转的情况下，取轻度外展位（20°~30°），必要时让患者穿"丁"字鞋防止髋内/外旋。

②术后第 2 天开始进行膝部按摩，加强对髌骨的滑动和挤压，患侧踝部关节主动屈伸活动或抗阻活动。

③术后 3~5 天加强患侧股四头肌肌力训练。

（2）术后第二周锻炼的重点是加强患侧下肢不负重下的主动活动，改善关节活动范围，进一步提高肌力，增加床上自主活动能力。

①在无痛范围下进行主动的患侧髋膝屈伸能力训练。

②加强患侧髋周围肌群的力量训练。如助力下直腿抬高：患侧移至床边，小腿自然垂于床边，主动伸膝运动。

4. 围术期观察要点

（1）严密观察生命体征变化，每 15~30 分钟测一次，平稳后改为 4 小时一次，并做详细记录。

（2）注意观察伤口渗血情况，重点观察引流管是否通畅，引流液的颜色、性质、量，并做详细记录，伤口大量渗血或引流出鲜红血性液体较多时，考虑有活动性出血，应及时报告医生。

（3）妥善固定伤口引流管，严防脱出。引流管一般放置 48~72 小时，若 24 小时内引流量少于 50ml 即可以拔除。

（4）患肢呈外展中立位，两腿之间放置一个枕头或穿中立位鞋。根据情况给予持续皮牵引，以防患肢内收内旋。

（5）遵医嘱使用抗生素，预防感染。一般抗生素应用在术前 1 天至术后 3~5 天。注意观察切口皮肤有无红、肿、热、痛等感染迹象，体温、血象、血沉是否正常。

（6）患者可向健侧翻身，定时抬臀，避免局部皮肤长期受压。

（四）髋关节置换常见并发症的预防

1. 下肢深静脉血栓

（1）观察患肢肿胀程度，与健侧对比，并每日做记录。

（2）指导患者做踝泵运动及股四头肌舒缩锻炼，每日督促按计划进行。

（3）术后使用弹力绷带包扎患肢，防止下肢静脉扩张；有条件者可使用下肢血液循环助动器，促进静脉回流。

（4）应用抗血栓药物：吉派林 5000 单位皮下 1 次/日，低分子右旋糖酐 500ml 静滴 1/日。

（5）如出现下肢静脉血栓，及时进行溶栓治疗，患肢制动，防止栓子脱落随血液循环阻塞到肺，导致肺栓塞。

2. 关节脱位

（1）了解预防脱位的重要性，从思想上重视，以加强防范意识。

（2）定时观察患肢的体位，发现问题及时改正，内固定术后，应鼓励患者尽早坐起。

（3）术后应保持患肢外展 30°中立位，患侧穿中立位鞋，两大腿之间放置软枕，防止患肢外旋、内收。

（4）术后放置便盆时应注意保护患侧髋关节，防止脱位；生活中应避免容易脱位的危险动作，如翻身、盘腿、翘腿、下蹲等。

（5）一旦发生脱位，应立即制动，以减轻疼痛，防止发生血管、神经损伤，并立即报告医生，做进一步处理。

3. 皮肤压力性损伤

（1）评估患者存在的高危因素及 Braden 评分，发现压力性损伤的高危因素。

（2）指导或督促患者及时变换体位，避免局部皮肤长期受压。

（3）保持局部皮肤清洁干燥，及时更换污染的床单，及时清除排泄物，避免局部潮湿。

（4）使用减压敷料及气垫床等措施预防压力性损伤的发生。

（5）评估患者营养状况，加强营养，及时补充蛋白质等，增强抵抗力。

（6）已发生压力性损伤的患者，应准确评估其分期，分析原因，及时采取相应处理措施并上报。

（五）复诊及生活指导

1. 生活规律，保持心情愉快，保证充足睡眠。

2. 术后1个月复查，如有伤口红肿、患侧疼痛可随时到骨科门诊就诊。

3. 术后6个月内禁止做下蹲取物、翘腿，坐矮凳或矮床、沙发等使髋部屈曲的动作，避免长时间站立。

4. 靠助行器或双拐训练行走的患者训练量由小到大，循序渐进，避免过劳。禁止跑步、跳跃、举重物等活动，以免加重髋部负担。

九、脊柱结核的健康教育

脊柱结核在骨与关节结核中发病率最高，约占50%，其中绝大多数为椎体结核，在整个脊柱中，以腰椎的发病率最高，其次为胸椎、颈椎，骶尾椎较少。脊柱结核多见于儿童、青壮年，40岁以上者较少见，病变可压迫脊髓而造成截瘫，严重影响患者的生活质量。

（一）脊柱结核的主要病理改变

1. 椎体中心型结核

儿童椎体中心型结核发展快，病变常波及整个骨化中心，并穿破软骨壳，侵入椎间盘和邻近椎体。成人椎体中心型结核发展较慢，但也常侵入邻近椎间盘，越过椎间盘波及邻近椎体。少数中心型结核病变长期局限于一个椎体内。

2. 椎体边缘型结核

多见于儿童，以溶骨性破坏为主，死骨较小或无死骨，椎体上下边缘型结核更易侵犯椎间盘，椎体后缘的病变易造成脊髓或神经根受压。

3. 椎间盘结核

椎间盘受侵犯后，软骨板坏死，变薄或破碎，髓核及纤维环受压后可突入椎管内造成脊髓或神经根受压。

4. 椎体病理性骨折与脱位

病变椎体受压后可产生病理压缩性骨折，碎骨片或死骨可被挤压到椎体周围，如被挤压到椎管内，可压迫脊髓造成截瘫。如椎体、椎间盘、椎弓根或关节突同时被病变破坏时，易发生病理性脱位。

5. 脓肿的形成和发展

椎体结核病灶所产生的脓液可积于椎体一侧骨膜下，形成局限性椎旁脓肿。脓液穿破椎体骨膜后，可沿组织间隙向远处扩散，在较远的地方形成新的脓肿。

（二）脊柱结核围术期健康指导

1. 饮食指导

脊柱结核为消耗性疾病，充足的能量供给是补充机体消耗、促进健康的必要条件。脊柱结核患者饮食应以高热量、高蛋白、富含维生素及钙质的易消化饮食为主，如鱼、蛋、禽、奶、肉、大豆、新鲜蔬菜及水果等，同时多饮水，进食粗纤维食物预防便秘。

2. 缓解疼痛

观察疼痛的性质及程度，积极采取各种止痛措施，如卧硬板床休息、局部制动、放松技术应用等。疼痛剧烈时遵医嘱给予镇痛剂。卧床休息期间可适当进行四肢的主动和被动运动，预防肌肉萎缩。

3. 药物指导

目前常用的抗结核药物有异烟肼、链霉素、利福平、乙胺丁醇、吡嗪酰胺等，以异烟肼、链霉素等常用，并且疗效亦好，毒性反应也较低，是抗痨的首选药物。利福平、乙胺丁醇等认为是目前抗结核最有效的药物，但不良反应、毒性较大，常引起肝功能损害，使用此药需定期查肝功能。

（1）抗结核药物应早期、足量、联合、长期、准时给药。

（2）严格遵医嘱用药，注意药物的疗效及不良反应。

（3）定期进行血液及相关检测，及时发现不良反应，调整药物治疗方案。

（4）药物治疗需 1 年以上，手术治疗者必须经过 2～4 周。

4. 术前准备

（1）拍摄胸片及病变部位和邻近部位的放射检查。

（2）血液检查（常规、生化、凝血四项、HIV 及 HBsAg）及大小便常规等。

（3）男性患者术前两周戒烟、酒。

（4）完成皮肤准备及药敏试验。

（5）床上大小便练习。

（6）胃肠道准备，术前给予开塞露或缓泻剂，22:00 后禁食禁水，术前留置导尿，以保证麻醉安全。

（7）个人卫生，术前沐浴并更换清洁休养服，注意三短六洁。

（8）为患者准备术后所需物品，如尿布、大小便器。

5. 术后观察要点

（1）术后严密观察生命体征的变化，并详细记录。

（2）引流管勿受压、曲折、扭转，各连接处应紧密，避免漏气和脱落。

（3）保持引流通畅，每 30 分钟用双手挤压引流管根部，然后一手固定引流管根部，一手顺引流管往下挤压。

（4）观察引流液的性质和量的变化，术后 24 小时为鲜红色血性液体，以后逐渐变为淡红色，量也逐渐减少，准确记录 24 小时引流量。

（5）拔管指征：术后 48～72 小时，引流量逐渐减少，24 小时不超过 50ml，经查体和胸透，肺部膨胀良好。

（6）加强基础护理，预防术后并发症。

（三）脊柱结核患者功能锻炼指导

1. 胸椎结核患者术后一周开始练习吹气球，以锻炼肺功能，促进肺部膨胀。

2. 指导患者在床上进行下肢肌肉收缩，关节活动训练，股四头肌、踝关节训练，教会患者翻身、下地。在医生指导下患者进行腰背部肌肉训练，五点式腰背肌训练方法。

3. 腰椎结核患者术后佩戴腰围方可起床活动。活动量应由小到大，以患者不感到累为准。半年内不提重物，禁止脊柱旋转运动，弯腰动作。

4. 出院后继续服用抗结核药物 3~6 个月，复查时间为术后 3 个月、6 个月、1 年，出现不适随时复诊。

5. 由于患者机体免疫力低、抵抗力差，需要为其提供舒适的环境便于休养，经常通风换气，保持阳光充足及空气新鲜，保证充足的睡眠，减少机体代谢消耗，协助完成日常生活，提高自理能力及信心。

十、糖尿病的健康教育

（一）糖尿病的定义

糖尿病是一组由于胰岛素分泌缺陷和（或）生物效应降低（胰岛素抵抗）引起的以高血糖为特征的慢性、全身性代谢性疾病。慢性高血糖将导致人体多组织，尤其是眼、肾、神经及心血管的长期损害、功能不全和衰竭。

（二）糖尿病的分类与分型

1. 1 型糖尿病：胰岛 β 细胞破坏，通常导致胰岛素绝对缺乏，分为自身免疫性（急性型、迟发型）和特发性。

2. 2 型糖尿病：胰岛素抵抗为主伴胰岛素相对缺乏，或胰岛素分泌不足为主伴有胰岛素抵抗。

3. 其他特殊类型

（1）胰岛 β 细胞功能基因异常。

（2）胰岛素作用基因异常。

（3）胰腺外分泌疾病。

（4）内分泌疾病。

（5）药物或化学制剂。

（6）感染。

4. 非常见型免疫介导性糖尿病

5. 其他伴有糖尿病的遗传综合征

6. 妊娠糖尿病（GDM）：指妊娠期发生糖耐量异常或糖尿病，约占 90%，于分娩后大多恢复正常，但其中约有 1/4 的患者可于若干年后发生永久性糖尿病。GDM 也有很大风险，妊娠期并发症较非糖尿病的孕妇为高，对 GDM 应加强监护。

（三）临床上对 1 型和 2 型糖尿病需进一步鉴别，可按以下主要特点加以鉴别（表 24）

表 24　1 型和 2 型糖尿病的主要特征

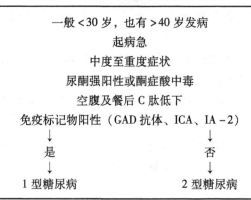

一般 < 30 岁，也有 > 40 岁发病

起病急

中度至重度症状

尿酮强阳性或酮症酸中毒

空腹及餐后 C 肽低下

免疫标记物阳性（GAD 抗体、ICA、IA - 2）

↓	↓
是	否
↓	↓
1 型糖尿病	2 型糖尿病

（四）无症状未被诊断的人群做糖尿病筛查的指征

1. 年龄 > 45 岁，若 FPG≥5.6mmol/L（≥100mg/dl）或随机血糖≥6.5mmol/L（≥120mg/dl）需进一步做 OGTT。若正常，每隔 2~3 年复查。

2. 年龄 < 45 岁，而具有以下情况者，每隔 1 年进行一次筛查：

（1）肥胖≥标准体重 20%，或体重指数（BMI）（kg/m^2）男性≥25，女性≥24。

（2）一级亲属有糖尿病史。

（3）有巨大儿（≥4.0kg）分娩史或曾经诊断有妊娠期糖尿病史者。

（4）血压≥140/90mmHg。

（5）HDL-C≤0.9mmol/L（35mg/dl）和（或）甘油三酯≥2.82mmol/L（250mg/dl）。

（6）以往筛查有 IFG 或 IGT。

（五）糖尿病的诊断

1. 空腹血浆葡萄糖（FPG）≥7.8mmol/L（≥140mg/dl）或随机血浆葡萄糖≥11.1mmol/L（≥200mg/dl），或者口服葡萄糖试验（OGTT）2 小时≥11.1mmol/L（≥200mg/dl）。

2. 糖耐量异常

（1）空腹静脉血糖（FPG）为 6.1mmol/L（110mg/dl）~7.0mmol/L（126mg/dl）时称为空腹血糖受损（IFG）。

（2）OGTT 后 2 小时血糖（2hPG）为 7.8mmol/L（>140mg/dl）~11.1mmol/L（<200mg/dl）时称糖耐量受损（IGT）。注意随机血糖不能用于诊断 IFG 和 IGT。

（六）葡萄糖耐量试验（OGTT）及血糖测定方法

OGTT 指测定空腹血糖后，口服 75g 无水葡萄糖或食 100g 面粉做成的馒头，分别在 30 分钟、1 小时、2 小时、3 小时采血测定血糖、胰岛素、C 肽，并评估其功能的试验，需要注意下几点：

（1）试验前三天每日主食不少于 3 两。

（2）患急性病，需病愈两周后检查。

（3）检查前三天停用激素类药物，如避孕药。

（4）检查前禁食 8 小时。

（5）检查前 8 小时内要避免体力活动，饮咖啡，吸烟，精神紧张及各种刺激。

（6）75 克葡萄糖应溶于 300 毫升温水内，5 分钟喝完，从第一口计时间。

（七）糖尿病常用治疗药物及特点

糖尿病是一种终身疾病，很难彻底治愈，治疗糖尿病的药物主要有口服降糖药、胰岛素。

1. 口服降糖药

（1）磺酰脲类：主要通过促进胰岛素分泌而发挥作用，抑制 ATP 依赖性钾通道，使 K^+ 外流，β 细胞去极化，Ca^{2+} 内流，诱发胰岛素分泌。此外，还可加强胰岛素与受体结合，解除受体后胰岛素抵抗的作用，使胰岛素作用加强。常用的药物有格列吡嗪，格列齐特，格列本脲，格列波脲，格列美脲等。

①格列吡嗪（美吡达、瑞罗宁、迪沙、依吡达）：第二代磺酰脲类药，起效快，药效持续 6~8 小时，对降低餐后高血糖特别有效；由于代谢物无活性，且排泄较快，因此比格列本脲较少引起低血糖反应；作用持续 24 小时。用于非胰岛素依赖型成年型糖尿病。

②格列齐特（达美康、孚来迪）：第二代磺酰脲类药，比第一代甲笨磺丁脲强 10 倍以上；此外，还有抑制血小板黏附、聚集作用，可有效防止微血栓形成，从而预防糖尿病的微血管病变。适用于成年型糖尿病、糖尿病伴有肥胖症或伴有血管病变者。老年人及肾功能减退者慎用。

③格列本脲（优降糖）：第二代磺酰脲类药，在所有磺酰脲类中降糖作用最强，为甲笨磺丁脲的 200~500 倍，作用可持续 24 小时。用于轻、中度非胰岛素依赖型糖尿病，易发生低血糖反应，老人和肾功能不全者慎用。

④格列波脲（克糖利）：比第一代甲苯磺丁脲强 20 倍，与格列本脲相比更易吸收，较少发生低血糖；作用可持续 24 小时。用于非胰岛素依赖型糖尿病。

⑤格列美脲（亚莫利）：第三代新的口服磺酰脲类药，作用机制同其他磺酰脲类药，但能通过与胰岛素无关的途径增加心脏葡萄糖的摄取，比其他口服降糖药更少影响心血管系统；体内半衰期长达 9 小时，只需每日口服 1 次。用于非胰岛素依赖型糖尿病。

（2）双胍类：本类药物不刺激胰岛素 β 细胞，对正常人几乎无作用，而对糖尿患者降血糖作用明显。不影响胰岛素分泌，通过促进外周组织摄取葡萄糖，抑制葡萄糖异生，降低肝糖原输出，延迟葡萄糖在肠道吸收，由此达到降低血糖的作用。常用药物有二甲双胍，降糖作用较苯乙双胍弱，但毒性较小，对正常人无降糖作用；与磺酰脲类比较，本品不刺激胰岛素分泌，因而很少引起低血糖。此外，本品具有增加胰岛素受体、减低胰岛素抵抗的作用，还有改善脂肪代谢及纤维蛋白溶解、减轻血小板聚集作用，有利于缓解心血管并发症的发生和发展，是肥胖型非胰岛素依赖型糖尿病的首选药。主要用于肥胖或超重的 2 型糖尿病，也可用于 1 型糖尿病，可减少胰岛素用量，也可用于胰岛素抵抗综合征的治疗。由于胃肠道反应大，应于进餐中和餐后服用。肾功能损害患者禁用。

（3）α糖苷酶抑制剂：竞争性抑制麦芽糖酶、葡萄糖淀粉酶及蔗糖酶，阻断 1，4 - 糖苷键水解，延缓淀粉、蔗糖及麦芽糖在小肠分解为葡萄糖，降低餐后血糖。常用药物有阿卡波糖、伏格列波糖。

①阿卡波糖（拜唐苹）：单独使用不引起低血糖，也不影响体重；可与其他类口服降糖药及胰岛素合用。用于各型糖尿病，改善糖尿病患者餐后血糖，可用于对其他口服降糖药药效不明显的患者。

②伏格列波糖（倍欣）：为新一代 α 糖苷酶抑制剂，该药对小肠黏膜的 α - 葡萄苷酶（麦芽糖酶、异麦芽糖酶、苷糖酶）的抑制作用比阿卡波糖强，对来源于胰腺的 α - 淀粉酶的抑制作用弱。可作为 2 型糖尿病的首选药，可与其他类口服降糖药及胰岛素合用。

（4）胰岛素增敏剂：通过提高靶组织对胰岛素的敏感性，提高利用胰岛素的能力，改善糖代谢及脂质代谢，能有限降低空腹及餐后血糖，单独使用不引起低血糖，常与其他类口服降糖药合用，产生明显的协同作用。常用药物有罗格列酮（文迪雅），新型胰岛素增敏剂对于胰岛素缺乏的 1 型糖尿病、分泌量极少的 2 型糖尿病无效。老年患者及肾功能损害者服用勿需调整剂量。

（5）非磺酰脲类促胰岛素分泌剂：是一新型口服非磺酰脲类抗糖尿病类药物，对胰岛素的分泌有促进作用，其作用机制与磺酰脲类药物类似，但该类药物与磺酰脲受体结合与分离均更快，因此能改善胰岛素早时相分泌，减轻胰岛 β 细胞负担。常用药物瑞格列奈（诺和龙），该药不引起严重的低血糖，不引起肝脏的损害，有中度肝脏及肾脏损害的患者对该药也有很好的耐受性，药物相互作用较少。

2. 胰岛素

（1）普通胰岛素：由动物胰腺提取的胰岛素，可引起过敏反应、脂质营养不良及胰岛素耐药，不宜长期使用。

（2）低精蛋白锌人胰岛素（诺和灵 N、优泌林 N）：通过基因重组技术，利用酵母菌产生的生物合成人胰岛素，为中效胰岛素制剂。用于中、轻度糖尿病，治疗重度糖尿病患者可与正规胰岛素合用，使作用出现快而维持时间长。

（3）中性可溶性人胰岛素（诺和灵 R、优泌林 R）：又称中性人短效胰岛素，结构与天然的人胰岛素相同，可减少过敏反应，避免脂肪萎缩及避免产生抗胰岛素作用。血液中胰岛素浓度下降一半仅需几分钟，因此胰岛素制剂的时间作用曲线完全由其吸收特性决定。

（4）双时相低精蛋白锌人胰岛素（预混人胰岛素、诺和灵 30R、诺和灵 50R、优泌林 30R）：为可溶性胰岛素和低精蛋白锌胰岛素混悬液，以诺和灵 30R 为例，含 30% 可溶性胰岛素和 70% 低精蛋白锌胰岛素。可用于各型糖尿病患者。

（5）门冬胰岛素（诺和锐）：为一快速作用的胰岛素类似物，与人胰岛素相比，其氨基酸发生了改变，阻断了胰岛素之间的相互作用，使六聚体和二聚体能迅速地解离为单体而有效地吸收，迅速发挥降糖作用，不需在之前很久就注射，提高了治疗的灵活性。

3. 降糖药使用注意事项

（1）注意用药剂量，预防低血糖：胰岛素和大多数口服降糖药均有引起低血糖反应的危险，严重者可低血糖昏迷甚至死亡，使用时应根据病情选用剂量，并且从小剂量开始。轻度低血糖可饮用糖水缓解，严重时必须静脉滴注葡萄糖溶液抢救。

（2）注意药物的不良反应：磺酰脲类药物的常见不良反应为胃酸分泌增加、恶心、腹痛、腹泻，还偶见粒细胞减少及胆汁淤积性黄疸，并相对其他类口服降糖药更易发生低血糖反应。二甲双胍主要不良反应为胃肠道反应和乳酸酸中毒。α 糖苷酶抑制剂的主要不良反应为腹胀和肠鸣。而胰岛素增敏剂主要不良反应是肝毒性。

（3）根据糖尿病的不同类型选药：1 型糖尿病患者终身需胰岛素治疗；2 型糖尿病一般选用口服药治疗；在下列情况需要胰岛素治疗：

①饮食、运动及口服降糖药效果不好时。

②出现严重、慢性并发症。

③处于急性应急状态（如严重感染、大型创伤及手术等）。

④妊娠期。

4. 老年糖尿病患者用药注意

老年人往往肝肾功能下降，因此应尽量选用对肝肾无毒性或毒性较小的药物，如瑞格列奈，格列喹酮，二甲双胍在患者肝肾功能不全、心衰、缺氧的情况下，容易导致乳酸酸中毒，因此有上述情况的老年人应禁用。老年人不宜选用长效、强效的促胰岛素分泌剂（如优降糖、消渴丸），以导致严重的低血糖，尽可能选用半衰期短、排泄快的短效药物。早期宜联合用药。

5. 根据体重选药

理想体重(kg) = 身高(cm) − 105，如果实际体重超过理想体重 10%，则认为体型偏胖，首选二甲双胍或 α 糖苷酶抑制剂。如实际体重低于理想体重 10%，则认为体型偏瘦，应选用促胰岛素分泌剂。

6. 根据高血糖类型选药

如空腹血糖不高，只是餐后血糖高，则首选 α 糖苷酶抑制剂，如空腹血糖和餐后血糖均高，治疗开始即可联合两种作用机制不同的口服药物，如"磺酰脲类 + 双胍类"或者"磺酰脲类 + 胰岛素增敏剂"。另外，对于初治空腹血糖 > 13.9mmol/L，随机血糖 > 16.7mmol/L 患者，可给予短期胰岛素强化治疗，消除葡萄糖毒性作用后再改用口服药。

（八）糖尿病患者饮食教育

1. 糖尿病患者水果的选择

糖尿病患者吃水果，应该遵循以下原则：一般空腹血糖 < 7.8mmol/L，餐后血糖 <

10mmol/L 和糖化血红蛋白控制在 7.5% 以下的，不常出现高血糖或低血糖的患者可在指导下选用含糖量较低，味道酸甜的水果。推荐选用：每 100g 水果中含糖量少于 10g 的水果，包括西瓜、猕猴桃、西红柿、柚子、橙子、柠檬、桃子、李子、杏、枇杷、菠萝、草莓、青梅、樱桃、椰子乳等。慎重选用：每 100g 水果中含糖量为 11~20g 的水果，包括香蕉、石榴、甜瓜、橘子、苹果、梨、荔枝、芒果和山楂等。不宜选用：每 100g 水果中含糖量高于 20g 的水果，包括红枣、柿饼、葡萄干、杏干、桂圆等干果，以及果脯应禁止食用。含糖量特别高的新鲜水果，如红富士苹果、柿子、莱阳梨、肥城桃、哈密瓜、葡萄、冬枣、黄桃等也不宜食用。

2. 吃水果的时间

通常情况是在两餐之间，饥饿和体力活动后，可作为能量和营养的补充，一般在上午九点或下午三点或是晚餐后一小时和睡前一小时，不能餐前或餐后立即吃水果，避免一次摄入过多的碳水化合物引起血糖升高，加重胰腺的负担。

3. 糖尿病患者甜食的选择

糖尿病患者甜食的选择主要是根据食品的热量来决定，而且必须要限制总热量。糖尿病患者要严格限制白糖、红糖、蜂蜜、果酱、各种甜点心、巧克力、含糖饮料如可乐及甜果汁、冰淇淋的摄入，因为这些食物大都含有较多的葡萄糖、蔗糖，所含热量较高，吸收后会明显升高血糖。糖尿病患者可以吃的甜食：

（1）木糖醇，是植物中半纤维素的多聚戊糖，经水解后再加氢还原成的产物。有引起腹泻的作用，应慎用，不应大量服用。

（2）山梨糖，在很多水果中都存在，甜度仅为蔗糖的 50%，热量稍低于葡萄糖，服用后不会转为葡萄糖，是适合糖尿病并发肝炎、胆囊炎者服用的甜味剂。

（3）麦芽糖醇，甜度和蔗糖接近，不产生热量，也不含合成脂肪和刺激胆固醇形成。它是糖尿病、冠心病、肥胖病患者较理想的甜味剂。

（4）甘草甜素，甜度为蔗糖的 250 倍，与少许蔗糖。柠檬酸钠配合，不仅可减少蔗糖的用量，还可以获得甜美的口感。

（5）甜菊苷，俗称甜菊糖。甜菊苷的甜度为蔗糖的 200 倍，甜味特点接近于蔗糖。可降血压，促进代谢，治疗胃酸过多的保健作用。是糖尿病患者普遍选择的一种理想的甜味剂。

（6）氨基酸衍生物甜味剂，阿斯巴甜（又名天冬甜肽或蛋白糖）是一种广泛使用的人造甜味剂，其主要原料为苯丙氨酸与天冬氨酸。

4. 糖尿病患者饮食十大黄金准则

（1）控制每日摄入总热量，达到或维持理想体重。

（2）平衡膳食。

（3）食物选择多样化，谷类是基础。

（4）限制脂肪摄入量。

（5）适量选择优质蛋白质。

（6）减少或禁忌单糖及双糖食物。

（7）高膳食纤维膳食。

（8）减少食盐摄入。

（9）坚持少量多餐、定时、定量、定餐。

（10）多饮水，限制饮酒。

5. 糖尿病患者具体的饮食方法

（1）适当控制饮食量，一般情况下，每日主食 250~300g，新鲜蔬菜 500g 以上，牛奶 250ml，鸡蛋 1 个，瘦肉 100g，豆制品 50~100g。

（2）宜少食多餐，一日不少于三餐，有条件上下午安排间食及睡前进食，既保证吸收，又减轻对胰岛负担。

（3）早餐量要少，上午肝糖原分解旺盛，易发生早餐后高血糖。如一日三餐比可为 1/5、2/5、2/5。

（4）进餐时间要规律，少吃零食。

6. 糖尿病患者饮食注意事项

（1）三宜

①五谷杂粮（荞麦面、燕麦面、玉米面等）含维生素 B，多种微量元素，可降低血糖、血脂。

②豆类及豆制品，但患病时间超过三年者慎用。

③苦瓜、洋葱、番茄、柚子、南瓜可降低血糖。

（2）三不宜

①各种糖类、蜜饯、水果罐头、汽水、果汁、果酱、冰激淋、甜饼干、甜面包、糖制糕点和蜂蜜。

②不宜吃含高胆固醇的食物及动物肝脏。

③不宜饮酒。

（九）糖尿病患者运动教育

1. 运动前的安全性评估

糖尿病患者存在并发症（如心血管疾病、高血压、神经病变或微血管病变），在进行高强度运动之前，应接受详细的评估，内容包括血糖控制情况、身体自身的限制、药物禁忌、以及大血管和微血管并发症。

2. 运动类型

（1）有氧运动：有氧运动应该进行至少 3 天/周，但间隔时间不超过 2 天，因为运动相关的胰岛素敏感性增加具有短期效应。糖尿病患者自进食开始计时，约 40 分钟开始运动，持续 30~40 分钟，患者感到稍微疲劳、微微发汗为宜。

（2）阻力训练：阻力训练应至少每周进行两次（2~3 间隔日），但对于 2 型糖尿病患者，进行常规的有氧活动（作为 PA 计划的一部分），更理想的是每周 3 次。阻力训练的强度应为中度（50% 的 1RM）或重度（75%~80% 的 1RM），以期在力量和胰岛素敏感性方面获得最佳收益。就血糖控制而言，居家的阻力训练可以受到监督，而健身房的训练可能不太有效，但后者在维持肌肉质量和力量方面比较有优势。最低标准为 5~10 种运动，且要所有主要的肌群最少要有一种运动；训练早期每种 10~15 次反复，随着时间的推移，提高运动强度（如某一动作绝对或相对的阻力或负荷），增加目前强度的全部反复次数（8~10次）。建议至少完成一组训练，但最多完成3~4组，以达到最佳获益。运动的选择器械式重量和自由重量（如哑铃、杠铃），对于增加特定肌肉群的肌力可能相当。更大的重量或阻力，或许可以用来优化胰岛素敏感性和血糖控制。为避免受伤，训练强度、频率及运动课程，应采取渐进模式。当每组动作的重复目标次数可以持续超越，才可以增加重量或阻力1次，接着是考虑增加运动组数，最终增加训练的频率。频率为每周3次（3组，每组8~10次反复）、强度为75%~80%的1RM、运动为8~10种，可能是为期6个月的一个最佳目标。

（3）有氧运动和阻力训练的组合。

（十）糖尿病常见并发症

1. 心血管疾病

（1）合并有心绞痛，被认为有中度或重度风险的2型糖尿病患者，最好进行有监督的心脏康复计划，至少在最初的阶段是如此。

（2）糖尿病加速动脉粥样硬化进展，是CVD和PAD的主要危险因素。2型糖尿病患者有CAD终身风险，女性为67%，男性为78%，并且此风险会因肥胖而增加。此外，一些有急性心肌梗死的患者，有可能不会出现胸痛，或许还包括"无声"的心肌缺血。

（3）对于合并有PAD的患者，无论在PA期间是否存在间歇性跛行和疼痛，进行适度的运动（如步行、曲臂、骑自行车），都可以提高四肢的柔韧性、功能性、疼痛的忍耐力和生活质量。下肢的阻力训练也可以提高相关运动（如跑步机上行走、爬楼梯、生活质量）的能力。

（4）心血管病变在糖尿病患者很常见，即使在没有显性心血管疾病的情况下。内皮功能障碍可能是许多血管相关问题的根本原因。

（5）除了传统的危险因素之外，高血糖、高胰岛素血症及氧化应激，都可以导致内皮损伤，进而导致动脉功能下降，更易于发生动脉粥样硬化。有氧运动和阻力训练都可以改善血管内皮功能，但并不是所有的研究结果都表明运动后的这种获益。

2. 周围神经病变

（1）中低强度的运动都有助于防止周围神经病变的发生。

（2）不存在急性足部溃疡的患者，可以进行适度的负重锻炼；但是，如果足部存在损伤/创口/溃疡，应仅限于非负重PA。

（3）所有患者每天都应密切检查自己的双足，以防止伤口或溃疡的发生，并选择舒适的鞋子。

（4）周围神经病变影响到四肢，尤其是小腿和双足。高血糖会引起神经毒性，导致神经细胞损伤乃至凋亡，最终导致微血管灌注损伤。如果患者症状表现为神经性疼痛和（或）麻木，并伴有血流不畅，那么其足部损伤和溃疡危险增加。

（5）高达40%的糖尿病患者，可能会发生周围神经病变；在美国，截肢（下肢）者中有60%与糖尿病有关。

3. 自主神经病变

（1）无论 CV 神经有无病变（CAN），中等强度的有氧运动可以改善自主神经功能；但是，这种改善可能只发生在亚急量运动后。

（2）CAN 筛查应包括一组自主测试，以评估自主神经系统的两个分支。考虑到同时存在缺血、HR 和血压异常的可能性，在运动开始前，CAN 患者应有医生的批准，如有可能应进行负荷试验（为了筛查 CV 异常）。

（3）运动强度的控制可使用心率储备法（心率储备 HRR＝最高心率 HRmax－静息心率 HR rest）来获得，在亚急量运动，直接测量最高心率（在最大强度运动下，利用心电图仪器测量当时的心率）会比较好（相比推算公式）。

（4）约 22% 的 2 型糖尿病患者存在 CAN，大多数表现为自主神经功能异常。

（5）CAN 使死亡风险增加一倍，也就是说，无症状性心肌缺血、体位性低血压或静息时心动过速的发生频率更频繁。CAN 还可以降低运动的耐力和最高 HR。虽然交感神经和副交感神经功能障碍可以同时存在，但是迷走神经功能障碍通常较早发生。PA 后降低的 HR 恢复，和死亡风险相关。

4. 视网膜病变

（1）在伴有增殖性或前增殖性视网膜病变或黄斑变性的糖尿病患者，建议在计划运动前认真检查，获得医生的批准。

（2）对于增殖性视网膜病变未控制的患者，不建议进行大幅增加眼压的运动（如高强度的有氧运动或阻力训练）和头低位运动，也不建议进行任何跳跃或刺激的运动，因为这些运动都会增加出血危险。

（3）在发达国家，糖尿病性视网膜病变是导致失明的主要原因，并和 CV 死亡率增加相关。

（4）存在视网膜病变的患者，在中低强度运动训练后可以获益（如工作能力提高）。尽管 PA 已被证明可以预防年龄相关的黄斑变性的进展，但是很少有涉及 2 型糖尿病患者的研究。

5. 肾病和蛋白尿

（1）虽然 PA 期间的 BP 增加，可能会瞬间升高尿微量白蛋白水平，但是在肾病患者，有氧运动和阻力训练都可以改善生理功能和生活质量，并且阻力训练在改善肌肉功能和生活质量方面特别有效。

（2）在显性肾病的患者，PA 开始前应仔细进行检查，获得医生的批准，并尽有可能进行负荷试验，以确定 CAD、异常心率和血压的变化情况。应以低强度的运动开始，因为有氧代谢能力和肌肉功能的水平此时很低，以及避免持续的闭气用力（如咳嗽、呕吐、提举重物、用力排便等）或高强度的运动，以防止 BP 增加过度。

（3）约 30% 的糖尿病患者进展为肾病，后者是糖尿病患者死亡的主要危险因素。微量白蛋白尿或尿中存在微量白蛋白是常见的，而且还是显性肾病和 CV 死亡的一个危险因素。

（4）严格控制 BG 和 BP，并联合运动和饮食，可能会延缓蛋白尿的进展。动物模型显示，运动训练可以延缓糖尿病肾病的进展，但基于人类的相关研究很少。

（十一）糖尿病患者血糖监测教育

1. 血糖监测的时间及意义

（1）空腹血糖：指隔夜空腹（至少 8～10 小时未进任何食物，饮水除外）早餐前采血测定的血糖值。反映在无糖负荷状态下基础胰岛素分泌情况及前日晚间用药是否合适。

（2）餐后 2 小时血糖值：指从吃饭第一口计时间，2 小时后准时采血所测定的血糖值。反映机体胰岛 β 细胞储备功能。需要注意，测餐后 2 小时血糖一定要像平时一样吃药、吃饭，否则无法体现服药后治疗效。

（3）餐前血糖：指三餐前采血所测的血糖。反映机体胰岛 β 细胞分泌功能的持续；知道患者调整将要食入的食物的量和种类；调整餐前胰岛素用量的依据。

（4）睡前血糖：反映机体胰岛 β 细胞对进食晚餐后高血糖的控制能力，指导夜间加餐用药。

（5）随机血糖：是指一天当中任意时间采血所测定的血糖值，与进食无关。

（6）凌晨 3 点血糖：鉴别空腹高血糖的原因，避免夜间低血糖。

2. 糖化血红蛋白

它是由血液中的葡萄糖附着在红细胞的血红蛋白上形成的，其数值与血糖水平呈正比，血糖越高，附着葡萄糖的血红蛋白就越多，糖化血红蛋白的值也就越高。葡萄糖一旦附着在红细胞内的血红蛋白上就不会与之分离，会在红细胞的整个生命过程中存在，并随着红细胞的衰老，死亡而消失。红细胞的寿命是 120 天，所以糖化血红蛋白反应的是过去 2～3 个月的平均水平，它的正常值是 4%～6%。

3. 动态血糖监测

指通过葡萄糖感应器监测皮下组织间液的葡萄糖浓度而反映血糖水平的监测技术，可以提供连续、全面、可靠的全天血糖信息，了解血糖波动的趋势，发展不易被传统监测方法所探测的高血糖和低血糖。既评估血糖波动，又发现低血糖。

4. 毛细血管监测

（1）测试前的准备：准备采血工具、血糖仪和血糖试纸，应严格按照血糖仪操作说明书的要求进行操作，并在血糖仪产品适宜的操作温度范围内进行测量；清洁采血部位（如指腹侧面），可用肥皂和温水将手（尤其是采血部位）洗干净，并用干净的餐巾纸或棉球擦干；清洁后将采血部位所在的手臂自然下垂片刻，然后按摩采血部位并使用适当的采血器获得足量的血样，切勿以挤压采血部位获得血样，否则组织间液进入会稀释血样而干扰血糖测试结果。

（2）测试中的要求：一次性吸取足量的血样量（某些满足二次加样设计的血糖仪可以允许吸二次血样）；在测试中不要按压或移动血糖试纸、血糖仪等。

（3）测试后的要求：记录血糖测试结果，如果测试结果可疑，则建议重新测试一次。若仍有疑问，则应咨询医护人员或与血糖仪产品厂家联系。在确定原因和咨询医护人员前，切勿更改当前的糖尿病治疗方案；取下测试用的血糖试纸，并与针头一起丢弃在适当的容器中；将血糖测试用品（血糖仪、血糖试纸、采血器等）存放在干燥清洁处。

（4）质量控制：新买的血糖仪、启用新的试纸条及血糖仪更换电池后需要用随机所带的模拟液或质控液进行仪器校正，当毛细血管血糖结果与 HbA1c 或临床情况不符时，或怀疑血糖仪不准确时，应随时进行仪器校准。

指导自我糖尿病管理血糖控制目标和监测的目的是指导患者如何解释监测结果，如何参考结果采取行动。同时，医务人员应认真审查血糖记录，并根据血糖监测结果调整治疗方案。

5. 监测血糖注意事项

（1）不要因为化验空腹血糖而擅自停药，这样得出的检测结果既不能准确反映病情，又会造成血糖波动及加重病情。

（2）不要为得到理想结果而在检查前一天过分节食，此时所测的血糖结果可能偏低一些，但却不能代表平常血糖控制的真实情况。为保证检查结果的真实可信，检查前一天进餐和用药应和平常一样，并保证夜间睡眠良好。另外，抽血化验前应避免剧烈运动、抽烟和饮用刺激性饮料（如咖啡）。

（3）不要在家注射完胰岛素后再去医院抽空腹血。由于到医院抽血在时间上难以预料，如果不能在半小时内抽完血，势必延迟进餐时间，这样可能会发生低血糖。

（4）如果无法确定在医院抽空腹血的具体时间，不妨早晨在家正常治疗及进餐，然后去医院测餐后 2 小时血糖。这样不至于影响正常进餐及用药，不会引起血糖的波动。

（5）对于自身胰岛素分泌水平低下、存在清晨高血糖的患者，最好用血糖仪器先在家中完成空腹血糖的测定，记下结果后再去医院。尽量不要去医院化验空腹血糖，因为医院门诊采血时间不能保证，这样会延误早晨的胰岛素治疗，对全天血糖产生不利影响。

（6）对于早、晚餐前注射预混胰岛素的患者，若因上午到医院抽血化验使治疗延迟，可以在抽血之后查一下随机血糖。如果血糖高，可临时注射一次短效胰岛素，然后进餐。这样，既可在一定程度上消除治疗延误造成的血糖升高，又避免了检查当天早、晚两次预混胰岛素注射间隔太近。

（7）对于采用口服降糖药治疗的患者，化验空腹血糖时若采血时间太晚而使得早晨的药和中午的药相隔太近，应酌情减少中午的药量，以免因两餐的药物作用相互叠加而造成低血糖。

（8）对于睡前注射中效胰岛素者，其降糖作用可以维持到次日 8～9 时。因此，化验空腹血糖的采血时间可稍晚一些。

（9）洗手的意义：如果不洗手，手指表面若有污物或像实验中提到的果汁就可能干扰血糖值，影响血糖检测的准确性，进而误导患者，扰乱治疗方案。测血糖时，采血前一定要先洗手，然后令手臂下垂一会儿，感觉到手指血液充盈时，即可用酒精消毒准备要扎的手指。其次，注意一定得等酒精挥发完后再扎手指。因为酒精未干时，可能混入血滴，从而降低被测血液中的葡萄糖浓度，所以测出的血糖值偏低。在用酒精棉球擦拭消毒时，一般应该以穿刺点为中心，要由这个点开始，按照一定方向（多为顺时针方向）向外打圈擦拭，否则起不到很好的消毒作用。

（10）指血采集位置的选择：监测血糖应该测无名指、中指和小拇指，不推荐测量食指和大拇指。建议糖尿病患者最好使用无名指作为采血部位，因为无名指活动量少，不易感染，不影响日常生活。另外，毛细血管有两个分支，其中一个分支在无名指末端，另一个分支在其余四指的末端。因此，无名指血液丰富。测指血时应在手指的两侧，手指两侧血液最丰富，并且神经末梢分部少，不会产生疼痛感。而不要扎指肚，常扎指肚可能会使指肚感觉神经变迟钝、不敏感，影响触觉。还有因指肚上感觉神经丰富，扎针时疼痛感也会较明显。如果自我监测比较频繁，注意采血部位的轮换，不要长时间扎同一位置，以免形成瘢痕。

6. 血糖试纸保存及正确使用

（1）试纸建议保存在阴凉干燥处，避免阳光直射，储存试纸的温度范围为 15 ～ 30℃。试纸一定不要放于冰箱中保存。建议糖尿病患者可以将试纸放于抽屉里保持阴凉干燥，能达到避光、防潮的目的。

（2）试纸受潮后，得到的结果可能会偏高或偏低，也可能血糖仪上会出现故障提示无法显示读数。如果大家发现取出试纸的时候，试纸是粘在一起的，这就是受潮的表现了，请弃去不要使用。

（3）取出试纸的时候，有的患者习惯先用酒精消毒手指后，再取出试纸插于血糖仪上，这样的做法，会使手上的酒精沾到试纸上，导致结果存在误差。

（4）正确的做法是用温肥皂水洗净手并擦干，从密封的试纸盒里取出一条试纸直接插入血糖仪测试端，然后酒精消毒手指取血进行检查。将血糖试纸从瓶中取出后要立即使用，切忌将使用后的试纸条再放回瓶中。

（5）还有的患者一次性采购大量的试纸，或者不经常监测血糖，长时间不使用试纸，忽略了试纸的有效期，也导致血糖监测产生误差。瓶装试纸一旦开封，有效期为 3 个月左右。独立包装的试纸有效期较长，可以使用至包装上的有效期。患者可以在瓶装试纸开封时，在瓶子上注明开瓶日期，一旦过期，请弃去不要使用。并且注意，如果使用的是需要调代码的血糖仪，要将血糖仪上显示的条码与血糖试纸瓶上的号码调为一致。

七、糖尿病自我管理的内容

（一）常规内容

1. 学习掌握糖尿病的基本知识，包括饮食管理、规律锻炼、合理用药、自我血糖监测、降糖药物治疗等。

2. 学会自我血糖监测方法，作监测记录。

3. 了解自己血糖变化的特点及影响因素，学会如何调整饮食、运动，以有利于血糖的控制；学会在特殊情况下，小范围（剂量）的调整降糖药量，以保持良好的血糖控制。

4. 了解一般情况下如何定期到医院就诊、检查，特殊情况下及时就医寻求帮助。

5. 了解口腔、皮肤、足部护理知识。

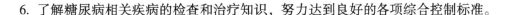
6. 了解糖尿病相关疾病的检查和治疗知识，努力达到良好的各项综合控制标准。

（二）生活中的自我管理

1. 合理膳食

科学的饮食治疗是实现糖尿病患者自身有效控制的基础。糖尿病饮食治疗的首要措施就是控制每日的总热量。也就是说患者每天摄取的总热量要保持在适宜的水平，才能达到满意控制血糖和体重的目的。实施低糖、低脂、高维生素、适量蛋白质、高纤维素饮食，同时定时、定量。根据患者的生活水平，饮食习惯，为其制定食谱并经常检查患者的执行情况。三餐热量分配为早、中、晚各 1/3 或 1/5、2/5、2/5 或 1/7、2/7、2/7。各餐内容搭配均匀，每餐均有碳水化合物、脂肪、蛋白质，且定时定量，少食多餐，防止血糖波动过大，这样有利于缓解葡萄糖的吸收，增加胰岛素的释放。根据个人的生活水平，饮食习惯，制定食谱并按饮食方案执行。使用胰岛素的患者，避免血糖过低，必要时可在两餐之间或睡前加餐，加餐的份量需计算在总热的范围内。

2. 适量运动

制定并实施有规律的起居、运动计划，是糖尿病自我管理的重要环节。适当的体育运动和体力劳动可以促进糖的利用，减轻胰岛的负担，同时可以缓解患者的紧张情绪和心理压力，使患者保持心情舒畅。运动疗法根据患者的年龄、病情、体力和有无并发症来进行体育锻炼。适宜选择有氧耐力运动，简单易坚持，不受条件限制，如步行、慢跑、太极拳、骑车、游泳等。运动量由运动强度、运动时间、运动频度三者决定。判断运动强度是否合适，可以从脉（心）率变化和自我适应度两个方面作评估，最大安全脉（心）率（次/分钟）= 170 - 年龄（岁）。运动时间以餐后 1 小时运动效果最佳。运动频度：最好每日进行，每次运动时间为 20 ~ 30 分钟，一般不超过 1 小时。运动时应遵循持之以恒，循序渐进的原则。糖尿病患者在活动时应注意周围是否安全，并携带甜品及写有姓名、家庭住址、亲人电话号码，以便低血糖发生时急用。

3. 正确应用降糖药

口服降糖药有磺脲类、格列奈类、双胍类、α 葡萄糖苷酶抑制剂、二肽基肽酶抑制剂等。糖尿病患者在用药的时候要注意：

（1）遵从医生处方，按时服药，定时进食，不可随意增减药量或变换药物。

（2）定期监测血糖、血压、血脂和体重变化。

（3）观察药物疗效和药物剂量及药物的不良反应。

（4）胰岛素是治疗糖尿病的主要药物，有的患者需要终身使用胰岛素治疗，目前多采取多部位轮流皮下注射法，选择臀大肌、上臂外侧、腹部及股外侧等部位进行注射。学会观察胰岛素的不良反应，防止延时进餐引起低血糖。

4. 正确监测血糖

有规律的自我血糖监测能反映实时血糖水平，有助于评估餐前和餐后高血糖及确定饮食、运动和药物治疗的有效性，有助于为患者制定个体化生活方式干预和药物干预方案，发现低血糖，提高治疗的有效性和安全性。最常用的监测部位是手指，应选择指腹两侧指甲角皮肤薄处采血，并经常更换采血部位。自我血糖监测的频率和时间需根据患者病情的实际需要来决定。监测血糖的时间通常选择空腹、餐前、餐后 2 小时、睡前及凌晨 2 ~ 3 时。

5. 保持乐观心态

保持良好的心态，正确对待疾病，善待自己和他人，采取既来之则安之，战略上藐视、战术上重视的做法来对待糖尿病，既不要特别紧张、焦虑，又不要满不在乎、不当回事，以顺其自然的态度去生活、工作和学习。

（三）糖尿病自我管理

1. 糖尿病患者在患其他疾病或感染时，机体处于应激状态，胰高血糖素、肾上腺素和糖皮质激素等激素的分泌增加，可引起血糖水平升高，使患者脱水、脂肪分解代谢增强，产生血酮和尿酮体。自我管理的要点包括：

（1）最少每 2 ~ 4 小时测血糖一次。

（2）如果是 1 型糖尿病患者，还应每 4 小时检查尿酮体一次。

（3）即使生病，也要坚持像平时那样用胰岛素和（或）其他治疗糖尿病的药物。

（4）如果食欲差，可选用宜消化饮食，如米粥、燕麦粥、面条、清汤等；如果不能进食，每小时应少量多次饮水或饮料，如 250ml 的牛奶、豆浆或果汁。如果正呕吐和（或）腹泻，应该避免吃奶制品和果汁，可以进食含盐的流质或清汤。

（5）当出现以下情况时，患者必须到医院就诊或入院治疗：血糖水平超过 15mmol/L，并且持续不降；感觉口干、多饮、多尿，突然的体重下降（超过 5%）；尿酮阳性持续 4 ~ 6 小时以上；不能进食和喝水；体温超过 38℃持续 24 小时；持续呕吐或腹泻；既往的慢性感染加重；发生紧急情况如骨折、外伤、昏迷、心脑血管急症等。

2. 在管理疾病过程中，患者还应学会与医护人员一起制定适合自己的、切实可行的控制目标、措施及计划，可通过社区卫生服务中心、糖尿病专科门诊、图书馆、互联网、家人、朋友等渠道，获取和利用有利于自我管理的支持和帮助。患者不良生活方式的改变，自我管理能力的提高，最终会反映在患者血糖控制水平上。

第五章

骨内科健康评估工具的使用

第一节　住院患者常用风险评估

一、住院患者跌倒危险因素量化评估（表25、表26）

表25　Morse 跌倒评分表

科室：　　　床号：　　　姓名：　　　性别：　　　年龄：　　　ID：　　　诊断：

评分项目	评分标准	日期及评分			
近三个月内有跌倒史	否 =0 分				
	是 =25 分				
超过一个医疗诊断	否 =0 分				
	是 =15 分				
行走是否使用辅助用具	不需要/卧床休息/他人协助 =0 分				
	拐杖/手杖/助行器 =15 分				
	轮椅/平车 =30 分				
是否接受药物治疗	否 =0 分				
	是 =20 分				
步态/移动	正常/卧床不能移动 =0 分				
	双下肢虚弱乏力 =10 分				
	残疾或功能障碍 =20 分				

（续）

评分项目	评分标准	日期及评分			
认知状态	自主行为能力 = 0 分 无控制能力 = 15 分				
总分					
责任护士签名					
患者/家属签名					

说明：

1. Morse 评分标准：≤24 分：低度危险；25 ~ 44 分：中度危险；≥45 分：高度危险。
2. 药物治疗是指使用镇静安眠药、降压药、降糖药、抗精神疾病药等。
3. 功能障碍是指视力障碍、眩晕、肢体功能障碍和自控体位能力下降等。
4. 每名入院患者均需进行跌倒评估、告知并签字。低度危险患者无需再评估，有病情变化随时评估；中度危险以上患者床头挂标识，每周评估 1 次，有病情变化随时评估；高度危险患者列入交班。首次评估家属需签名，以后评估分值大于首次评估时才需家属确认签字。

表26　跌倒风险告知及防控措施

基于医护人员对患者病情及身体状况的评估，其在住院期间存在跌倒风险，为最大限度地避免意外事件发生，保证患者顺利康复，特此告知。请阅读以下注意事项并遵照执行，患者/家属签名：

1. 避免患者单独外出，家属 24 小时随身陪护，特殊情况经医护人员同意方可离开

2. 穿合体的衣服和鞋子，不宜穿拖鞋外出；应用合适的助行器等辅助用物协助活动

3. 注意服药后情形，若感头晕、软弱无力时，确保在床上休息，并及时告知医护人员

4. 请不要独自沐浴，沐浴水温宜控制在 39 ~ 41℃，时间控制在 10 ~ 20 分钟，浴室内铺防滑垫

5. 尽量在床上或床旁大小便或家属陪同如厕

6. 偏瘫患者应由健侧边的床缘上下床

7. 改变体位应遵守"三部曲"：即平躺 1 分钟，坐起 1 分钟，站立 1 分钟，再行走。避免突然改变体位，尤其是夜间

8. 睡前开启病房内灯照明

9. 地面保持干燥无障碍

二、住院患者导管滑脱风险评估（表27、表28）

表27　中国人民解放军总医院第八医学中心住院患者导管滑脱风险评估表

科室：　　　　床号：　　　　姓名：　　　　性别：　　　　年龄：　　　　ID：　　　　诊断：

项目	I类导管		II类导管										III类导管		意识		其他		总评分	护理措施	护士签名
危险因素	气管插管	气切套管	动脉插管	脑室引流管	心包引流管	胸腔引流管	腹腔引流管	T型管	导尿管	PICC	各种造瘘管	深静脉插管	胃管	其他	意识障碍	烦躁	幼儿	不配合者			
分值　日期	3	3	2	2	2	2	2	2	2	2	2	2	1	1	3	4	2	3			

护理措施	①悬挂警示牌。②进行预防导管滑脱的健康宣教。③主动告知导管滑脱的注意事项。④导管固定。⑤24小时专人陪护。⑥使用镇静药物。⑦使用约束带。⑧使用手套或袜套。⑨加用床栏
评估范围	凡有导管者即做评估。评估频次：每班评估；导管滑脱危险≥2分为轻度危险，7天记录1次；≥5分为高度危险，3天记录1次；病情变化随时评估（≥2分使用警示标识，采取预防措施）
填写说明	"各种造瘘管"和"其他"栏目可进行评分的累加。导管项目可以根据科室情况进行修改

表 28　住院患者误吸风险评估表

误吸的危险因子评估（评分≥2分，有误吸风险）：

1. 年龄≥75岁（1分）

2. 曾有误吸史，有吞咽功能异常、咽反射减弱、呕吐症状（2分）

3. 有胃胀、反酸、嗳气等胃排空障碍、反流性食管炎（1分）

4. 鼻饲患者胃内残余量大于150ml（2分）

5. 意识不清、认知行为受损、精神异常（2分）

6. 气管插管或气管切开（2分）

7. 机械通气（2分）

8. 慢性疾病（1分）□脑血管病 □阿尔茨海默氏症 □呼吸道疾病 □上消化道疾病 □帕金森氏病

9. 手术或术后（1分）□甲状腺手术 □食道手术 □颌面部手术

10. 洼田饮水试验Ⅱ级及以上（2分）

11. 使用大量镇静药物（1分）

12. 患者及照护者对误吸认知不足或无认知（1分）

误吸的预防方法：

基于医护人员对患者病情及身体状况的评估，其在住院期间可能发生误吸的意外伤害，为最大限度地避免意外事件的发生，保证患者的顺利康复，特此告知。同时，请阅读以下注意事项并遵照执行。

　　经口进食患者：

1. 清醒安定状态下进食取坐位或半卧位（特殊手术后可取侧卧位），进食后保持半卧位30分钟以上

2. 喂饭时，量不宜多、速度不宜快，出现呛咳应立即停止进餐

3. 饮食过程中观察其表情、面色、意识、行为变化

4. 进食前协助患者翻身、排痰，进食后不宜立即吸痰

5. 脑血管病、老年痴呆等吞咽困难患者，应协助进餐，食物以糊状为宜，避免液状和固体食物

6. 洼田饮水试验评定为Ⅲ级、Ⅳ级、Ⅴ级吞咽功能异常的患者，应遵医嘱留置胃管

7. 床旁备用负压吸引器

　　鼻饲患者：

1. 意识障碍或老年患者，鼻饲前翻身叩背，彻底吸痰，鼻饲后不宜立即吸痰

2. 鼻饲前确定胃管在胃内，每4小时测定胃残余量，量大于150ml，应延缓鼻饲

3. 检查有无腹胀，每4小时听诊肠鸣音1次

4. 延长胃管置入长度5~10cm，保证胃管末端达到胃幽门后

5. 鼻饲时床头抬高30°~45°，鼻饲后保持半卧位30分钟以上

（续）

6. 每次鼻饲量不超过 200ml、温度 38～40℃、间隔不少于 2 小时，缓慢注入
7. 使用鼻饲泵持续缓慢输注
8. 留置鼻空肠管
9. 床旁备用负压吸引器
我已详细阅读以上内容，患者存在的误吸风险及注意事项医护人员已详细告知

评估日期： 年 月 日	有误吸风险 分	评估者：	患者/家属签名：
评估日期： 年 月 日	有误吸风险 分	评估者：	患者/家属签名：
评估日期： 年 月 日	有误吸风险 分	评估者：	患者/家属签名：
评估日期： 年 月 日	有误吸风险 分	评估者：	患者/家属签名：
评估日期： 年 月 日	有误吸风险 分	评估者：	患者/家属签名：

说明：各科室根据患者情况选用此量表。

洼田饮水试验：患者取半卧位，将 30ml 的温水以常速喝完。

1. 级别描述：Ⅰ级：5 秒内一次喝完无呛咳；Ⅱ级：分两次以上喝完无呛咳；Ⅲ级：一次喝完但有呛咳；Ⅳ级：分两次喝完且呛咳；Ⅴ级：不能全部喝完，呛咳明显。
2. 级别判断：Ⅰ级：吞咽功能正常；Ⅰ级（5 秒以上喝完）或Ⅱ级：可疑吞咽功能异常；Ⅲ、Ⅳ、Ⅴ级：吞咽功能异常。

三、住院患者焦虑与抑郁心理评估（表 29）

表 29　住院患者焦虑与抑郁心理评估表

焦虑的危险因子评估（最近一周）（标准分 >45 分存在焦虑情形）：

评分内容	评分及依据				日期及评分		
	无	轻度	中度 尚能忍受	重度 勉强忍受			
麻木或刺痛	1	2	3	4			
感到发热	1	2	3	4			
腿部颤抖	1	2	3	4			
不能放松	1	2	3	4			
害怕发生不好的事情	1	2	3	4			
头晕	1	2	3	4			
心悸或心率增快	1	2	3	4			
心神不宁	1	2	3	4			
惊吓	1	2	3	4			
紧张	1	2	3	4			

（续）

评分内容	评分及依据				日期及评分			
	无	轻度	中度 尚能忍受	重度 勉强忍受				
窒息感	1	2	3	4				
手抖	1	2	3	4				
摇晃	1	2	3	4				
害怕失控	1	2	3	4				
呼吸困难	1	2	3	4				
害怕快要死去	1	2	3	4				
恐慌	1	2	3	4				
消化不良或腹部不适	1	2	3	4				
晕厥	1	2	3	4				
脸发红	1	2	3	4				
出汗（不是因暑热出汗）	1	2	3	4				
总分								
标准分（总分×1.19，不必四舍五入，取整数）								

抑郁的危险因子评估（最近一周）（≥2 分　存在抑郁情形）：

1. 生活基本上不满意（1 分）

2. 常常感到厌烦（1 分）

3. 常常感到无论做什么事都没有用（1 分）

4. 比较喜欢待在家里，不喜欢外出和做新的事情（1 分）

5. 觉得现在的活得很没有价值（1 分）

请阅读以下注意事项并遵照执行：

1. 避免患者独处，家属 24 小时随身陪护，特殊情况经医护人员同意方可离开

2. 加强病房设施安全检查，及时维修。收回病房内的利器、绳索，消除安全隐患

3. 加强巡视，做好交接班，密切观察心理状态，有异常及时报告医生

4. 与患者建立良好的护患关系，倾听患者主诉，进行心理疏导

评估日期：　年　月　日　焦虑/抑郁风险　/　分　有焦虑/抑郁风险　评估者：　家属签名：
评估日期：　年　月　日　焦虑/抑郁风险　/　分　有焦虑/抑郁风险　评估者：　家属签名：
评估日期：　年　月　日　焦虑/抑郁风险　/　分　有焦虑/抑郁风险　评估者：　家属签名：
评估日期：　年　月　日　焦虑/抑郁风险　/　分　有焦虑/抑郁风险　评估者：　家属签名：

说　　明：根据患者情况选用此表。每周评估 1 次，有病情变化随时评估。

四、住院患者深静脉血栓形成评估单（表30）

表30　Autar 评分表

年龄（周岁）	分值	体质指数（BMI）体重（kg）/身高（m²）	分值	活动能力	分值
10～30	0	低体重 <18.5	0	自由活动	0
31～40	1	平均体重　18.5～22.9	1	自行使用助行工具	1
41～50	2	超重　23.0～24.9	2	需要他人协助	2
51～60	3	肥胖　25.0～29.9	3	使用轮椅	3
61～70	4	过度肥胖　≥30	4	绝对卧床	4
>70	5				

创伤风险（只适合术前）	分值	特殊风险		分值
头部创伤	1	口服避孕药（周岁）	≤35	1
胸部创伤	1		>35	2
头胸部创伤	2	激素治疗		2
脊柱创伤	2	怀孕/产褥期		3
骨盆创伤	3	血栓形成		4
下肢创伤	4	外科手术（只适合术后）		分值
高危疾病	分值	小手术 <30min		1
溃疡性结肠炎	1	择期大手术		2
红细胞增多症	2	急诊大手术		3
静脉曲张	3	胸部手术		3
慢性心脏病	3	腹部手术		3
急性心肌梗死	4	泌尿系手术		3
恶性肿瘤	5	神经系统手术		3
脑血管疾病	6	妇科手术		3
静脉栓塞病史	7	骨科（腰部以下）手术		4

评估说明：

评估表项目单选，以各项目的高分计入（如患者存在脊柱创伤、骨盆创伤，则以高分项骨盆创伤分值计入）。各科室根据情况选用

评分标准：

≤6 分极低危险

7～10 分低危险

11～14 分中等危险

≥15 分高危险

评估频次：

1. 入院时、病情变化、手术后 2 小时内评估

2. ≤6 分无需再评 3. 7～14 分 7 天评估 1 次 4. ≥15 分 3 天评估 1 次

深静脉血栓形成风险评估结果及预防措施：

日期	时间	年龄	创伤风险	高危疾病	体质指数	特殊风险	外科手术	活动能力	总分	护士签字	患者/家属签字
2017	10:00	5	0	6	2	0	0	2	15		
2017	10:00	5	0	6	2	0	0	1	14		

（续）

基于医护人员对患者状况的评估，其在住院期间存在深静脉血栓形成风险，为最大限度的避免风险的发生，保证患者的顺利康复，特此告知。请阅读以下注意事项并遵照执行。患者/家属签名：

1. 多饮水，保持大便通畅，禁烟
2. 卧床患者每 2 小时翻身 1 次，指导下肢主动或被动活动，如踝泵运动、按摩等
3. 注意保暖，观察下肢的皮肤温度、色泽、感觉、足背动脉搏动强度
4. 避免下肢静脉穿刺及输液
5. 遵医嘱使用抗血栓弹力袜、下肢循环驱动泵
6. 遵医嘱进行药物预防

五、住院患者压力性损伤发生危险因素量化评估（表31）

表31　Braden 评分表

评分内容	评分及依据				日期及评分			
	1分	2分	3分	4分				
感觉：对压迫有关的不适感受能力	完全丧失	不完全丧失	轻度丧失	不受损坏				
潮湿：皮肤暴露于潮湿的程度	持久潮湿	十分潮湿	偶尔潮湿	很少发生潮湿				
活动度：体力活动的程度	卧床不起	局限于椅上	偶可步行	经常步行				
可动性：改变和控制体位的能力	完全不能	严重限制	轻度限制	不受限				
营养：通常摄食状况	恶劣	不足	适当	良好				
摩擦和剪切力	存在问题	有潜在危险	无					
总分								
责任护士签名								
患者/家属签名								

说明：

1. Braden 评分标准：15~16 分：轻度危险；12~14 分：中度危险；<12 分：高度危险。

2. 责任护士每周至少评估 1 次，病情变化随时评估，评估后签名。

3. 家属首次评估需签名，以后评估分值小于首次评估分值，才需家属确认签名。

六、住院患者营养状况评估（表32）

表32　微型营养评价量表（MNA－SF）

项目	评分标准				日期及评分				
	0分	1分	2分	3分					
过去三个月内是否因为食欲不振、消化不良、咀嚼或吞咽困难而减少食量	食量严重减少	食量中度减少	食量没有减少						
过去三个月内体重下降情况	体重下降大于3kg	不知道	体重下降1～3kg	体重没有下降					
活动能力	需长期卧床或坐轮椅	可以下床或离开轮椅，但不能外出	可以出去						
过去三个月内有无受到心理创伤或患上急性疾病	有		没有						
精神心理问题	严重痴呆或抑郁	轻度痴呆	没有精神心理问题						
F1：体质指数（BMI）	＜19	19～21	21～23	≥23					
F2：小腿围（CC）cm	＜31		≥31						
总分									
责任护士签名									
患者/家属签名									

说明：

1. 体质指数（BMI）＝体重（kg）/身高（m^2），如果不能取得 BMI，请以问题 F2 代替 F1。如已完成问题 F1，请不要回答问题 F2。

2. F2 的测量方法：屈膝90度，测小腿最粗部位，精确到0.1cm。在该处上下两处再做测量，取最大值。

3. 患者入院时、第2周、第6周进行评估，有病情变化随时评估。

4. 评分标准：0～7分：营养不良；8～11分：有营养不良的风险；12～14分：正常营养状况。

5. 如患者存在营养不良的风险，应报告医生，进行营养干预。

6. 本表适用于评价老年人营养状况，各科室根据患者情况选用此量表。

七、住院患者坠床风险评估（表33）

表33　住院患者坠床风险评估表

坠床的危险因子评估（评分≥1分，有坠床风险）：

1. 近3个月内有坠床史（2分）

2. 近期有癔症、癫痫发作史（2分）

3. 取强迫端坐体位（2分）

4. 婴幼儿（3分）

5. 依从性差（酗酒或吸毒）（1分）

6. 部分肢体活动功能障碍和自控体位能力下降（2分）

7. 躁动不安、意识障碍、精神异常（3分）

8. 视力障碍（2分）

9. 体质虚弱、生活不能完全自理（2分）

10. 约束无效（3分）

11. 患者及照护者对坠床认知不足或无认知（1分）

高危坠床的预防方法：

基于医护人员对患者病情及身体状况的评估，其在住院期间可能发生坠床风险，为最大限度地避免意外事件的发生，保证患者的顺利康复，特此告知。同时，请阅读以下注意事项并遵照执行。

1. 家属应24小时陪护，协助其日常生活，特殊情况经医护人员同意后方可离开

2. 将呼叫器及常用物品放在患者易取处

3. 患者卧床时加固床档保护

4. 使用平车转运患者时加固护栏保护并使用安全带固定

5. 指导偏瘫患者由健侧边的床缘上下床

6. 电动床、三摇床床面应保持最低位，使用后应及时复位

7. 若意识不清楚或躁动不安时，为维护安全，需使用约束带

我已详细阅读以上内容，患者存在的坠床风险及陪护的必要性医护人员已详细告知

评估日期：　年　月　日	有坠床风险　分	评估者：	患者/家属签名：
评估日期：　年　月　日	有坠床风险　分	评估者：	患者/家属签名：
评估日期：　年　月　日	有坠床风险　分	评估者：	患者/家属签名：
评估日期：　年　月　日	有坠床风险　分	评估者：	患者/家属签名：
评估日期：　年　月　日	有坠床风险　分	评估者：	患者/家属签名：

八、静脉液体外渗评估（表34）

表34　静脉液体外渗评估表

评估内容	危险因素
年龄	≥65 岁；≤6 岁
穿刺针类型	头皮针，小静脉留置套管针
穿刺部位	下肢静脉，远端小静脉，关节易活动部位
局部皮肤状况	皮肤疾患、水肿等
穿刺血管条件	弹性下降、脆性增强、充盈差、静脉炎等
肢体活动状况	躁动或肢体无意识运动
意识状况	意识差，无法配合护理操作
输入液体种类	化疗药、血管活性药、高渗液体、较高浓度电解质溶液
既往输液情况	既往输液有外渗史
输液时间、量	时间大于 3 小时或量大于 1500ml
其他	无

注：存在 2 项以上危险因素时应制定相应的预防措施。

九、静脉液体外渗预防措施（表35）

表35　静脉液体外渗预防措施

1	选择相对粗直的静脉进行穿刺，尽量避免在下肢或末梢处进行穿刺
2	确保静脉穿刺成功后，再输入对血管有刺激的特殊药物
3	加强穿刺针头固定，防止滑动或脱出
4	向患者及家属讲解预防液体外渗的方法及外渗后的判定方法
5	加强巡视，发现穿刺部位有异常及时处理，并报告护士长
6	加强交接班，认真交接静脉穿刺部位有无外渗和液体输入通畅情况
7	患者出现躁动或不配合等情况时，给予适当的肢体约束
8	加强对患者和家属的指导，减少输液肢体的活动，保护好穿刺部位
9	特殊药物输入完毕后，用等渗溶液冲管后再拔出输液管
10	必要时进行中心静脉置管
11	其他

第二节 骨内科患者相关调查问卷

一、埃德蒙衰弱量表

（一）一般情况（表36）

表36 一般情况表

科室：	姓名：
诊断：	ID号：
性别：	年龄（岁）：
身高（cm）：	体重（kg）：
文化程度：	职业：
烟酒嗜好既往史：	

（二）评估量表（表37）

表37 评估量表

评价项目		评价标准			得分		
		0分	1分	2分	入院	术前	出院
认知能力	画钟试验（想象给出的圆是一个表盘，能够补全数字并画出指针显示指定时间）	无误	小的间距误差	其他失误			
基础健康状况	过去一年住院次数	0	1~2次	>2次			
	自己如何评价个人的健康状况	很好	一般	较差			
独立性	下列活动中有多少需要帮助（做饭，购物，乘车，打电话，做家务，洗衣，管理财务，服药）	0~1	2~4	5~8			
社会支持	当您需要帮助时，您能随时找到能够提供帮助的人吗？	总是	有时	很少			
药物使用	您现在长期服用5种或以上处方药吗？	否	是				
	您经常忘记您应当服用的处方药吗？	否	是				

（续）

评价项目		评价标准			得分		
		0分	1分	2分	入院	术前	出院
营养状况	您最近有因体重减轻而感到衣物变得宽松吗？	否	是				
情绪变化	您有感到伤心或是情绪低落吗？	否	是				
失禁情况	您有控制不住大小便的情况吗？	否	是				
能力表现（两周内是否能够独自完成）	重体力劳动比如擦窗户、拖地？	是	否				
	步行2层楼梯？	是	否				
	步行1000米？	是	否				

总分：0~4分健壮

　　　5~6分明显脆弱

　　　7~8分轻度衰弱

　　　9~10分中度衰弱

　　　11~17分严重衰弱

二、匹兹堡睡眠质量指数（Pittsburgh sleep quality index, PSQI）（自评）

（一）一般情况（表38）

表38　一般情况表

科室：	姓名：
性别：	年龄（岁）：
身高（cm）：	体重（kg）：
诊断：	ID号：
视力：	婚姻状况：
文化程度：	职业：
烟酒嗜好既往史：	

（二）评估内容

下面一些问题是关于您最近1个月的睡眠情况，请选择填写最符合您近1个月实际情况的答案。请回答下列问题：

1. 近1个月，晚上上床睡觉通常（　　　）点钟。

2. 近 1 个月，从上床到入睡通常需要(　　)分钟。

3. 近 1 个月，通常早上(　　)点起床。

4. 近 1 个月，每夜通常实际睡眠(　　)小时（不等于卧床时间）。

对下列问题请选择 1 个最适合您的答案。

5. 近 1 个月，因下列情况影响睡眠而烦恼：

①入睡困难（30 分钟内不能入睡）

A. 无　B. <1 次/周　C. 1～2 次/周　D. ≥3 次/周

②夜间易醒或早醒

A. 无　B. <1 次/周　C. 1～2 次/周　D. ≥3 次/周

③夜间去厕所

A. 无　B. <1 次/周　C. 1～2 次/周　D. ≥3 次/周

④呼吸不畅

A. 无　B. <1 次/周　C. 1～2 次/周　D. ≥3 次/周

⑤咳嗽或鼾声高

A. 无　B. <1 次/周　C. 1～2 次/周　D. ≥3 次/周

⑥感觉冷

A. 无　B. <1 次/周　C. 1～2 次/周　D. ≥3 次/周

⑦感觉热

A. 无　B. <1 次/周　C. 1～2 次/周　D. ≥3 次/周

⑧做噩梦

A. 无　B. <1 次/周　C. 1～2 次/周　D. ≥3 次/周

⑨疼痛不适

A. 无　B. <1 次/周　C. 1～2 次/周　D. ≥3 次/周

⑩其他影响睡眠的事情

A. 无　B. <1 次/周　C. 1～2 次/周　D. ≥3 次/周

如有，请说明：

6. 近 1 个月，总的来说，您认为自己的睡眠质量

A. 很好　B. 较好　C. 较差　D. 很差

7. 近 1 个月，您用药物催眠的情况

A. 无　B. <1 次/周　C. 1～2 次/周　D. ≥3 次/周

8. 近 1 个月，您常感到困倦吗

A. 无　B. <1 次/周　C. 1～2 次/周　D. ≥3 次/周

9. 近 1 个月，您做事情的精力不足吗

A. 没有　B. 偶尔有　C. 有时有　D. 经常有

计分方法（评估者计算）：

1. 睡眠质量得分(　　)

2. 入睡时间得分(　　)

3. 睡眠时间得分(　　)

4. 睡眠效率得分(　　　)

5. 睡眠障碍得分(　　　)

6. 催眠药物得分(　　　)

7. 日间功能障碍得分(　　　)

8. PSQI 总分(　　　)

(三) 匹兹堡睡眠质量指数使用和统计方法

PSQI：用于评定被测试者最近 1 个月的睡眠质量。在此仅介绍参与计分的 18 个自评条目。18 个条目组成 7 个成分，每个成分按 0~3 等级计分，累积各成分得分为 PSQI 总分，总分范围为 0~21 分，得分越高表示睡眠质量越差。(0~5 分睡眠质量很好；6~10 分睡眠质量还行；11~15 分睡眠质量一般；16~21 分睡眠质量很差)。

各成分含意及计分方法如下：

1. 睡眠质量：根据条目 6 的应答计分

很好计 0 分，较好计 1 分，较差计 2 分，很差计 3 分。

2. 入睡时间

(1) 条目 2 的计分为

≤15 分计 0 分，16~30 分计 1 分，31~60 计 2 分，≥60 分计 3 分。

(2) 条目 5① 的计分为

无计 0 分，<1 周/次计 1 分，1~2 周/次计 2 分，≥3 周/次计 3 分。

(3) 累加条目 2 和 5① 的计分，若累加分为

0 计 0 分，1~2 计 1 分，3~4 计 2 分，5~6 计 3 分

3. 睡眠时间：根据条目 4 的应答计分，>7 小时计 0 分，6~7 计 1 分，5~6 计 2 分，<5 小时计 3 分。

4. 睡眠效率

(1) 床上时间 = 条目 3(起床时间) − 条目 1(上床时间)

(2) 睡眠效率 = 条目 4(睡眠时间)/床上时间 × 100%

(3) 成分 4 计分为：睡眠效率 ≥85% 计 0 分，75~84% 计 1 分，65~74% 计 2 分，≤65% 计 3 分。

5. 睡眠障碍根据条目 5②~5⑩ 的计分为

无计 0 分，<1 周/次计 1 分，1~2 周/次计 2 分，≥3 周/次计 3 分。

累加条目 5②~5⑩ 的计分，若累加分为 0 则成分 5 计 0 分，1~9 计 1 分，10~18 计 2 分，19~27 计 3 分。

6. 催眠药物：根据条目 7 的应答计分

无计 0 分，≤1 周/次计 1 分，1~2 周/次计 2 分，≥3 周/次计 3 分。

7. 日间功能障碍：

(1) 根据条目 8 的应答计分，

无计 0 分，≤1 周/次计 1 分，1~2 周/次计 2 分，≥3 周/次计 3 分。

(2) 根据条目 9 的应答计分

没有计 0 分，偶尔有计 1 分，有时有计 2 分，经常有计 3 分。

（3）累加条目8和9的得分，若累加分为

0 则成分7计0分，1~2计1分，3~4计2分，5~6计3分

PSQI 总分 = 成分1 + 成分2 + 成分3 + 成分4 + 成分5 + 成分6 + 成分7

三、汉密尔顿焦虑量表(Hamilton Anxiety Scale,HAMA)(他评)

（一）一般情况（表39）

表39　一般情况表

科室：	姓名：
性别：	年龄（岁）：
身高（cm）：	体重（kg）：
ID 号：	婚姻状况
文化程度：	职业：
诊断：	
烟酒嗜好既往史：	

（二）评估量表

HAMA 所有项目采用0~4分的5级评分法，通过观察与交谈评估患者关于以下描述的状态并计算总分，0分为无症状、1分为轻度表现、2分为中度表现、3分为重度表现、4分为极重度表现（表40）。

表40　HAMA 项目评定标准

序号	描　　述	得分				
1	焦虑心境：担心、担忧，感到有最坏的事情将要发生，容易被激惹	0	1	2	3	4
2	紧张：紧张感、易疲劳、不能放松，情绪反应，易哭、颤抖、感到不安	0	1	2	3	4
3	害怕：害怕黑暗、陌生人、一人独处、动物、乘车或旅行及人多的场合	0	1	2	3	4
4	失眠：难以入睡、易醒、睡得不深、多梦、梦魇、夜惊、睡醒后感到疲倦	0	1	2	3	4
5	认知功能：或称记忆力、注意力障碍。注意力不能集中，记忆力差	0	1	2	3	4
6	抑郁心境：丧失兴趣、对以往爱好的事务缺乏快感、忧郁、早醒、昼重夜轻	0	1	2	3	4

（续）

序号	描　　述	得分				
7	躯体性焦虑（肌肉系统症状）：肌肉酸痛、活动不灵活、肌肉经常抽动、肢体抽动、牙齿打颤、声音发抖	0	1	2	3	4
8	感觉系统症状：视物模糊、发冷发热、软弱无力感、浑身刺痛	0	1	2	3	4
9	心血管系统症状：心动过速、心悸、胸痛、血管跳动感、昏倒感、心搏脱漏	0	1	2	3	4
10	呼吸系统症状：时常感到胸闷、窒息感、叹息、呼吸困难	0	1	2	3	4
11	胃肠消化道症状：吞咽困难、嗳气、食欲不佳、消化不良（进食后腹痛、胃部烧灼痛、腹胀、恶心、胃部饱胀感）、肠鸣、腹泻、体重减轻、便秘	0	1	2	3	4
12	生殖、泌尿系统症状：尿意频繁、尿急、停经、性冷淡、过早射精、勃起不能、阳痿	0	1	2	3	4
13	植物神经系统症状：口干、潮红、苍白、易出汗、易起"鸡皮疙瘩"、紧张性头痛、毛发竖起	0	1	2	3	4
14	与人谈话时的行为表现： （1）一般表现：紧张、不能松弛、忐忑不安、咬手指、紧握拳、摸弄手帕、面肌抽动、不停顿足、手发抖、皱眉、表情僵硬、肌张力高、叹息样呼吸、面色苍白 （2）生理表现：吞咽、频繁打呃、安静时心率快、呼吸加快（20次/分以上）、腱反射亢进、震颤、瞳孔放大、眼睑跳动、易出汗、眼球突出	0	1	2	3	4
总分	0～7分没有焦虑症状；8～14分可能有焦虑；15～21分有焦虑；22～29明显焦虑；29分以上严重焦虑					

四、营养风险筛查 NRS－2002 评估表

（一）患者资料（表41）

表41　患者基本资料

科室		ID号	
性别		文化程度	
年龄		诊断	
身高（cm）		体重（kg）	
体重指数（BMI）		蛋白质（g/L）	

（二）疾病状态（表 42）

表 42　患者疾病状态

疾病状态	分数	若"是"请打钩
骨盆骨折或者慢性病患者合并有以下疾病：肝硬化、慢性阻塞性肺病、长期血液透析、糖尿病、肿瘤	1	
腹部重大手术、中风、重症肺炎、血液系统肿瘤	2	
颅脑损伤、骨髓抑制、加护病患（APACHE≥10 分）	3	
合计		

（三）营养状态（表 43）

表 43　患者营养状态

营养状况指标（单选）	分数	若"是"请打钩
正常营养状态	0	
3 个月内体重减轻≥5% 或最近 1 个星期进食量（与需要量相比）减少 20%~50%	1	
2 个月内体重减轻≥5% 或 BMI 18.5~20.5 或最近 1 个星期进食量（与需要量相比）减少 50%~75%	2	
1 个月内体重减轻>5%（或 3 个月内减轻>15%）或 BMI<18.5（或血清蛋白<35g/L）或最近 1 个星期进食量（与需要量相比）减少 70%~100%	3	
合计		

（四）年龄（表 44）

表 44　患者年龄状态

年龄	分数	若"是"请打钩
≥70 岁加算 1 分	1	

（五）营养风险筛查评估结果（表 45）

表 45　营养风险筛查评估

营养风险筛查总分	
处理	
总分≥3.0：患者有营养不良的风险，需营养支持治疗	
总分<3.0：若患者将接受重大手术，则每周重新评估其营养状况	
执行者：	时间：

第六章

骨 内 科 康 复

第一节　骨内科康复的概述

一、骨内科康复的定义

世界卫生组织（WHO）康复专家委员会（1969 年）对康复的定义作了如下说明："康复是指综合地和协调地应用医学的、社会的、教育的和职业的措施，对患者进行训练和再训练使其能力达到尽可能高的水平。1981 年 WHO 医疗康复专家委员会又把康复定义为："康复是指应用各种有用的措施以减轻残疾的影响和使残疾人重返社会。

骨内科康复就是指运用内科学和康复学相结合的方法和手段治疗骨科疾病，以增强钙的沉积，维持或提高骨密度，维持正常的日常生活活动和兴趣活动，最大限度减少骨折的发生，减轻或减少骨质疏松引起的疼痛，提高患者生活质量，使其更好的走向社会。

二、骨内科康复治疗的方法

骨内科的康复治疗要注意开展时间和进行相关的康复治疗评定，具体治疗方法主要包括物理疗法、作业疗法、中医疗法、辅助技术疗法和饮食疗法。

（一）骨内科康复治疗时间

1. 康复治疗的时间开展得越早，结局越好。原则上讲，只要患者生命体征平稳，就可以开展康复治疗。

2. 康复住院时限：轻症患者不超过 1 个月、中症患者不超过 3 个月、重症患者不超过 6 个月。如患者已达到出院时间，但仍有较大康复价值或出现并发症需住院治疗，经申请批准后可以适当延长住院时间。

（二）骨内科康复治疗评定规范

患者入院后 5 天内进行初期功能评定，住院期间根据功能变化情况可进行一次或多次中期评定，出院前进行末期评定。相关评定如下：

1. 躯体功能评定：Brunnstrom 评定、肌痉挛评定、关节活动度（ROM）评定、感觉评定、平衡功能评定、协调评定、肢体形态评定、上肢功能评定、日常生活活动（ADL）评定、疼痛评定、肌力评定、辅助器具适配性评定，可步行者需进行步态分析。

2. 精神心理评价：存在相关问题者进行认知功能评定（可先用认知筛查、成套认知评定表、知觉障碍筛查表进行评定，然后针对具体情况进行定向、记忆、注意力、思维、失认症专项评定）、人格评定、情绪评定，存在行为障碍者进行专门行为障碍评定。

3. 言语、吞咽功能评定：首先进行失语症和构音障碍筛查，对存在或可疑存在失语症或构音障碍者需进一步进行失语症标准检查和构音障碍检查，部分患者需进行吞咽障碍评定和肺活量检查。

4. 社会心理及生活质量评定。

5. 康复效果的评定：疗效的结果判定是指末次评估与初次评估分值之差，标准如下：显效，分值差≥8；有效，分值差在 1~7 分；无效，分值差为 0。

（三）骨内科康复治疗具体方法

康复治疗要注意循序渐进，并与日常生活和健康教育相结合。

1. 物理治疗

（1）运动治疗

对于骨质疏松、骨折患者，早期主要进行床上良肢位摆放、翻身训练、呼吸训练、关节活动度训练（被动活动、牵伸等）、坐位平衡训练、转移训练、血管舒缩训练等。

恢复期继续进行关节主、被动运动、牵伸训练、呼吸训练、体位变换训练等，并进行患侧肢体的运动控制训练，以及各种体位间的变换及转移训练，同时进行站立床治疗及坐、跪、站立位的平衡训练和步行训练等。

后期在继续加强前期治疗的基础上，根据患者运动控制能力、肌力、平衡功能等情况，循序渐进进行减重步行、辅助步行、独立步行及步态训练等。

对于桡骨远端骨折内固定术后或拆除外固定后，应重视关节活动度、肌肉力量等康复训练。肩关节骨折后的康复训练通常由被动运动开始，可在上肢吊带或外展架上行前屈、外旋运动，待疼痛缓解后，逐步开始行主动肌力锻炼和关节活动度训练等。

对于脊柱和髋部骨折，在内固定或关节置换术基础上，应鼓励患者在医护人员的指导下尽早坐起和站起，以缩短卧床时间、减少卧床相关并发症的发生。髋部骨折术后宜循序渐进地进行关节功能的主动活动和被动运动，尤其是患肢主动活动。采用髓内固定或关节置换的患者，术后可尽早尝试患肢部分负重；采用锁定钢板等髓外固定技术的患者，患肢下地负重时间需适当推迟；关节置换术后早期，应根据采用的手术入路，适当限制关节活动范围；椎体成形术后 12 小时，患者可尝试坐起，24 小时后可尝试站立，腰背部肌肉力量训练和平衡训练有助于加速患者恢复。

所有康复锻炼治疗是在保证整体安全的前提下进行的，年龄大的患者，肌肉力量本身就薄弱，活动时的稳定性差，所以在围手术期后的康复措施主要包括运动康复、物理疗法和个性化的康复辅具，这些康复措施有助于改善骨折后残留的肢体疼痛、肿胀及功能障碍，增加骨强度，改善肢体协调性以避免跌倒，提高患者生活质量。

骨质疏松患者的运动康复是非常有必要的，适当的健身运动能提高人体对疾病的抵抗能力和身体的健康水平，对于骨质疏松的患者来说，运动是件必须但又害怕的事，如害怕运动导致骨折，女性运动导致闭经等，但是骨质疏松需要靠运动来增加骨量，所以运动种类的选择对骨质疏松患者很重要。

（2）物理因子治疗

选用骨质疏松治疗仪、中频治疗仪、超生药物导入、红外线疼痛治疗、电子生物反馈疗法、偏正光照射、中药熏药治疗、超声波治疗、超短波短波治疗、中频脉冲电治疗等。

2. 作业治疗

（1）认知训练：对有认知障碍者根据认知评价结果进行定向、记忆、注意力、思维、计算等训练，严重病例早期可进行多种感觉刺激和提供丰富的环境以提高认知功能，有条件的单位可使用电脑辅助认知训练。

（2）知觉障碍治疗：对存在知觉障碍者进行相应的失认症训练和（或）失用症训练，训练内容根据知觉评价结果可选择视扫描、颜色、图形、图象辨认、空间结构、位置关系训练等，提供必要的辅助训练标识或器具，并结合实际生活和工作场景进行训练。

（3）日常生活活动（ADL）训练：早期可在床边进行平衡、进食、穿衣、转移、步行、如厕、洗澡等个人卫生方面的训练，尽量模拟真实生活环境进行训练。

（4）上肢功能训练：通过有选择的作业活动来提高运动控制能力，维持和改善上肢关节活动度（ROM），降低肌张力、减轻疼痛、提高手灵活性和实用功能。

（5）功能训练指导：包括日常生活活动指导，辅助器具使用训练和指导，并对有需要的患者进行环境改造指导和环境适应训练。

3. 中医康复治疗

（1）针刺治疗：采取分期治疗与辨证治疗相结合，取穴以阳经为主，阴经为辅。

（2）推拿治疗：一般采用的推拿治疗，以益气血、通经络、调补肝肾为原则，选穴参照针刺穴位，手法施以滚法、按法、揉法、搓法、擦法等。

（3）其他治疗：电针、头皮针、艾灸、梅花针、穴位注射、穴位帖贴敷、穴位埋线、火罐、中药治疗等。

4. 辅助技术治疗

早期或严重病例需配置普通轮椅，大部分患者需配备踝足矫形器（AFO），部分患者步行时需借助四脚仗或手仗，部分患者需配置必要的生活自助具（如修饰自助具、进食自助具等）。预防或治疗肩关节半脱位可使用肩托，部分患者需使用手功能位矫形器或抗痉挛矫形器。

5. 饮食治疗

营养不良是骨质疏松的重要原因之一，骨骼由钙、磷和蛋白质组成，各种元素必须保持在一个相对稳定的水平，无论何种元素过高或者过低都会对骨骼产生影响。因此，合理的膳食结构，保证蛋白质、钙、磷、维生素和微量元素等的合理供给，是预防治疗骨质疏松的主要环节之一。

补钙是预防骨质疏松症的重要方法。骨质疏松患者应该在日常生活中多食用含钙量高的食物，如牛奶、羊奶、豆类、芝麻等，当然补钙不是越多越好，一定要控制好补钙的量。

维生素 D 能够促进人体对钙的吸收与利用，在日常的食物里含维生素 D 丰富的食物主要有海鱼、瘦肉等，中老年人要多食用这类食物以预防或缓解骨质疏松症，此外多晒太阳也有利于促进人体对钙的吸收。不能吃得过咸，吃盐过多，会增加钙的流失，会使骨质疏松症症状加重。不能多吃糖，多吃糖能影响钙质的吸收，间接地导致骨质疏松症。要注意适量摄入蛋白质，但不能过多，摄入蛋白质过多会造成钙的流失。

三、骨内科康复治疗的意义

骨质疏松性骨折患者的康复治疗可以说是非常重要的，康复的意义远比一般创伤性骨折大得多，因发生骨质疏松性骨折的患者年龄大、合并症多，要想获得比较好的疗效和预后，康复治疗自然重要。

骨质疏松性骨折康复既要遵循一般骨折的康复规律，又要考虑到患者骨质量差和骨折愈合缓慢的特点，可根据具体情况采用多种康复措施，例如：疼痛管理、饮食及生活习惯指导及调理、运动康复、康复辅具的使用、骨质疏松健康知识教育、中医药康复等，最好是在康复医生协助下完成。

骨质疏松康复疗法可以增强钙的沉积，维持或提高骨密度，维持良好的姿势，减少畸形，提高肌力、耐力和平衡功能，维持正常的日常生活活动和兴趣活动，最大限度减少骨折的发生，减轻或减少疼痛，提高生活质量，增强幸福感。

第二节　骨内科常见疾病的康复

一、骨质疏松症的康复

骨质疏松症有效的康复治疗措施有以下几种。

（一）运动治疗

适当户外运动，光照可促进皮肤合成维生素 D，运动可增加肌肉力量，改善机体协调能力，降低跌倒风险。有效的功能活动和运动方式，可对抗脊柱后突畸形，维持或增加骨钙沉积，维持或提高肢体功能活动能力，防止摔倒，提高生活质量。

日常生活注意事项：

卧姿：侧身起床/躺下，避免高枕。

坐姿（驾车等）：避免头颈部牵伸，尽可能回缩，使同侧耳－肩－髋在一条直线上。

站姿：头部控制同坐姿，尽可能回缩，使同侧耳－肩－髋在一条直线上。

做家务：尽可能用"弯胯"替代"弯腰弓背"的劳作方式。

购物：用双肩包或手推车替代一侧手提或肩挎重物。

运动方式：快步走、慢跑、健身操、跳绳及各种适当的体育运动项目。5~7次/周，45~60分钟/次，尽量在阳光下训练，身体状况较好者参加运动的方式基本不受限制，但身体状况较差者参加运动时，应选择安全系数高、力所能及的运动项目。由于直接受到机械负荷作用的骨骼骨密度增加明显，因此复合的运动方式比单一的运动方式干预骨质疏松症的效果要好。最好是力量性项目与耐力性项目结合进行，比如在慢跑的基础上，加上综合健身器的练习。

运动强度：由于运动训练对骨密度有双重影响，适度的运动能增加骨量，过度的运动则会导致骨密度的降低甚至骨质疏松，因此，科学的掌握好运动强度是非常必要的。研究表明，运动强度为中等的练习对于防治骨质疏松症，减少骨折的危险性效果最好。通常若采用力量性项目的练习，运动强度控制在能重复1次负荷的60%~80%，每组10~15次，重复1~2组。

运动频率：采用运动处方干预骨质疏松症，不但要选择合适的运动方式，适宜的运动强度，同时还应注意运动的频率。要保持骨密度和增加骨量，运动就必须坚持不懈、持之以恒，长年进行下去。通常每周参加运动锻炼的次数为3~5次，并不少于3次，否则运动的效果不佳。必须明确的一点是，骨密度与骨所受的机械负荷的刺激有线性关系，反复刺激将使骨量增加，但刺激消失则骨量减轻，因此，运动一旦停止，骨量又会随时间的延长而丢失。

具体实施方法如下：

1. 散步

每次2~3圈（400米/圈），80~90步/分钟。

技术要求：抬头、挺胸、直腰、四肢摆动自如，两臂用力向前摆动。注意力主要放在呼吸系统、胸廓及肩带的活动上。

2. 跑步

每次2~3圈运动强度参考（心率＝170－年龄岁数）。

技术要求：上体稍前倾，头部自然摆放，躯干收腹拔背，两臂自然协调摆动，两腿用力蹬摆，注意力主要放在腿的蹬地及腰椎受力的感受上。

3. 健身操

训练时徒手或与哑铃、皮筋等器械相结合。运动的时间为10~20分钟/次。

技术要求：动作力向准确，幅度到位，所活动的肌肉明确，注意力放在被锻炼的部位。

4. 太极拳

24式简化太极拳和太极推手训练，到后期主要为太极推手训练。训练时间为15~20分钟/次。

技术要求：主要控制重心的运动性平衡，动作以腰为轴，腰为主宰，训练时以意念引导气血运行周身。重点放在腰部，尤其在太极推手训练时要重视腰椎的感受。

注意事项：

（1）日常生活中良好姿位的保持是延缓骨质疏松继发畸形的基本保障。

（2）由于骨质疏松患者的年龄、性别、骨质疏松程度、伴发病、平素活动能力和运动不同，因此，运动方案还需个体化和专业指导，以确保安全。

（3）运动治疗需遵循个体化、循序渐进、持之以恒的原则。

（二）物理治疗

主要目的是镇痛、消炎，促进组织再生，兴奋神经肌肉和松解粘连，促进腰背部及患肢功能的恢复。增加腰背部韧性，提高骨量，缓解骨质疏松带来的疼痛。常用物理治疗因子有：骨质疏松治疗仪；超短波、直流电药物离子导入；干扰电低频调制的中频电、红外线、紫外线坐骨神经区分野照射；蜡疗；水疗等。

二、肩关节周围炎的康复

（一）概述

肩周炎又称肩关节周围炎（scapulohumeralperiarthritis），是肩关节周围肌肉、韧带、肌腱、滑囊、关节囊等软组织损伤、退变而引起的关节囊和关节周围软组织的一种慢性无菌性炎症，以肩关节疼痛、运动功能障碍和肌肉萎缩为主要临床表现的疾病。它的临床表现为起病缓慢，病程较长，病程一般在 1 年以内，较长者可达到 1~2 年。

肩周炎一般发病于 40 岁以上的中老年人，女性多于男性，常见于厨师、老师、会计、司机及长期从事手工劳动者等。多为左侧发病。常因肩部损伤、受风寒、偏瘫、外固定而诱发，也有无任何诱因而发病者。特别是肩关节局部的软组织损伤，如失治、误治日久也可转化而成肩周炎。

多数病例为慢性发病。在临床分为三期：急性期、缓解期和恢复期。急性期即发病早期，肩部持续性疼痛，尤以夜间为重，影响睡眠，并向肩部周围放射，病人不敢患侧卧位。活动时如梳头、洗脸、摸背疼痛加重，肩部压痛部位广泛；缓解期，疼痛减轻，肩关节呈"冻结状态"梳头、洗脸、摸背、穿衣均感困难，肌肉萎缩，以三角肌为明显，可持续三个月；恢复期，肩痛基本消失，肩关节活动逐渐增加，短则一两个月，长则数年才能恢复。

（二）康复治疗

肩周炎的康复治疗目的主要是改善肩部血液循环，加强新陈代谢，减轻肌肉痉挛、牵伸粘连和挛缩的组织，以减轻和消除疼痛，恢复肩关节的正常功能，恢复日常生活自理能力。肩周炎康复治疗方法通常是以非手术治疗为主，包括物理因子治疗、手法治疗、运动疗法、功能锻炼等。急性期或早期最好对患肩采取一些固定和镇痛的措施，以解除病人疼痛，如用三角巾悬吊，并对患肩做热敷、理疗或封闭等治疗；慢性期主要表现为肩关节功能障碍。这时以功能锻炼和按摩为主，配合理疗进行治疗。

1. 运动疗法

运动疗法通常采用主动运动，带轻器械或在器械上作操，也可徒手体操。要有足够的锻炼次数和锻炼时间，才能取得明显效果。一般每日 2 ~ 3 次，每次 15 ~ 30 分钟。锻炼内容包括肩部 ROM 训练和增强肩胛带肌肉的力量练习。可采用以下几种运动方式：

（1）甩手站立：两脚同肩宽，两臂轻轻前后摆，并逐渐增大摆动幅度，每天早晚各一次，每次 50 ~ 100 下。

（2）捞物站立：两脚同肩宽，上身向前弯，患侧前臂向下做捞物动作，每天早晚各一次，每次 30 ~ 50 下。

（3）划圆圈站立：两脚同肩宽，身体不动，两臂分别由前向后划圆圈，划圆范围由小到大，每天两次，每次 50 ~ 100 下。

（4）摸墙：站在墙根，患侧手扶住墙壁，由低向高摸，直摸到最高点不能再向上摸为止，然后把手放下，反复练习，每次 20 ~ 30 下。

（5）耸肩：坐位或立位均可，肘关节屈曲成 90 度，两肩耸动，由弱到强，每天两次，每次 50 ~ 100 下。

（6）冲天炮：立位或坐位均可，两手互握拳先放在头顶上方，然后逐渐伸直两臂，使两手向头顶上方伸展，直到最大限度，每次 30 ~ 50 下。

（7）展翅站立：两脚同肩宽，两臂伸向两侧抬起（外展）与身体成 90 度，两臂展开后停 5 ~ 10 秒钟再放下，每天做 30 ~ 50 次。

（8）摸颈：坐位或立位均可，两手交替摸颈的后部，每日两次，每次 50 ~ 100 下。

2. 功能锻炼

是运动疗法的一种，可徒手利用特殊器械进行，具有促进运动器官功能恢复作用。主要内容有肌力锻炼、关节活动度锻炼、平衡和协调功能锻炼、步行功能锻炼等。部分方法如下：

（1）手指爬墙：患者面对墙壁站立，用患侧手指沿墙缓缓向上爬动，使上肢尽量高举到最大限度，在墙上作一记号，然后再徐徐向下回原处，反复进行，逐渐增加高度。

（2）钟摆练习：患者弯腰 90°，患侧上肢下垂，以健侧手扶住患侧手腕。患肩不用力，由健侧手用力推、拉患侧前臂，使患侧肘关节在所能达到的最大的活动范围内划圈。每次逆时针划 20 圈，顺时针划 20 圈。

（3）体后拉手：患者自然站立，在患侧上肢内旋并向后伸的姿势下，健侧手拉患侧手或腕部，逐步拉向健侧并向上牵拉。

（4）头枕双手：患者仰卧位，两手十指交叉，掌心向上，放在头后部（枕部），先使两肘尽量内收，然后再尽量外展。

（5）被动前屈上举：患者应平卧于床上，伸直患侧上臂，健侧手扶患肢肘部。在患肢不用力的情况下，由健侧手用力使患肢尽可能上举达最大角度，并在该角度维持 2 分钟。

（6）被动体侧外旋：患者平卧床上。患侧肘关节屈曲 90°并紧贴在体侧。健侧手用一根木棒顶住患侧手掌。在维持患侧肘关节紧贴体侧的同时，尽力向外推患侧手，达到最大限度时同样维持 2 分钟。

（7）体前内收：患者站立位，健侧手扶患侧肘关节。健侧手用力使患侧上肢抬平后，将患侧肘关节尽力拉向胸前，越贴近胸前越好。在最贴近胸部的位置维持 2 分钟。

（8）被动内旋：患者站立位，患肢背在背后，而健侧手背在脑后。两手分别握住一条毛巾的两端。患肢不用力的情况下，由健手通过所握的毛巾尽力将患手向上拉，达到最大限度时维持 2 分钟。

（三）预防方法

肩周炎是可以预防的。老年人一般缺乏活动，上肢与肩部周围组织的血液循环较差。因此，肩关节的关节囊、肌腱容易变性、钙化，发生炎症。如果老年人平时注意运动，锻炼上肢及肩部，就可以有效地避免肩周炎的发生。

三、颈椎病的康复

（一）概述

颈椎病是由于颈椎间盘退行性病变和其继发的椎间关节退行性病变所至临近组织（脊髓、神经根、椎动脉、交感神经等）受累所引起的相应症状和体征。

（二）颈椎病的分型

颈椎病分为五型：神经根型、脊髓型、椎动脉型、交感神经型和软组织型。其中软组织型颈椎病较少见。

1. 神经根型颈椎病

退行性改变的椎间盘向侧后方突出，或椎体后骨刺刺激和压迫脊神经根而引起感觉和运动功能障碍。

2. 脊髓型颈椎病

因退行性颈椎间盘向后突出或椎体后缘的骨刺压迫脊髓，而引起脊髓的传导功能障碍。

3. 交感神经型颈椎病

颈椎间盘或颈椎骨刺刺激或压迫神经根、椎动脉、脊髓膜内的交感神经纤维而引起的一系列的反射症状。

4. 椎动脉型颈椎病

由于钩椎关节退行病变，骨刺压迫或椎间盘向侧方突出而压迫椎动脉而造成脑供血不足。

（三）颈椎病的治疗

颈椎病大部分可以应用保守治疗治愈，保守治疗包括：牵引、理疗、药物治疗和功能锻炼；另外中医推拿、按摩、针灸治疗亦非常有效。保守治疗无效，可以采用手术治疗。

对于颈椎病，保守治疗实际上即是康复治疗。而手术之后功能的恢复过程中康复更是至关重要的环节。

1. 颈椎病的保守治疗康复方案

急性期：急性期患者颈椎病的症状较重，可以适当制动，例如佩戴颈托、卧床休息，以减少颈部的负荷。同时应由专业医生决定是否需要使用牵引，理疗等手段，使用适当药物帮助尽快缓解症状。

恢复期：急性期后应继续并加强肌力练习，进一步提高颈部的稳定性，确保在逐渐恢复日常生活活动时颈部的安全，尽量避免复发。可使用以下几种方式进行恢复锻炼：

（1）与项竞争

两肘屈曲，双手十指交叉抱头于后枕部，两腿分开与肩同宽。头用力后仰，双手同时给头一定的阻力。重复 12 ~ 16 次。

（2）回头望月

双腿分开与肩同宽，双臂自然下垂，两腿微曲，左手上举，手掌置头后，右手背置腰背后，上体前倾 45 度，左右旋转，头随旋转向后上方做望月状，重复 6 ~ 8 次。

（3）托天按地

双腿并立，双臂自然下垂，右肘屈曲，掌心向上，伸直肘，掌心向上托起；左肘微曲，左手用力向下按，头同时后仰，向上看天，左右交替，重复 6 ~ 8 次。

（4）前伸探海

双腿分立与肩同宽，双手叉腰，头颈前伸并转向右下方，双目向前下视。左右交替6 ~ 8 次。

（5）伸颈拔背

两腿分开与肩同宽，双手叉腰，头部向上伸，如顶球状，每次持续 3 ~ 5 秒，重复 12 ~ 16 次。

（6）金狮摇头

两腿分立与肩同宽，双手叉腰，头颈放松，缓慢做大幅度环转运动，依顺时针和逆时针方向交替进行，各 6 ~ 8 次。

2. 颈椎病的术后康复方案

（1）术后 0 ~ 2 周

需佩戴颈托保护。

（2）术后 0 ~ 3 天

①腕关节活动练习

手臂平放床上，手悬出床面之外，手心向下。张手同时手腕抬起；握拳同时手腕向下；五指并拢同时向左、右偏，缓慢用力至极限，保持 10 秒，而后缓慢放松。期间休息 5 秒，15 ~ 20 次/组，2 ~ 4 组/日。

②踝泵运动

用力、缓慢、全范围反复屈伸踝关节，5 分钟/组，1 ~ 2 组/小时。

③下肢肌力练习

练习量以疲劳为标准，2 次/天。

（3）术后 3 天后

①继续并加强以上练习。

②床边坐位练习

在条件允许的情况下，患者佩戴围领，使用正确的翻身坐起动作进行练习。注意早期练习易出现体位性低血压，如果出现立即平躺到床上即可。

③站立练习

持续床边坐位练习30分钟以上的患者可开始练习。

④站立负重及平衡练习

2分钟/次。休息5~10秒，5次/组，2~3组/天。

以上练习方式可在患者身体条件允许下逐渐增加练习强度及活动量。

（4）术后2周~3个月

①颈部抗阻等长肌力练习

最好对照镜子练习，确保练习时颈部肌肉用力，但头部不偏向任何方向，保持在中立位。在最用力处保持10秒为1次，10次/组，2~3组/天。此练习主要加强颈部周围肌肉肌力，提高颈部控制能力及颈椎稳定性，同时非常安全。

②颈部活动度练习

活动颈部至牵拉感或微痛处保持10~15秒，5次/组，1~2组练习连续进行，连续2次/日。在练习颈部活动度之前，必须向手术医生了解其所采用的手术方式，来决定何时开始颈部活动度练习，以免延误时机或造成意外。一般来说，用锚定法做单纯后路手术的病人和人工椎间盘置换的病人，术后2周开始练习；用关节囊悬吊法做后路手术的病人和做融合术的病人，术后6周开始练习。

③肩部肌力练习

运动肩部的肌肉通常也通过颈部，因此可以帮助提高颈部的力量和稳定性。同时纠正急性期疼痛麻木造成的上肢肌肉萎缩和肌力下降。

④腹肌仰卧举腿

保持至力竭为一次。间歇5秒，15~10次/组，2~3组/天。

⑤"空中"自行车练习

20~30次/组，间歇20秒。3~5组连续进行，连续2~3次/天。

⑥"飞燕"练习

保持至力竭为1次，5~10次/组，2~3组/天。

⑦屈腿仰卧起

保持10~30秒/次，间歇5秒。5~10次/组。2~3组/天。

（5）术后3~12个月

①"床边抬头"颈部肌力练习

在最用力处保持10秒为1次，10次/组，2~3组/日。

确保练习时颈部肌肉用力，但头部不偏向任何方向，保持在中立位。此练习主要加强颈部周围肌肉肌力，提高颈部控制能力及颈椎稳定性，同时非常安全。

随症状的减轻和肌力的提高可逐渐改为动力性练习。

②游泳（最好仰泳姿势）、太极拳、散步和爬山运动等。避免激烈的对抗性运动。

四、腰椎间盘突出症的康复

(一) 概述

腰椎间盘突出症是指椎间盘变性，纤维环破裂，髓核组织突出刺激和压迫神经根而引起的一种综合征。主要表现为腰痛、坐骨神经痛，同时可伴有腰部活动受限，受累神经根支配区的感觉、运动和反射的改变。在腰椎间盘突出症的患者中，L4～L5、L5～S1 腰椎突出的，年龄以 20～50 岁多发，随年龄增大，L3～L4、L2～L3 发生突出的危险性增加。该病诱发因素有退行性病变、职业、吸烟、心理因素、医源性损伤、体育活动及寒冷、肥胖等。临床常采用非手术治疗和手术治疗两种方法。非手术治疗方法：绝对卧床、骨盆牵引、推拿按摩、理疗、硬膜外封闭；手术治疗方法：开窗髓核摘除术。

(二) 治疗原则

1. 急性发作期

此期神经根水肿和无菌性炎症明显，应以卧床休息为主，卧床时间不应超过 1 周。活动时可借助腰围固定；理疗时禁用温热疗法；牵引时距离不宜过大、时间不宜过长。手法治疗以肌松类手法为主，应避免腰背部的等张运动训练。

2. 恢复期

可用温热物理治疗，改善血液循环。手法治疗以松动手法为主，如推拿的旋扳手法；进行腰背肌和腹肌的肌力训练，改善腰椎稳定性；鼓励适度活动；避免可能加重症状的体位和姿势；减少腰背受力，改善工作环境，预防疾病复发。

(三) 康复疗法

在椎间盘突出的急性期，应采取适宜的体位姿势。患者应避免屈髋、屈膝或躯体前倾的坐姿。如必须坐起时，躯干应置于后倾位（约 120°），并且有靠垫支撑腰椎。当屈髋、屈膝坐姿时，椎间盘内压增加 50%，如果躯干再前倾的话则椎间盘内压是原先的两倍。根据不同时期，可选择卧床、腰椎牵引、物理因子治疗、手法治疗、运动等治疗方法。

1. 卧床休息和适度运动

在急性期卧床休息可缓解疼痛，有利于损伤组织的愈合，但是应该经常起床，做短暂的站立、行走和适度的运动。不宜采取绝对的完全卧床方法。

2. 腰椎牵引

腰椎牵引是治疗腰椎间盘突出症的有效方法。根据牵引力的大小和作用时间的长短，将牵引分为慢速牵引和快速牵引两种。

（1）慢速牵引：即小重量持续牵引，是沿用很久的方法，疗效肯定。慢速牵引是持续性牵引，对缓解腰背部肌肉痉挛有明显效果。持续牵引时腰椎间隙增宽，可使突出物部分还纳，减轻对神经根的机械刺激，松解神经根粘连。慢速牵引包括很多种方法，如自体牵引（重力牵引）、骨盆牵引、双下肢皮牵引等。这些牵引的共同特点是作用时间长，而施加的重量小，大多数病人在牵引时比较舒适，在牵引中还可根据病人的感觉对牵引重量进行增加或减小。牵引重量一般为体重的 30%～60%，牵引时间急性期不超过 10 分钟；慢性期一般 20～30 分钟，1～2 次/天，10～15 天为一疗程。

慢速牵引适应症：腰椎间盘突出症；腰椎退行性变引起的腰腿痛；急性腰扭伤；腰椎小关节疾患。禁忌证：因牵引时间长，对呼吸运动有限制，老年人特别是有心肺疾病的患者应慎用。

（2）快速牵引：即三维多功能牵引，由计算机控制，在治疗时可完成三个基本动作：水平牵引、腰椎屈曲或伸展、腰椎旋转。快速牵引重量大，为患者体重的 1.5～2 倍，作用时间短，为 0.5～2s，多在牵引的同时加中医的正骨手法。多方位快速牵引包括三个基本参数：牵引距离（45～60mm）；倾角（10°～15°）；左右旋转（10°～18°）。每次治疗重复牵引 2～4 次，多数一次治疗即可，若需第二次牵引，需间隔 5～7 天，两次治疗无效者，改用其他治疗。不良反应：牵引后 6 小时或 1～2 天内有部分患者腰及患下肢疼痛加重，还有的出现腹胀、腹痛，另有操作不当造成肋骨骨折、下肢不完全瘫痪、马尾损伤的情况。

快速牵引适应证：轻中度的腰椎间盘突出症；腰椎小关节功能紊乱；早期强直性脊柱炎；退行性变引起的慢性下背痛。禁忌证：重度腰椎间盘突出；腰脊柱结核和肿瘤；骶髂关节结核；马尾肿瘤；急性化脓性脊柱炎；重度骨质疏松症；孕妇；腰脊柱畸形；较严重的高血压、心脏病及有出血倾向的患者。另外，对于后纵韧带骨化和突出椎间盘的骨化，以及髓核摘除术后的患者都应慎用。

3. 物理因子治疗

物理因子治疗有镇痛、消炎、缓解肌紧张和松解粘连等作用，在腰椎间盘突出症的非手术治疗中是不可缺少的治疗手段。临床应用证明，该治疗对减轻因神经根压迫而引起的疼痛、改善患部微循环，消除神经根水肿，减轻因神经刺激而引起的痉挛，促进腰部及患肢功能的恢复起着非常重要的作用。常用超短波、电脑中频、红外线、石蜡、温水浴等疗法。

（四）自我锻炼

腰椎间盘突出症患者应积极配合运动疗法，以提高腰背肌肉张力，改变和纠正异常力线，增强韧带弹性，活动椎间关节，维持脊柱正常形态。

1. 早期练习方法

腰背肌练习。"五点支撑法"：仰卧位，用头、双肘及双足跟着床，使臀部离床，腹部前凸如拱桥，稍倾放下，重复进行。"三点支撑法"，在前法锻炼的基础上，待腰背稍有力量后改为三点支撑法：仰卧位，双手抱头，用头和双足跟支撑身体抬起臀部。"飞燕式"：俯卧位，双手后伸置臀部，以腹部为支撑点，胸部和双下肢同时抬起离床，如飞燕，然后放松。

2. 恢复期练习方法

（1）体前屈练习。身体直立双腿分开，两足同肩宽，以髋关节为轴，上体尽量前倾，双手可扶于腰两侧，也可自然下垂，使手向地面接近。做 1～2 分钟，还原。重复

3 ~ 5 次。

（2）体后伸练习。身体直立双腿分开，两足同肩宽。双手托扶于臀部或腰间，上体尽量伸展后倾，并可轻轻震颤，以加大伸展程度。维持 1 ~ 2 分钟后还原，重复 3 ~ 5 次。

（3）体侧弯练习。身体开立，两足同肩宽，两手叉腰。上体以腰为轴，先向左侧弯曲，还原中立，再向右侧弯曲，重复进行并可逐步增大练习幅度。重复 6 ~ 8 次。

（4）弓步行走。右脚向前迈一大步，膝关节弯曲，角度大于 90°，左腿在后绷直，此动作近似武术中的右弓箭步。然后迈左腿成左弓步，左右腿交替向前行走，上体直立，挺胸抬头，自然摆臀。每次练习 5 ~ 10 分钟，每天 2 次。

（5）后伸腿练习。双手扶住床头或桌边，挺胸抬头，双腿伸直交替后伸摆动，要求摆动幅度逐渐增大，每次 3 ~ 5 分钟，每天 1 ~ 2 次。

（6）提髋练习。身体仰卧，放松。左髋及下肢尽量向身体下方送出，同时右髋右腿尽量向上牵引，使髋骶关节做大幅度的上下扭动，左右交替，重复 1 ~ 8 次。

（7）蹬足练习。仰卧位，右髋、右膝关节屈曲，膝关节尽量接近胸部，足背勾紧，然后足跟用力向斜上方蹬出，蹬出后将大小腿肌肉收缩紧张一下，约 5 秒钟左右。最后放下还原，左右腿交替进行，每侧下肢做 20 ~ 30 次。

（8）伸腰练习。身体直立，两腿分开，两足同肩宽，双手上举或扶腰，同时身体做后伸动作，逐渐增加幅度，并使活动主要在腰部而不是髋骶部。还原休息再做，重复 8 ~ 10 次，动作要缓慢，自然呼吸不要闭气，适应后可逐渐增加练习次数。

（9）悬腰练习。两手悬扶在门框或横杠上，高度以足尖刚能触地为宜，使身体呈半悬垂状，然后身体用力，使臀部左右绕环交替进行。疲劳时可稍事休息重复进行 3 ~ 5 次。

膝关节炎的康复运动

一、概述

膝关节炎是临床上常见的慢性骨关节退行性病变，多在上下楼梯、下蹲起立时出现疼痛，休息后疼痛能缓解，但严重者会出现关节僵硬及畸形。而注意进行科学合理的锻炼，就能在一定程度上治疗膝关节炎。膝关节的治疗包括保守康复治疗和关节置换的手术治疗方法。

二、康复治疗的目的和原则

1. 目的是保持合理的关节活动度，增强肌力，重建关节的稳定性，提高日常生活活动能力。

2. 基本原则是早期开始、循序渐进、全面训练、个别对待。

三、运动康复方法

1. 保守治疗的康复运动

（1）股四头肌力量训练。取仰卧位，将膝关节伸直，绷紧大腿前面的肌肉做股四头肌静力性收缩。每次收缩尽量用力并尽可能的坚持更长时间。将这个动作重复数次，以大腿肌肉有酸胀感为宜。

（2）不负重下肢关节主动屈伸。取仰卧位，一侧下肢伸直，另一侧下肢屈膝屈髋并使大腿前部尽量靠近胸部，然后练习另一侧下肢，两组动作交替进行，直至训练到肌肉有酸胀感为宜。

（3）直抬腿练习。取仰卧位，伸直双下肢并抬高至与床呈 30°角，保持此动作，坚持 10 秒钟后将抬高下肢缓慢放下，休息几秒钟后再重复该动作。10~20 次为 1 组，直至训练到肌肉有酸胀感为宜。另外，患者可视自身情况在踝部绑缚适宜重量的沙袋进行负重练习，并可随力量增强逐渐增加沙袋的重量。

（4）靠墙半蹲练习。练习者靠墙站立，同时弯曲两侧膝、髋关节，且弯曲不小于 90°，作半蹲状，保持此动作，坚持 10 秒钟后站起，休息几秒后再重复。10~20 次为 1 组，直至训练到肌肉有酸胀感为宜。

2. 全膝关节置换术后康复要点

（1）防止深静脉血栓形成。早期踝泵运动、腹式呼吸、气压循环治疗。

（2）消肿镇痛、冷疗等。

（3）防止或纠正膝关节屈曲挛缩。牵拉腘窝软组织、腘绳肌和腓肠肌。

（4）恢复关节活动范围。推髌骨，持续被动运动训练，逐渐由被动向助力和主动运动过渡。一般术后第 1 周屈膝控制在 90°内，术后第 2 周屈膝应超过 90°，甚至达到 120°。

（5）肌力训练。重点训练股四头肌、腘绳肌、髋伸展和内收肌群。特别是伸膝终末 0°~30°范围的主动伸展运动，早期配合神经肌肉电刺激股内侧肌和股外侧肌收缩、直腿抬高运动训练。肌力训练以多点等长收缩运动、闭链运动为主。

（6）站立负重和步行训练。拔出引流管后尽早行负重和借助步行器行走训练、坐位和站位转移训练等。

（7）本体感觉、平衡和协调功能训练。步行、骑功率车、手术侧负重、斜板平衡及阶梯训练。

髋部骨折的康复运动

一、概述

老年髋部骨折的治疗主要分为非手术治疗与手术治疗。治疗方案的选择取决于患者的年龄、全身状态、合并疾病的情况、受伤以前患者下肢的功能状态以及骨折的形态等。

1. 非手术治疗

主要适合全身状态较差的、患有心肺等主要器官疾病不能耐受手术的，或者受伤以前已经不能站立、行走乃至生活不能自理的老人。方法包括卧床休息、患肢持续皮牵引或骨牵引、穿"T"形鞋等。一般需要 8~12 周的时间，同时针对并发症和伴随的老年

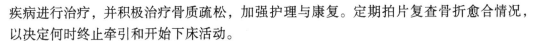

疾病进行治疗，并积极治疗骨质疏松，加强护理与康复。定期拍片复查骨折愈合情况，以决定何时终止牵引和开始下床活动。

2. 手术治疗

凡无手术禁忌的老年髋部骨折首选手术治疗。虽然手术治疗有一定的风险，但大量临床资料统计显示，非手术治疗有更高的病死率。手术治疗的目的是缩短卧床时间，尽早恢复患肢活动，降低死亡率及其他并发症的发生率。

二、术后康复训练

术后早期介入康复治疗是促进骨折愈合、恢复关节功能的有力措施，采取循序渐进的原则，活动度由小到大，次数由少到多，强度由弱到强，以不增加骨折部位疼痛为宜。

1. 早期康复训练（术后 1 天开始）

目的是减轻患者疼痛，防止肌肉萎缩，改善关节活动范围，增强股四头肌和腘绳肌肌力，术毕回病房，在患侧肢体的腘窝处置一软枕，保持膝关节的生理弯曲，防止关节僵硬。术后第 1 天，指导患者活动脚趾，做股四头肌的等长收缩运动，即有意识的绷紧或放松小腿肌肉，从开始练习到 10 次、20 次、30 次逐步增加。指导患者踝关节的屈曲和背伸运动，及屈膝运动，屈膝运动角度不超过 90°，避免髋关节内旋、内收。关节运动能牵伸关节囊及韧带，防止其缩短，并能促进关节内关节滑液的分泌与循环，预防关节僵硬。

2. 中期康复训练（术后 6～15 天）

患者逐渐由被动活动转为主动活动，这时可加强股四头肌和腘绳肌肌力训练，指导患者直腿抬高运动。患者双手放于身体两侧，稳定髋部，将足尖绷紧，缓缓抬高患肢，注意抬高角度小于 30°，保持 3～5 秒，此训练动作每天 3 次，开始时每天 10～20 下，此后逐渐增加每次练习次数。同时，练习仰卧屈髋运动，屈髋练习以不增加髋部疼痛为宜，屈髋角度小于或等于 90°。所有运动均在患肢外展中立位的状态下进行，防止关节脱位。

3. 后期康复训练（术后 3 周）

老年人臀部肌肉退化恢复较慢，应延迟下床时间。在中期训练的基础上，指导患者做好离床功能锻炼。令患者行走时保持患肢外展 30°角左右，并使练习时间逐渐增加。功能锻炼时要预防髋关节脱位和关节感染，患者术后应穿防滑鞋，两腿之间放软枕，保持患肢外展 30°中立位，膝下垫软枕，使其适度屈曲和伸直，注意双下肢是否等长，触摸手术的部位有无异物突出感。若人工关节置换术多年后关节松动或磨损，会在活动时出现关节疼痛、跛行等髋关节功能减退的症状。

三、自我锻炼

早期的功能训练可加强肌肉的张力，保持关节的稳定性，促进关节功能恢复。人工髋关节置换病人出院后重点在于改善患者步态，加强患肢的负重能力，提高日常生活的自理能力，延长髋关节的使用寿命。

具体需注意：

1. 侧卧位外展运动。运动时两腿间夹一个枕头，禁止内收、内旋。

2. 卧位到坐位运动。患者利用健侧腿和双手的力量将自己推移至小腿自然垂于床边。

3. 坐位到站立位点的运动。患者扶双拐站立，患肢不负重。

4. 站位到行走训练。从脚尖点地至部分负重，再至完全负重，负重力量逐渐递增，从开始 20~30g 直到完全负重。术后第一个月内建议使用步行器或双拐，第二个月使用单拐，第三个月可弃拐或用手杖行走。在扶助器帮助下进行连续下蹲训练，扶拐进行上下楼梯行走训练。借助设备完成日常穿衣裤、鞋袜等动作，直至功能完全恢复。

（1）保持患肢处于外展中立位，避免过度内收屈髋。抬高患肢与床呈 15°~20°，患肢穿矫正鞋，双侧下肢之间可放置软枕，防止患肢外旋、内收。

（2）病人术后 6~8 周内屈髋不可超过 90°，避免坐矮、软的椅子或跷二郎腿。

（3）正确翻身。①向手术侧翻身：伸直术侧髋关节，保持外展中立位，伸直同侧上肢，手掌垫在大粗隆后面，防止患者外旋。②向健侧翻身：双下肢稍屈膝，两膝间夹软枕，防止髋关节内收，同时将髋关节与躯干转向健侧。

（4）避免在不平整的路面行走，防止摔伤和撞击。

脊柱骨折的康复

一、概述

脊柱骨折康复的原则是促进骨折愈合，恢复脊柱的稳定性和柔韧性，预防肌萎缩、慢性疼痛及消除长期卧床对机体的不利影响。早期康复与治疗并进，预防并发症，促进残存功能的最大恢复。在维持残存功能的基础上，对神经系统的指令与控制功能进行再训练，对残存肌肉的原有功能进行再训练，以代偿失去的部分功能。并根据解剖生理基础和损伤平面及损伤程度，进行循序渐进的系统的康复训练，争取达到功能独立，使患者可以重新回归社会。

二、脊柱骨折的分类

脊柱骨折可分为稳定骨折和不稳定骨折，单纯的椎体楔形压缩不超过椎体前缘原有高度 1/3 的患者，称为稳定骨折；椎体骨折合并附件骨折、脱位、棘间韧带断裂、脊髓损伤及严重的椎体粉碎性骨折者，称为不稳定骨折。

三、脊柱骨折的急救

对疑有脊柱骨折的患者不要任意搬动，必须按照脊柱骨折的急救方法处理，以免使骨折移位加重脊髓损伤，造成难以弥补的后果。

急救原则为：

1. 应在受伤现场固定，并以最快方式送往医院。

2. 应采取正确的固定和搬运方法。

（1）用木板或门板搬运，不能使用软担架。

（2）搬运时应采用滚动法。先使伤员双下肢伸直，双上肢伸直置于体侧，木板放于伤员一侧，由 3~4 人分别托扶伤员的头部、躯干、骨盆及双下肢，使头颈、躯干及下肢成一整体移动至木板上，搬运过程中始终保持脊柱中立位，禁用搂抱、背驮或一人抬头、一人抬腿的方法，以免脊柱扭屈、旋转致骨折处移位而损伤脊髓。

（3）疑有颈椎骨折或脱位时，须有专人托扶头部，沿纵轴向上略加牵引，颈椎维持中立位，使头、颈与躯干成一整体移动至硬板上，在头颈两侧填塞沙袋或衣物、软垫等以限制头颈活动，严禁随便强行搬动头部。

3. 搬动过程中注意呼吸道是否阻塞并及时清除。

四、康复治疗原则

（一）胸腰椎骨折脱位的康复治疗

1. 稳定性胸腰椎骨折

康复治疗的目的是防止躯干肌萎缩，促进骨折愈合，恢复脊柱的稳定性和柔韧性，防止下腰痛。

（1）康复治疗第 1 阶段（指伤后 1 周内）

不做复位及固定的稳定性骨折，患者应卧床休息至局部疼痛减轻时再开始腰背肌及腹肌的练习。石膏背心固定时，待石膏干燥后开始做卧位腰背肌练习。此期以无痛的腰背肌等长收缩训练为主，通过腰背肌的等长收缩增加脊柱周围力量，稳定脊柱；同时增加前纵韧带及椎间盘前部纤维环的张力，促使压缩的椎体前缘逐渐张开。同时可辅以四肢的主动运动。训练强度及时间应逐渐增加，并避免局部明显疼痛，训练中应避免脊柱前屈和旋转。

（2）第 2 阶段（伤后 2~3 周）

此时疼痛基本消失，则开始做躯干肌的等张收缩练习和翻身练习。通过增加躯干肌力，可改善脊柱的稳定性，减少组织纤维化或粘连，防止骨质疏松、腰背肌废用性萎缩和后遗症导致的慢性腰背疼痛。

腰背肌的等张练习从仰卧位挺胸动作开始，逐渐增加至桥式运动。有石膏者可在石膏内做仰卧抬头、抬腿、挺起臀部等练习。翻身时，腰部应维持伸展位，保持肩与骨盆成一条直线做轴式翻身，翻身后可做俯卧位腰部过伸练习，从俯卧抬头动作做起，可逐渐增加至俯卧抬腿练习，至无痛时增加俯卧"燕飞"练习。

①仰卧位挺胸动作。取仰卧位，双腿自然伸直，双手置于体侧，以头、双肩、双足为支撑点，吸气同时挺胸，尽量将腰背部抬离床面，呼气同时放下。

②桥式动作。取仰卧位，双腿屈曲，双足置于床面上，双手置于体侧，以头、双肘、双足为支撑点，将腰背部抬离床面，坚持 6 秒钟，再缓慢放下。注意不能憋气，待呼吸均匀后，进行下一次练习。如该动作可轻松完成，可将双手置于腹部，以头、双足

支撑做桥式动作，或将一侧下肢置于另一侧之上做单桥运动以增加难度。

③俯卧"燕飞"动作。轴式翻身至俯卧位，以腹部为支撑点，将头、上胸部、双上肢及双腿尽量抬起，坚持6秒钟后缓慢放下。如该动作不能完成，可进行分解动作，如进行俯卧抬头动作或俯卧抬腿动作。

另外，腹肌在保持脊柱的稳定性和运动方面起着特殊的作用，腹肌无力可使生理前凸增加，骨盆倾斜造成下腰椎不稳，因此增强腹肌的力量非常重要。在运动训练中，为了避免腹肌锻炼增加脊柱负荷引起疼痛，可以进行以下动作：腹肌锻炼时仰卧屈膝、屈髋姿势下抬起头及肩部或仰卧位腰下垫高的姿势时抬起头及肩部至水平位。

（3）第3阶段（伤后4~5周后）

此时如做卧位练习时无痛，可在石膏或支具保护下起床站立行走。由卧位起立时，先在床沿上俯卧，一腿先下地，然后撑起上身，再放下另一腿撑起上身成站立位，中间不经过坐位，以免腰部屈曲。由站立位卧下时按相反顺序进行。站立时间可逐渐增加。骨折基本愈合后可取坐位，但仍需保持腰椎前凸，避免弯腰驼背的坐姿。

（4）第4阶段（伤后8~12周）

此时骨折基本愈合，石膏去除后可进一步增加腰背肌及腹肌练习的强度，并增加腰椎柔韧性的练习。腰背肌练习应与腹肌练习结合进行，以保持屈、伸肌平衡，改善腰椎的稳定性。骨折部位遗留成角畸形时，愈合牢固后更应着重加强腹肌练习，以控制腰椎前凸弧度，防止下腰痛。腰椎活动度的训练主要为屈曲、后伸、侧屈三个方面，在此基础上可适当增加旋转动作的训练，胸腰椎骨折后还需终身注意做各种相关动作时腰背部所持的正确姿势。

2. 不稳定性胸腰椎骨折脱位

不稳定或伴有神经功能障碍的胸腰椎骨折脱位需要手术治疗。康复治疗的分期与神经受损及恢复的速度及程度有关。

（1）不伴有神经损伤，或仅伴有局部神经功能障碍者，术后1周为第1阶段，进行腹背部肌肉的等长收缩练习，以及四肢的主动运动；术后2~3周疼痛已基本消失，即进入第2阶段，可进行小幅度的腹背部肌肉等张练习，但仍禁止做主动翻身动作，这个动作将引起脊柱的旋转，影响内固定的稳定性；术后4周以后进入第3阶段，可在支具保护下开始逐渐下床活动，下床动作与前述保守治疗相同，并增加腹背肌肉的主动等张收缩。但必须注意的是，在术后3个月以内，脊柱活动度的练习仍宜控制在小范围内，并且仍然禁止做主动与被动的脊柱旋转动作。待骨折愈合后方可开始较大幅度的脊柱活动度训练与旋转活动练习。

（2）伴有脊髓损伤的不稳定骨折，术后1~2周为第1阶段，术后3~12周为第2阶段，12周以后为第3阶段。骨折愈合后可在支具或其他器械的保护与帮助下下床活动。

（二）颈椎骨折脱位的康复

颈椎骨折脱位系指因直接或间接暴力所致的颈椎骨、关节及相关韧带的损伤，并常伴有脊髓和脊神经根损伤，多属非稳定性骨折，是脊柱损伤中较为严重的一种，常见于颈椎C3~C7。

1. 概述

（1）损伤机制。可由垂直压缩、屈曲、牵张、旋转或剪切力引起，屈曲性暴力是造成颈椎骨折脱位的主要原因。骨折脱位引起颈椎管局限性狭窄，极易损伤脊髓，尤其在C5～C7的颈膨大处的骨折脱位，更易合并脊髓损伤。在正常解剖时，C3～C7的椎管矢状径约为14mm，如果在12mm或12mm以下，脊髓就会受到压迫。因此，骨折脱位时椎体前移达椎体矢状径的1/3～1/2，脊髓受压就很难幸免。

2. 颈椎骨折脱位的分类

颈椎骨折脱位共分为7型：

（1）泪滴样型。如C5压缩性骨折合并椎体上角有泪滴样撕裂的骨折块，属前柱稳定性骨折，严重者，如在枢椎椎体呈撕脱性骨折，脊髓受压，为不稳定骨折。

（2）不完全性压缩性骨折型。如C5椎体前缘粉碎性骨折，骨折处通过椎体上终板及部分下终板，一般累及椎管较少，属中前柱稳定性骨折。

（3）完全性压缩性骨折型。如C5骨折处通过椎体上下终板，椎体后方骨皮质未断裂，椎管内硬脊膜受压，属中前柱不稳定性骨折。

（4）椎体爆裂性骨折型。椎体呈粉碎性骨折，向椎体前后突出，上下终板、椎间盘破坏，椎管内硬脊膜明显受压，可导致不同程度的脊髓损伤，属中前柱不稳定性骨折。

（5）屈曲型。是前柱压缩、后柱牵张损伤的结果，前、中、后三柱受累，若能复位及内固定，属稳定性骨折。

（6）伸展型。由伸展与轴载负荷力量的损伤导致，伴多节段椎板骨折，属三柱不稳定性骨折。

（7）小关节脱位交锁型。由颈椎后方向前的力量作用于上位椎体上所致，小关节囊破裂，关节突跳跃而致小关节交锁。

3. 颈椎骨折脱位的康复治疗

（1）稳定性颈椎骨折

一般采取牵引复位＋固定＋功能锻炼的保守治疗方式。康复治疗应在不影响颈部稳定性的前提下尽早开始。

①第1阶段（伤后3周内）。此时患者一般卧床行颈椎牵引，可行四肢的主被动运动，保持关节活动度，改善血液循环，防止肌肉萎缩，预防卧床并发症。

②第2阶段（伤后3周至伤后3个月）。此期患者颈椎复位成功，已行石膏或支具固定，可逐渐在外固定保护下下地活动，以恢复四肢的主动运动肌力和耐力为主，同时逐渐增加颈肩部肌群的等长收缩训练。伤后2个月左右，颈椎骨折较轻者可每日定时取下外固定行卧位减重颈部肌群等张训练。

③第3阶段（受伤3个月后）。此期患者颈椎外固定已去除，可以增加颈部肌群的等张收缩练习，练习强度逐渐增加。同时开始做颈部关节活动度的恢复性训练，主要为颈椎前屈、后伸及侧屈练习，适当进行旋转运动，以恢复头颈部的柔韧性和灵活性。

（2）不稳定性颈椎骨折脱位

此类型颈椎骨折应尽早行手术治疗，以恢复颈椎的稳定性，解除脊髓压迫。其康复治疗应把脊髓功能的恢复与重建作为重点。

①卧床期。采用支具保护颈椎，正确摆放体位，预防卧床并发症；进行呼吸训练维持肺部功能；被动运动防止肌肉萎缩，保持瘫痪肢体的关节活动能力。在不影响颈椎稳定性的条件下做主动活动以保持和增强残留肌力，可行颈部肌群等长肌力训练。

②恢复期。此期颈椎基本恢复稳定性，去除支具后应逐渐开始颈部肌群等张肌力训练及颈椎柔韧性和活动度训练。肢体的康复训练根据脊髓损伤程度不同康复训练的计划和重点也不同。

强直性关节炎的康复运动

一、概述

强直性脊柱炎（ankylosing spondylitis，AS）是以骶髂关节和脊柱附着点炎症为主要症状的疾病。与 *HLA - B27* 基因呈强关联。某些微生物（如克雷伯杆菌）与易感者自身组织具有共同抗原，可引发异常免疫应答。是以四肢大关节，以及椎间盘纤维环及其附近结缔组织纤维化和骨化，以及关节强直为病变特点的慢性炎症性疾病。强直性脊柱炎属风湿病范畴，病因尚不明确，是以脊柱为主要病变部位的慢性病，累及骶髂关节，引起脊柱强直和纤维化，造成不同程度眼、肺、肌肉、骨骼病变，是自身免疫性疾病。

二、治疗目的

缓解症状，保持良好的姿势，缓解病情的进展。

三、康复治疗

1. 一般性治疗

注意立、坐、卧的正确姿势，鼓励患者适当运动，坚持脊柱、胸廓、髋关节的活动，避免过度负重和剧烈运动。

2. 物理疗法

（1）超短波。症状发作期，炎症浸润，用无热量。

（2）紫外线。脊柱区分野照射，中红斑量照射。对脊柱区的疼痛有明显的治疗作用。

（3）蜡疗。用于恢复期，病变脊柱区或骶髂关节，蜡饼法。

（4）直流电药物离子导入。对局部疼痛明显者可用8%的乌头酊阳极导入。

（5）中频电疗法。干扰电、音频电，病变部位放电极，电流剂量以患者耐受为度。

（6）矿泉浴。全身浴，水温38℃~40℃为宜，用于恢复期。

四、功能锻炼

维持脊柱生理弯曲度，防止畸形；保持良好的胸廓活动度，避免影响呼吸功能；防止或者减轻肢体因废用而导致的肌肉萎缩，维持骨密度和强度，防止骨质疏松等。治疗性运动包括：①维持胸廓活动度的运动；②保持脊柱灵活性的运动；③肢体运动等。

类风湿关节炎

一、治疗目的

减轻或消除关节肿胀、疼痛或关节外症状，控制疾病的发展，减轻关节骨的破坏，保持关节的功能，促进已破坏关节的修复。

二、治疗方法

1. 一般性治疗

休息、活动期的关节制动，恢复期的关节功能锻炼。运动与休息相结合，根据症状来决定运动的参数。一般有剧烈疼痛的患者需完全卧床休息，病变关节用夹板短期固定，一般不超过 3 周。症状略有减轻后可开始床上体操，逐渐过渡到一般体操。

2. 关节制动

急性炎症渗出的关节应用夹板制动，通常采用合适支具将关节固定于功能位置。固定期间，每日可有一定时间段解除夹板，做关节活动范围的训练。夹板固定的作用是保护病变关节的功能。固定夹板仅用于急性期，不能长期使用，否则会妨碍关节的活动。夹板起保护固定作用，有助于缓解关节疼痛，消肿，减轻关节畸形，并防止由于关节不稳而进一步受损的情况发生。通常用于腕、掌指关节和指间关节，不用于肩关节和髋关节，肘关节和髋关节只有在不稳定时才用。手功能位是手腕背屈 40°~45°，手指微屈。

3. 物理治疗

（1）冷疗。常用于关节急性炎症期肿痛明显时，具有镇痛、降低肌张力、解除痉挛、减少炎症渗出、减少关节损害等作用。

（2）超短波。用热量或微热量，限用于急性期。

（3）蜡疗。多用于症状缓解期，根据受累的关节，可用盘蜡法。

（4）按摩和牵张训练。症状发作期，轻轻牵伸关节，保持关节的活动度。恢复期可用于水肿的关节或肢体，可从远端向近端推按、轻揉、摩擦。有关节僵硬、周围软组织粘连挛缩时，在按摩后给予关节牵伸。牵伸前应用温热、超声等治疗，可减少疼痛、防止损伤、提高牵伸效果。对有明显积液、关节不稳定，生物力学有紊乱的关节应避免用力牵张，晚期患者如过度牵张会引起关节囊的破坏。

（5）肌力训练。在急性炎症期或关节固定期，虽然关节不做运动，但为保持肌力应进行肌肉静力性收缩即等长收缩训练，以保护炎症性关节病变处的肌力，每日只要有数次最大等长收缩的练习就能保持或增加肌力和耐力。恢复期或慢性期间在关节能耐受的情况下，加强关节主动运动能力，适当进行等张训练或抗阻力训练，也就是关节在克服一定重量的情况下所做的屈伸等活动，游泳池内或其他有水环境均是等张运动的良好环境，由于浮力使作用于关节的应力减少，一定的水温更有助于关节周围肌肉等软组织松弛，故水中等张运动很适宜于关节炎患者。也可指导患者用滑轮、弹簧、沙袋等进行肌力训练。

4. 作业治疗

（1）维持关节活动度的训练。利用桌面推拉滚筒运动或擦拭运动以及木钉盘的摆放等作业活动，可有效地维持关节活动度。改善协调和灵巧度的训练：利用编织、木刻、镶嵌等作业活动可充分改善协调和灵巧度。增强耐力的训练。原则为少负荷、多重复，根据患者的状况、兴趣，安排较容易或较难、复杂的作业活动。

（2）日常生活能力训练。为了达到生活自理，可以改良生活用具，如增长把柄，加橡胶软套等，用毛巾时不用拧干而是压干等，使用各个关节均在其最稳定位或功能位。根据情况进行必要的职业训练。在可能的条件下，洗脸、穿衣、进食等基本动作均应由患者自己进行，通过这些动作，可训练手的灵活性、协调性。下床活动和步行训练时，借助拐杖或助行器以减轻下肢负荷，拐杖应装有把柄以减少对手、腕、肘肩的负重，训练时注意纠正不良步态。日常生活中活动训练应循序渐进，消除依赖心理，提高熟练度和技巧度。作业治疗除改善患者功能外，还可提高其社会适应能力，是对身心的一种综合训练。有条件者可进行职业技能训练，根据患者的技能、专长、身体状况、兴趣爱好等选择合适的项目进行训练。

5. 矫形器的应用

应用矫形器的主要目的是使关节不负重、减少关节活动，稳定关节或将关节固定于功能位上。上肢矫形器主要是针对腕和手而制作的，包括静态夹板与功能性夹板。

糖 尿 病

一、概述

1. 定义

糖尿病康复是指通过积极的运动锻炼，并与饮食、药物、健康宣教等相结合，使患者尽可能改善和提高生活自理能力和生活质量，预防并发症和病情发展。

2. 治疗原则

①改善胰岛素和胰岛素受体功能。②改善糖和脂肪代谢。③提高体力活动能力和生活质量。④改善心理状态。⑤纠正不良生活习惯。⑥防治并发症。

3. 基本原则

（1）1型糖尿病。以胰岛素治疗为主，同时配合饮食方法，适当运动锻炼。运动锻炼的目的主要是维持运动能力，改善生活质量，提高健康水平。

（2）2型糖尿病。以运动疗法和饮食控制为主控制血糖，无效时应考虑使用口服降糖药或胰岛素增敏剂。出现并发症者，则应考虑加用胰岛素治疗。

（3）糖耐量测试。以运动疗法和饮食控制为主，结合生活方式的调整等。

二、康复方案

1. 1 型糖尿病

（1）胰岛素。胰岛素使用是其他康复措施的基础。要注意胰岛素的作用高峰时间和运动的关系，避免发生血糖异常波动和运动后酮症酸中毒。

（2）饮食控制。严格进行无糖饮食，注意保持适当的营养平衡。

（3）运动疗法。在血糖比较稳定的前提下进行。1型糖尿病在儿童和青少年中的发病率较高。运动是儿童正常生长发育所需要的促进因素，因此运动锻炼对1型糖尿病患者具有双重意义。一方面促进患儿生长发育增强心血管功能，维持正常的运动能力；另一方面增强胰岛素在外周组织中的作用，有助于血糖的控制。经常参加运动的1型糖尿病患者其糖代谢控制较好，今后并发症的发生率和病死率均明显减少。提倡和缓和较小强度的运动。间断性运动有利于肌肉清除乳酸，避免酮症酸中毒。每次运动应适度，不要过度劳累，以免加重病情。

2. 2型糖尿病

（1）运动疗法。以低至中等强度的有氧训练为主，包括步行、登山、游泳、划船、有氧体操及球类等活动，也可采用滑动平板、功率自行车等器械。每次运动时间一般从10分钟以上逐步延长至30~40分钟。运动时间过短达不到体内代谢效应；运动时间过长或运动强度过大，易产生疲劳，加重病情。每周宜运动3~5次。

（2）饮食控制。严格遵守无糖饮食，注意保持适当的营养平衡。

（3）药物治疗。通常采用口服降糖药物，适时使用胰岛素或加服胰岛素药物治疗。

3. 注意事项

①全面掌握患者的病情和并发症情况；②训练必须包括充分的热身活动和放松运动；③运动训练与口服降糖药或胰岛素的应用相结合；④胰岛素的注射部位应避开运动肌群，以免加快该部位的胰岛素吸收，诱发低血糖，一般选择腹部注射；⑤运动训练的时间应选择在餐后1~2小时；⑥运动训练过程要准备好糖或其他食物，以防止低血糖。

原发性高血压

一、概述

1. 定义

原发性高血压是一种以血压升高为主要临床表现，伴或不伴有多种心血管危险因素的综合征，是多种心脑血管疾病的重要病因和危险因素。可以影响心、脑、肾等重要器官的结构和功能，并最终导致这些器官功能衰竭，是引起心血管病死亡的主要原因之一。

高血压康复是指综合采用主动积极的身体、心理行为和社会活动的训练与再训练，帮助患者控制血压，缓解症状，改善心血管功能，在生理、心理、社会、职业和娱乐等方面达到理想状态。提高生活质量，同时强调积极干预高血压危险因素，减轻残疾和减少再次发作的危险。

2. 治疗原理

动力性运动数分钟之后，血压下降并明显低于安静水平，可持续1~3小时，甚至可持续至13小时。长期训练后（1~2周以上）患者安静血压也可下降，其机制主要为：

（1）调整自主神经功能。耐力锻炼或有氧训练可降低交感神经系统兴奋性，放松性训练可提高迷走神经系统张力，缓解小动脉痉挛。

（2）降低外周阻力。运动训练时活动肌肉的血管扩张，毛细血管的密度或数量增加，血液循环和代谢改善，外周阻力降低，从而有利于降低血压，特别是舒张压。多数情况下，一次运动后收缩压与舒张压均会低于安静时，尤以舒张压明显，长期训练后，安静时血压也降低。近年来对于舒张期高血压越来越重视。临床上药物治疗对于单纯舒张期高血压的作用不佳，而运动对舒张期高血压则有良好的改善作用。

（3）降低血容量。运动锻炼可提高尿钠排泄，相对降低血容量，从而降低过高的血压。

（4）内分泌调整。运动训练时血浆前列腺素 E 和心房利钠肽水平提高。促进钠从肾脏的排泄，抑制去甲肾上腺素在神经末梢的释放，从而参与血压的调节。训练造成血压下降之后，心钠素的含量则随之下降。运动时血浆胰岛素水平降低，有助于减少肾脏对钠的重吸收，从而减少血容量，帮助调整血压。

（5）血管运动中枢适应性改变。运动中一过性的血压增高有可能作用于大脑皮质和皮质下血管运动中枢，重新调定机体的血压调控水平，使运动后血压能够平衡在较低的水平。

（6）纠正高血压危险因素。运动与放松性训练均有助于改善患者的情绪，从而有利于减轻心血管应激水平。运动训练和饮食控制结合，可以有效地降低血液低密度脂蛋白的含量，增加高密度脂蛋白的含量，从而有利于对血管硬化过程的控制。综合性的康复措施也将从行为、饮食等诸方面减少高血压的诱发因素。

3. 临床应用

（1）适应证。1 级和 2 级高血压病以及部分病情稳定的 3 级高血压患者，对于目前血压属于正常高值者，也有助于预防高血压的发生，达到一级预防的目的。

（2）禁忌证：任何临床情况不稳定的均应属于禁忌证，包括急性高血压、重症高血压或高血压危象，病情不稳定的 3 级高血压病，合并其他严重并发症，如严重心律失常、心动过速、脑血管痉挛、心力衰竭、不稳定性心绞痛、出现明显降压药的副作用而未能控制、运动中血压过度增高（＞220/110mmHg）。继发性高血压应针对其原发病因治疗，一般不作为康复治疗的对象。

二、康复方案

1. 有氧训练

侧重于降低外周血管阻力，在方法上强调中小强度、较长时间、大肌群的动力性运动（低～中强度有氧训练）及各类放松性活动，包括气功、太极拳、放松疗法等。对轻症患者可以以运动治疗为主，对于 2 级以上的患者则应在降压药物的基础上进行运动疗法。适当的运动疗法可以减少药物用量，降低药物副作用，稳定血压。运动强度过大对患者无益，所以高血压患者不提倡高强度运动。

2. 循环抗阻运动

在一定范围内，中小强度的抗阻运动可产生良好的降压作用，且并不引起血压的过分升高。一般采用循环抗阻训练，即采用相当于最大一次收缩力 40% 的强度作为运动强度，作大肌群的抗阻收缩，每节在 10～30 秒内重复 8～15 次收缩，各节运动间休息 15～30 秒，0～15 节为一循环，每次训练 1～2 个循环，每周 3～5 次，8～12 周为一疗程。逐步适应后可按每周 5% 的增量逐渐增加运动量。

3. 太极拳

太极拳动作柔和，姿势放松，意念集中，强调动作的平衡和协调，有利于高血压患者放松和降压。一般可选择简化太极拳，或者选择个别动作（如云手、野马分鬃等）训练。不宜过分强调高难度和高强度。

4. 注意事项

①锻炼要持之以恒，如果停止锻炼，训练效果可以在 2 周内完全消失。②高血压合并冠心病时活动强度应偏小。③不要轻易撤除药物治疗，特别是高血压 2 级以上的患者。④运动时应该考虑药物对血管反应的影响。

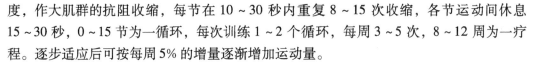 **脊髓损伤**

一、概述

脊髓是连接中枢神经和外周神经的通道，是把大脑的命令传递到人身体各个部分的关键环节。脊髓损伤通常是脊柱受到外力打击，导致脊椎骨折，引起脊髓受损。也可以是脊髓炎、脊髓肿瘤、脊髓血管病变等疾病的后果。

二、主要功能障碍

1. 瘫痪。胸和腰的损伤导致下肢瘫痪，颈的损伤可导致四肢瘫痪。
2. 感觉障碍。瘫痪肢体通常伴有相应的感觉障碍，甚至感觉丧失。
3. 大小便失禁。小便失禁十分常见，也常有排尿困难。大便通常便秘，也可失禁。
4. 疼痛。不少患者出现损伤部位以下的疼痛。
5. 肌肉痉挛。腰以上的脊髓损伤常常出现肌肉痉挛，影响肢体活动、护理，有时还可引起疼痛。
6. 压疮（褥疮）。是最常见的脊髓损伤并发症，可以导致感染和活动障碍。
7. 心理障碍。大多数患者都有不同程度的心理障碍，并因此加重病情。
8. 其它。感染、自主神经调节障碍、异位骨化、呼吸困难等。

三、康复治疗

1. 急性期

（1）康复目的。防止卧床并发症，对残存肌力或受损平面以上的肢体进行肌力和耐力训练，为以后的康复治疗创造条件。

（2）体位。①患者卧床时应保持肢体于功能位，以防止肌腱及关节挛缩；②四肢瘫痪者采用手功能位，夹板使腕、手保持于功能位。

（3）呼吸及排痰训练。脊髓损伤导致四肢瘫痪者，由于呼吸肌麻痹，易发生呼吸道感染。可训练患者进行腹式呼吸，加强咳嗽、咳痰能力。通过震动、叩击、辅助咳嗽技术和体位排痰等方法，预防肺部感染。

（4）体位变换。卧床者应定时变换体位，一般2小时翻身一次，以防压疮形成。

（5）关节被动活动。每日对截瘫肢体进行关节被动运动。治疗时动作应轻柔、缓慢，尽可能在各轴向生理活动范围内进行，以防止关节挛缩和畸形的发生。

（6）坐起训练。为了防止体位性低血压，一旦X线检查确定骨折已趋稳定或骨折充分内固定的患者应尽早（内固定术后1周左右）开始进行坐起训练。利用摇床逐步抬高床头角度，从30°开始，视患者耐受情况逐渐增加坐位时间，并注意观察患者有无不良反应，如头昏、眼花、心慌、无力、恶心等。当患者有不适时应立即放下。如无不良反应，可将患者床头每天升高5°~10°，维持时间逐步延长，一直到坐位90°，可坐30分钟而无不良反应。

（7）站立训练。患者可利用电动起立床进行站立训练。训练时应保持脊柱的稳定性，训练时可佩戴护具或胸腰椎矫形器。训练从倾斜20°开始，角度渐增，最终让患者处于90°直立位。训练时注意观察患者的反应，防止发生体位性低血压。如有不良反应发生，应及时降低起立床的角度。

2. 恢复期

（1）康复目的。进一步改善和加强患者残存功能，训练各种转移能力、姿势控制及平衡能力，尽可能使患者获得独立生活活动能力。

（2）物理治疗。目的是改善瘫痪肢体血液循环，减轻肢体水肿和炎症反应，延缓肌肉萎缩，改善神经功能。包括蜡疗、功能性电刺激、超短波和光疗等。

（3）肌力训练。①肌力训练的目标是使肌力达到3级以上，可根据患者残存肌力的情况采用辅助运动、主动运动或抗阻运动；②完全性脊髓损伤患者肌力训练的重点是肩和肩胛带的肌肉，特别是背阔肌、内收肌、上肢肌肉和腹肌等；不完全脊髓损伤者也要训练好残存肌力；③脊髓损伤患者为了应用轮椅、拐杖或助行器，在卧位、坐位时均要做好肩胛带肌肉的肌力训练，尤其是上肢支撑力、肱三头肌和肱二头肌的训练和握力训练，对增强患者的移动能力和独立日常生活的能力起着关键的作用。

（4）垫上运动训练。垫上运动主要为躯干和四肢灵活性的训练、力量训练和功能性动作的训练。①翻身训练：翻身训练的目的是改善床上活动度，达到独立翻身活动，以利减压。包括从仰卧到俯卧、从俯卧到仰卧的翻身训练；②牵伸训练：牵伸训练的目的是缓解肌痉挛、防止肌肉挛缩。牵伸训练主要牵伸腘绳肌、内收肌和跟腱。牵伸腘绳肌是为了使患者直腿抬高大于90°，以实现独立长坐位。牵伸内收肌是为了避免患者内收肌痉挛造成会阴部清洁困难。牵伸跟腱是为了防止跟腱挛缩。以利于站立和步行训练；③垫上支撑：指双手支撑使臀部充分抬起。有效的支撑动作取决于支撑手的力量、位置和平衡能力；④垫上移动：包括侧方支撑移动、前方支撑移动和瘫痪肢体的移动。

（5）坐位训练。坐位可分为长坐位（膝关节伸展）和端坐位（膝关节屈曲90°）。进行坐位训练前患者的躯干需要有一定的肌力和控制能力，双下肢各关节活动范围，尤其是双髋关节活动范围接近正常。坐位训练包括坐位静态平衡训练和躯干向前、后、左、右侧旋转时的动态平衡训练。

（6）转移训练。转移训练包括辅助转移训练和独立转移训练。辅助转移有三人帮助、二人帮助和一人帮助几种辅助方式。独立转移训练是由患者独立完成转移动作。转移训练包括床与轮椅之间的转移训练、轮椅与坐便器之间的转移训练、轮椅与汽车之间的转移训练以及轮椅与地之间的转移训练。

（7）轮椅训练。伤后 2～3 个月的患者若脊柱稳定性良好，坐位训练已完成，能独立坐 15 分钟以上，则可开始进行轮椅训练。轮椅训练分为轮椅上的平衡训练和轮椅操作训练。轮椅操作训练包括向前驱动、向后驱动、左右转训练、前轮翘起行走及旋转训练、上下斜坡和跨越障碍的训练等。

（8）步行训练。站立和步行可以防止下肢关节挛缩、减少骨质疏松，促进血液循环。因此只要有可能，患者应尽早开始进行站立和步行训练。训练目标是：①治疗性步行：T6～T12 损伤的患者，需佩戴带骨盆托的髋膝踝足矫形器，借助双腋拄拐短暂步行；②家庭性步行：L1～L3 损伤，可在室内行走，但行走距离不能达到 900m；③社区步行：L4 以下损伤，可穿戴踝足矫形器，能上下楼梯，能独立进行日常生活活动，能连续行走 900m 以上。步行训练分为平行杠内步行训练和拐杖步行训练。先在平行杠内训练站立和步行，包括摆至步、摆过步和四点步，逐步过渡到平衡训练和持双拐行走训练。

（9）日常生活活动能力的训练。对于脊髓损伤的患者而言，生活自理应包括床上活动、穿脱衣服、洗漱梳头、进食、淋浴、大小便、阅读、书写、使用电话、使用普通轮椅、穿脱矫形器具等。脊髓损伤的水平对患者日后生活自理能力有重要的影响。C7 是关键水平，损伤在 C7 患者基本上能自理；C7 以下完全能自理；C5 和 C6 能部分自理，C4 为完全不能自理。

（10）矫形器的应用。佩戴适当的下肢矫形器对于截瘫患者重获站立及行走功能极为重要。通常上胸段脊髓平面损伤，可使用 RGO 或 ARGO；下胸段脊髓平面损伤，出现腰腹肌受损，需佩戴带骨盆托的髋膝踝足矫形器（HKAFO）；腰脊髓平面损伤引起膝和踝关节不稳，但腰肌和腹肌功能存在，可使用膝踝足矫形器（KAFo）。

（11）心理治疗。脊髓损伤患者一般要经历休克期、否认期、抑郁或焦虑反应期和依赖期几个不同的心理过程。心理治疗师要根据患者的心理变化规律，进行有针对性的心理康复治疗，以确保患者能顺利度过心理危机期。

第七章

骨内科常见疾病的中医治疗

第一节　骨质疏松

　　骨质疏松当属祖国医学"骨痿"的范畴，骨痿一名首见于《黄帝内经》，属"痿证"中五体痿（皮痿、脉痿、筋痿、肉痿、骨痿）之一。《素问》曰"肾主身之骨髓……肾气热则腰脊不举，骨枯而髓减，发为骨痿……肾者水脏也，今水不胜火，则骨枯髓虚，故足不任身，发为骨痿。"

　　"骨痿"不仅指骨质疏松，还包括现代医学中其他代谢性骨病，包括佝偻病、骨软化症等出现的骨骼畸形改变，甲状旁腺功能亢进等出现的骨骼疼痛等。

（一）病因病机

1. 肾精亏虚

　　中医理论认为骨质疏松的发生、发展与肾精亏损密切相关。肾藏精，主骨生髓，为先天之本。历代医家多从肾与骨的关系出发，认为肾精亏损是骨质疏松症的发病关键。《中西汇通医经精义》明确提出："肾藏精，精生髓，髓生骨，故骨者肾之所合也，髓者，肾精所生，精足则髓足，髓在骨内，髓足则骨强。"反映了肾–精–髓–骨之间存在的密切联系，肾精充足则骨髓生化有源，骨骼得到骨髓的滋养则坚固有力，若肾精亏损则骨髓失养而致骨质脆弱无力，容易出现驼背、脆性骨折、骨痛、身高变矮、腰膝酸软等症状。《内经》认为"骨者，髓之府""腰者，肾之府""肾主骨""肾主骨髓"，说明骨质疏松症病位在肾。《千金要方·骨极》曰："骨极者，主肾也，肾应骨，骨与肾合……若肾病则骨极，牙齿苦痛，手足疼疼，不能久立，屈伸不利。"《素问·痿论》云："肾气热则腰脊不举，骨枯而髓减，发为骨痿""肾者水脏也，今水不胜火，则骨枯而髓虚，故足不任身，发为骨痿。"《素问·长刺节论》云："病在骨，骨重不可举……

名曰骨痹。"烦劳恐惧,长期体劳,心劳或房劳过度,形神过耗,损及五脏,累伤于肾,发为骨痿;或恐惧不解,精气下泄,伤及肾气,发为骨痿。《医家四要·病机约论》曰:"曲运神机则劳心,尽心谋虑则劳肝,意外过思则劳脾,遇事而忧则劳肺,色欲过度则劳肾……五脏俱损,精血难生,筋骨岂能不败。《灵枢·本神》曰:"恐惧而不解则伤精,精伤则骨酸痿厥"。如此看来,无论骨痿、骨痹还是骨极,均以肾精亏损为发病关键。

2. 脾胃虚弱

脾主运化,是气血津液生化之源,为后天之本。《证治汇补》曰:"气虚痿者,因饥饿劳倦,胃气一虚,肺气先绝,百骸溪谷,皆失所养,故筋弛纵,骨节空虚。"《素问·痿论》中说:"脾主身之肌肉",肌肉丰满壮实,乃骨骼强壮的重要保证。《儒门事亲·指风痹痿厥近世差元说》:"胃为水谷之海,人之四季,以胃气为本。本固则精化,精化则髓充,髓充则足能履也。"强调了胃气的重要性,胃气为本。脾胃功能正常,肾之精气得以充盈,则发挥生髓壮骨之功效。脾胃虚弱,运化乏力,先天之精无以充养,势必精亏髓空而百骸痿废。因而骨质疏松症的发生与脾胃虚弱关系密切,脾胃虚弱是骨质疏松症发病的重要病机。

3. 肝血亏虚

中医基础理论认为肝主藏血,为血海,主筋,主疏泄,濡养各脏腑组织器官,调节人体各种机能活动。"肝肾同源""精血同源",肝藏血,肾藏精,肾的精气有赖于肝血的滋养。若肝失调达,肝气郁滞,耗伤阴血,肝血不足,则可导致肾精亏损,使骨髓失养,肢体不用。肝主身之筋膜,筋病及骨,肝血亏虚则骨失所养,导致骨质疏松症。清代叶天士提出"女子以肝为先天"之说,可见肝在女性衰老中的地位尤显突出。女性一生经、孕、产、乳,数伤于血,故易肝血亏虚。且绝经后女性多有情志不遂,肝郁而化火,易灼伤肝阴而致肝血不足。调查表明,绝经期早的妇女骨密度比正常同龄妇女骨密度低,60岁以后,66%绝经期早的妇女骨密度低于骨折阈值,而正常妇女60岁以后只有18%低于骨折阈值。《临证指南医案》邹滋九按所言:"夫痿证之旨,盖肝主筋,肝伤则四肢不为人用,而筋骨拘挛。"说明痿证与肝密切相关。因此,肝血亏虚是女子骨质疏松症的重要因素。

4. 瘀血阻络

血的运行必须依赖气的推动,气旺则血行,气虚则血瘀。骨质疏松症的血瘀是在肾气虚和脾气虚基础上产生的病理产物。王清任《医林改错》指出:"元气既虚,必不能达于血管,血管无气,必停留而瘀。"血液的运行有赖于元气的推动,元气为肾精所化,肾精不足,无源化气,血行无力,必致血瘀。脾主气,脾虚则气的生化乏源而致气虚,气虚不足以推血,则血必有瘀。瘀血阻络也是骨质疏松症的加重因素。《读医随笔》有云:"经络之中,必有推荡不尽之瘀血,若不祛除,新生之血不能流通,元气终不能复,甚有传为劳损者。"瘀血不去,新血不生,脏腑经络失养,不仅在局部产生疼痛症状,而且骨骼失去营养来源,发生骨质疏松。研究发现,雌激素水平下降,患者的血液流变学出现黏、浓、凝聚状态,血浆内皮素水平明显上升,而雌激素水平和Ⅰ型原发性骨质疏松症的发生关系密切。血瘀造成机体微循环障碍,不利于细胞进行物质交换,导致钙吸收不良,骨形成抑制,引发骨质疏松。

（二）鉴别诊断

骨痹：两者都以骨骼为主要病变部位，均可见肢体沉重或骨骼畸形。但骨痹以关节疼痛、肿胀为主，久则关节强直、变形。骨痿很少见关节疼痛、肿胀，以腰脊不举、下肢痿弱、行走困难、肌肉松弛或萎缩为主。临床两者可以相兼为病，如骨痹日久，可致骨痿；骨痿遇损伤及外邪，可成骨痹。其临床鉴别关键在于区分是关节肿痛为主，还是腰脊及下肢痿弱为主。

（三）治疗

1. 临床辨证分型

（1）肾精亏虚

①肾阳虚证：腰背冷痛、筋骨痿软不能伸举，行走困难，或骨骼发育迟缓、畸形，畏寒怕冷、四肢发凉、身体发沉，舌红苔少，脉沉细。

治法：益肾填精，强精壮骨。

方药：右归丸加减。药物组成：附子、肉桂、鹿角胶、熟地黄、山茱萸、枸杞子、山药、杜仲、菟丝子、当归等药物，若病情日久，酌情加活血化瘀药物。

②肾阴虚证：腰膝酸软，两腿无力，眩晕耳鸣，失眠多梦；男子阳强易举或阳痿、遗精，妇女经少经闭或见崩漏，形体消瘦，潮热盗汗，五心烦热，咽干颧红；少年白发，梦呓磨牙，尿频，溲黄便干，舌红少津，脉细数。

治法：滋补肾阴。

方药：左归丸加减。药物组成：熟地黄、山药、山茱萸、枸杞、川牛膝、菟丝子、龟胶、鹿角胶。

（2）脾胃虚弱

脾胃虚弱的常见临床表现：病程较长，泄泻时轻时重、或时发时止，大便稀溏，色淡无臭味，夹有不消化食物残渣，食后易泻，吃多后见腹胀、大便多，平素食欲不振，面色萎黄，神疲倦怠，形体瘦弱，舌质淡，苔薄白，脉虚无力。

治法：健脾益胃。

方药：归脾丸加减。药物组成：党参、龙眼肉、黄芪、白术、当归、茯神、远志，饮食不佳、胃脘不适者，加焦三仙等。

（3）肝血亏虚

以筋脉、爪甲、两目、肌肤等失血濡养而见肢体麻木，关节拘急不利，手足震颤；爪甲干枯脆薄；视物模糊、眼花、视力减退，甚至雀盲，眩晕耳鸣；面、舌色淡，苔白、脉细等血虚症状。兼有虚烦多梦，易惊善恐，月经不调等症。

治法：滋补肝肾。

方药：补肝汤加减。方药组成：生地、当归、川芎、白芍、酸枣仁、川芎、木瓜、炙甘草等。

（4）瘀血阻络

瘀血阻络常见症状复杂多变，常见腰椎、颈椎、骨关节部位的疼痛、肿块、出血及相应体征。①疼痛：疼痛是瘀血常见的症状，特点是刺痛、固定不移、拒按、经久不愈。②肿块：外伤出血，可于伤处见青紫色肿块或触到肿块。体内脏腑组织发生瘀血，也多可在患处触到坚硬的肿块。③出血：出血也是瘀血常见的症状，特点是血色多紫暗，常夹有血块。④体征：舌色紫暗或有瘀点，脉涩，面色黧黑，肌肤甲错，蜘蛛痣、表浅静脉怒张，或有瘀斑。

治法：活血化瘀止痛。

方药：身痛逐瘀汤加减。方药组成：秦艽、川芎、桃仁、红花、羌活、没药、当归、五灵脂、香附、牛膝、地龙。

2. 常用中成药临床辨证

（1）骨疏康颗粒

药物组成：淫羊藿、熟地黄、骨碎补、木耳、黄瓜籽、黄芪。

功效：补肾益气，活血壮骨。

主治：肾虚兼气血不足所致的原发性骨质疏松症，症见腰背疼痛、腰膝酸软、下肢痿弱、步履艰难，神疲、目眩，舌质偏红或淡，脉平或濡细。

用法：口服，一次4粒，一日2次，或遵医嘱。

（2）仙灵骨葆胶囊

药物组成：淫羊藿、续断、丹参、知母、补骨脂。

功效：滋补肝肾，活血通络，强筋壮骨。

用法：口服，一次3粒，一日2次，4～6周为一个疗程。

（3）金天格胶囊

药物成分：人工虎骨虎粉。

功效：具有健骨、强骨作用。

主治：用于腰背疼痛、腰膝酸软、下肢萎软、步履艰难等症状的改善。

用法：口服，一次3粒，一日3次，一个疗程为3个月。

（4）骨松宝胶囊

药物组成：淫羊藿、续断、知母、熟地黄、三棱、莪术、川芎、赤芍、牡蛎。

功效：补肾活血，强筋壮骨。

主治：主要用于骨质疏松引起的骨折、骨痛及预防更年期骨质疏松症。

用法：口服，一次2粒，一日3次。

（5）六味地黄丸

药物组成：熟地黄、山茱萸、牡丹皮、山药、茯苓、泽泻。

功效：滋阴补肾。

主治：用于肾阴亏损、头晕、耳鸣、腰膝酸软、骨蒸潮热、盗汗遗精。

用法：口服，一次10丸，一日2～3次。

（6）金匮肾气丸

药物组成：地黄、茯苓、山药、山茱萸、牡丹皮、泽泻、桂枝、牛膝、车前子、附子。

功效：温补肾阳，化气行水。

主治：用于肾虚水肿，腰膝酸软，小便不利，畏寒肢冷。

用法：口服，水丸一次 20 粒左右，大蜜丸一次 1 丸，一日 2 次。

（7）强骨胶囊

药物成分：骨碎补总黄酮。

功效：补肾强骨止痛。

主治：老年骨质疏松、肾气不足导致的腰背痛，促进骨质疏松引起骨折的愈合，伴畏寒肢冷及下肢抽筋等。

用法：口服，一次 1 粒，一日 3 次，3 个月为 1 个疗程。

3. 中药外用

中药外用是一种古老的给药方式，清代名医徐灵胎曾谓"用膏贴之，闭塞其气，使药性从毛孔而入其腠理，通经贯络，或提而出之，或攻而散之，较之服药尤有力，此至妙之法也"。即利用中药的有效分子，在药引的引导下，透皮、透肉、透骨，直接针对病患深处，一方面，缓解疼痛；另一方面，药物通过活血化瘀，改善骨代谢，有利于骨形成。

常用中药：丹参、当归、赤芍、川芎、红花、蒲黄等活血祛瘀药；乳香、没药、延胡索等祛瘀止痛药。还有独活、灵仙、秦艽、络石藤、海风藤、穿山龙、川草乌、桑寄生、千年健、五加皮、蕲蛇等祛风寒湿类药物。做成盐袋、药酒、药油及贴剂，利用熏蒸、外敷、超声导入等手法使药物进入体内发挥作用。

4. 非药物治法

（1）针刺疗法

大量临床研究证实针灸可提高男性血中睾酮含量，降低血中雌二醇含量，提高女性血中雌二醇含量，促进骨形成，抑制骨吸收，防止骨丢失，增加骨质疏松患者骨密度，同时针灸可以提高机体抵抗力和免疫功能，促使机体内环境趋于平衡稳定。

针刺多用补法，取穴：肝俞、肾俞、脾俞、气穴、人迎、足三里、阳陵泉、行间等，可加电针，10 次为 1 个疗程。

（2）艾灸疗法

近来有关研究表明，艾灸中脘、脾俞、肝俞、肾俞、关元、命门及足三里等相关穴位，可以防治肝气不足、肝肾阴虚、肾阳虚，充实肾精肾气，从而达到预防骨质疏松的作用，临床实践证明，运用综合疗法治疗该病，效果较单纯疗法好。

灸法分直接灸和隔物灸，物包括盐、药饼。药物主要有补气、活血、通络及补肾药物，加盐引药归经，因为骨质疏松主要脏腑在肾。

（3）刮痧、拔罐

运用强刺激手法作用于经络、穴位，使局部皮肤发红充血，从而起到祛瘀活血、行气止痛、健脾和胃、舒筋通络、强健筋骨等作用而治疗骨质疏松。

5. 饮食及运动调理

饮食：我国绝大多数人食谱中钙含量较低，平均每人每日摄入量比国际推荐量少了600～800 毫克，建议每天最好饮用 500 毫升以上的鲜牛奶。补钙的同时应注意补充维生素 D，最好多晒太阳，适量运动。还要注意多吃富含维生素 C 的食物、新鲜蔬菜和水果，促进钙的吸收，帮助骨质基质的形成。《黄帝内经·素问》说"五谷为养、五果为助、五畜为益、五菜为充，气味合而服之，以补益精气"；《灵枢》说"谷入气满，淖泽注于骨，骨属屈伸、泄泽、补益脑髓、皮肤润泽"，都是有一定道理的。当然，根据临床防治状况，患者也需在中医师的指导下选用适当的中成药，如六味地黄丸、金匮肾气丸等补肾壮骨药服用一段时期，以避免骨质疏松继续发展。

运动：运用传统的体育运动方式进行锻炼，以活动筋骨，调节气息，静心宁神来畅达经络，疏通气血，和调脏腑，达到增强体质、益寿延年的目的。勤练中医经典的五禽戏、八段锦、太极拳、易筋经等调和阴阳、脏腑的运动。这些养生方法在理论上各有侧重，动作上自成体系，各有特色，都有自己完整的套路。这些功法，可以全面、系统地锻炼身体。且动作柔和、不易造成损伤、无需器材，老少皆宜。

第二节　骨关节炎

骨关节炎相当于中医的骨关节痹证，是指人体正虚，风寒湿邪杂至，闭阻骨节、经脉，出现以骨关节疼痛、重着、肿胀、屈伸不利，甚至畸形、废用为主要表现的一类疾病。"痹"之名首见《内经》。《素问·痹论篇》曰"风寒湿三气杂至，合而为痹也。"《素问·长刺节论篇》曰："病在骨，骨重不可举，骨髓酸痛，寒气至，名曰骨痹。"《素问·逆调论篇》曰："骨痹，是人当挛节也。"汉代张仲景《金匮要略》称之谓"历节病"，列"中风历节病脉证并治"篇进一步阐述了其病因病机，提出诸多有效方剂。因受以上观点影响，后世医家讨论骨关节痹证或包括在"痹"证（症，病）、"风湿""身痛"门中，或单列为"历节""白虎历节病""骨节痛"等。

根据骨关节痹证的病因病机和临床表现，痹证大体包括了现代医学的多种非化脓性关节炎，除上述的几种疾病外，尚有风湿性关节炎、痛风性关节炎、创伤性关节炎等。

（一）病因病机

"痹"是闭阻不通的意思。风寒湿之邪乘虚袭入人体骨节，引起气血运行不畅，经络阻滞，或瘀血痰浊阻于骨节、经脉，皆可以发病。骨关节痹证的发生同其他痹证一样，与机体正气的盛衰及气候条件、生活环境有密切的关系。

1. 体虚为本

由于患者禀赋虚弱，或年老、大病后、产后精气不足，腠理空疏，骨节失密，故外邪易于入侵；既病之后又无力驱邪外出，邪困骨节、经脉，而成骨关节痹证。因此，体虚是本病重要的内在因素。阳虚者，被邪所伤，多从寒化，证为风寒湿痹；阴虚者，阳气相对处于偏盛状态，被邪所伤，多从热化，证为风湿热痹。痹者，多以肾虚为主。

2. 外邪入侵

风寒湿等邪通常是引起本病的外在因素。体质虚弱者，固然易于遭致外邪入侵；也有平时体质尚好，但因久居严寒之地，又缺乏必要的防寒措施；或野外，雪天露宿；或居处潮湿；或睡卧当风；或涉水冒寒、水中作业；或劳力、浴后、汗出入水、受风等。风寒湿邪杂合，闭阻骨节、经脉，而成骨关节痹证。

3. 瘀血痰浊

局部骨节因外力损伤，瘀血蓄积；或病久气血周流不畅而致血瘀痰凝。痰瘀可以互结，也可以与外邪相结合，闭阻骨节、经脉，而成骨关节痹证。

由于人体是一个有机整体，故骨关节痹证患者尚可见皮肉筋脉及全身症状，甚则可以内舍脏腑。

（二）辨证论治

1. 邪实证

（1）风寒湿痹

即骨关节痹证实证未见热象者，症见骨节疼痛、重着或肿胀，屈伸不利，局部不红不热，或有凉感，舌淡苔白，脉紧或迟。

治法：祛风散寒除湿，活血通络。

方药：通痹汤加减。若风胜，加羌活、防风、威灵仙；寒胜，加制川乌、制草乌、桂枝；湿胜，加草果、薏苡仁、木瓜；伴气虚，加黄芪、白术；阳虚，加淫羊藿、附子。

（2）风湿热痹

即骨关节痹证实证见热象者。症见骨节疼痛、重着或肿胀，屈伸不利，局部皮色红、有热感，甚则灼手，身热口渴，舌红苔黄，脉数。

治法：清热祛风除湿，活血通络。

方药：清痹汤加减。若发热口渴、咽痛，游走痛，加葛根、连翘、生甘草；阳明四证者，加生石膏、知母；下肢肿甚、苔黄腻者，加防己、木通；结节红斑者，加生地、丹皮；阳虚者，去青风藤，加干姜、肉桂等；寒热错杂者，加桂枝、防风等。

2. 正虚证

（1）气血亏虚

症见骨关节痹证日久，反复发作，或产后、年老患者，骨节酸痛，时轻时重，屈伸不便，稍劳遇寒则重，或见骨节畸形，伴面黄少华，心悸乏力，自汗畏风，肌肉瘦削或肢麻，舌淡嫩，苔白或无苔，脉弱。

治法：益气养血，蠲邪通络。

方药：黄芪桂枝青藤汤加减。若血虚明显者，加当归，或以四物汤为基础方；若有肝肾亏虚者，可用独活寄生汤加减；瘀血明显者，加丹参、鸡血藤。

（2）脾肾阳虚

症见骨关节痹证日久不愈，骨节疼痛，关节僵硬或畸形，冷感明显，骨重不举，筋肉萎缩，伴面白无华，肢寒体冷，腰膝酸软，纳少便溏，夜尿多或五更泻，舌淡白，脉沉弱。

治法：温阳健脾，益肾通脉。

方药：真武汤加味。若脾气虚者，去生姜加黄芪、党参；肾阳虚者，加桂枝、干姜；痹痛甚者，可配合痹苦乃停片或小金丹。

（3）肝肾阴虚

症见骨关节痹证日久不愈，骨节疼痛，筋脉拘急，屈伸不利，不耐疲劳，甚则骨节畸形，伴烦躁，盗汗，头晕，耳鸣，面部时有烘热，或持续低热，五心烦热，关节热痛，喜凉不耐凉，腰膝酸软，骨重不举，舌红少苔，脉弦细数。

治法：滋补肝肾。

方药：六味地黄汤加减。若肝肾阴虚加当归、白芍、石斛、木瓜、桑寄生、制首乌、怀牛膝等。若气阴两虚，加黄芪、太子参、薏苡仁；若骨节畸形者，加穿山甲、地龙、蜈蚣；潮热盗汗者，加龟板、白薇、煅龙骨、煅牡蛎。

第三节　痛风性关节炎

痛风性关节炎属于中医学"痹证、痛风、历节"等范畴，《张氏医通》指出"痛风"一证，《灵枢》谓之贼风，《素问》谓之痹，《金匮要略·中风历节病脉证并治》记载："寸口脉沉而弱，沉即主骨，弱即主筋；沉即主肾，弱即为肝，汗出入水中，如水伤心，历节黄汗出，故名历节""盛人脉涩小，短气，自汗出，历节痛，不可屈伸，此皆饮酒汗出当风所致"。《外台秘要》谓其"热毒气从脏腑中出，攻于手足，则赤热肿痛也，人五脏六腑井荥输，皆出于手足指，故此毒从内而生，攻于手足也。"

（一）病因病机

1. 病因

（1）外因

主因风、寒、湿、热之邪侵袭人体，痹阻经络。

①风寒湿邪侵袭人体：居处或劳动环境寒冷潮湿，或涉水淋雨，或长期水下作业，或气候剧变等原因以致风寒湿邪侵袭人体而发病。

②风湿热邪侵袭人体：外感风热，与湿相并，导致风湿热合邪为患；或风寒湿邪侵袭人体，郁而化热，痹阻经络、关节而发病。

（2）内因

主因正气不足或劳倦过度。

①劳逸不当：劳倦过度，耗伤正气，或汗出当风，外邪乘虚而入，以致经络阻滞，气血运行不畅而成痹证。

②体质亏虚：《济生方》"皆因体虚，腠理空疏，受风寒湿气而成痹也"。素体虚弱，或病后等气血不足，腠理空虚，卫气不固，外邪乘虚而入。痹证日久不愈，血脉瘀阻，津聚痰凝。由经络及脏腑，导致脏腑痹。

2. 病机

本病主要病机为外邪阻滞经络，气血运行不畅，以致关节、肌肉疼痛、麻木、重着、屈伸不利而形成痹证，由于感受外邪的性质不同，或有偏胜，临床表现亦不同，风邪偏胜者为行痹，风邪善行而数变，故关节疼痛，游走不定；寒邪偏胜者为痛痹，寒主收引，其性凝滞，故关节疼痛有定位；湿邪偏胜者为着痹，湿性重着黏腻，故关节肌肉麻木、重着、肿胀；热偏胜者为热痹，经络蓄热，故见关节红肿灼热，痛不可近。痹证初起属实证，久则正虚邪实，虚实夹杂。痹证容易出现下述三种病理变化。一是痹证日久不愈，气血津液运行不畅，血脉瘀阻，津液凝聚，以致瘀血痰浊痹阻经络，出现关节肿大，关节周围瘀斑、结节，屈伸不利等证。二是病久气血耗伤，呈现气血双亏或肝肾亏损的证候。三是痹证不愈，由经络及脏腑，出现脏腑痹。

（二）鉴别诊断

1. 三痹（行痹、痛痹、着痹）

为大关节游走性红肿热痛，无痛风石，抗"O"升高，而血尿酸不高，病愈后关节不遗留强直变形。

2. 尪痹

多见于青年女性，虽好发于小关节，但非突起，表现为游走性对称性多关节肿痛，常有晨僵，类风湿因子阳性，血尿酸不高。

3. 热痹

无拇趾、跖趾关节起病的特点，无痛风石，血尿酸、尿尿酸不高，关节液内含大量白细胞，培养可查出致病菌。

（三）辨证论治

1. 湿热阻痹

下肢小关节卒然红肿热痛、拒按，触之局部灼热，得凉则舒，伴发热口渴，心烦不安，溲黄，舌红苔黄腻，脉滑数。

治法：清热化湿、宣痹止痛。

方药：白虎加桂枝汤加薏苡仁、防己、黄柏、牛膝等。

2. 瘀热内郁

关节红肿刺痛，局部肿胀变形，屈伸不利，肌肤色紫暗，按之稍硬，病灶周围或有"块瘰"硬结，舌质紫暗或有瘀斑，苔薄黄，脉细涩或沉弦。

治法：清热化瘀通络。

方药：凉血四物汤加减。

3. 痰湿阻滞

关节肿胀，甚则关节周围漫肿，局部酸麻疼痛，或见"块瘰"硬结不红，伴有目眩，面浮足肿，胸脘痞闷，舌胖质暗，苔白腻，脉缓或弦滑。

治法：化痰除湿，舒筋通络。

方药：六君子汤加味。

4. 肝肾阴虚

病久屡发，关节痛如被杖，局部关节变形，昼轻夜重，肌肤麻木不仁，步履艰难，筋脉拘急，屈伸不利，头晕耳鸣，颧红口干，舌红少苔，脉弦细或细数。

治法：滋补肝肾，舒筋通络。

方药：杞菊地黄丸加减。

5. 风湿热痹

关节红肿热痛，痛不可触，得冷则舒，病势较急，伴发热，口渴，烦躁不安，汗出不解，舌红，苔黄，脉滑数。

治法：清热通络，祛风胜湿。

方药：白虎加桂枝汤化裁。方中生石膏、知母、甘草、粳米清热除烦；桂枝疏风通络。若发热，口渴、苔黄、脉数者可加银花、连翘、黄柏各 10～15g 以清热解毒；关节肿大者可加桑枝 30g，姜黄、威灵仙各 10～15g 活血通络，祛风除湿；关节周围出现红斑者，可加丹皮、生地、赤芍各 10～15g，凉血解毒；邪热伤阴出现低热、口干、五心烦热者，酌加青蒿、秦艽、功劳叶各 10～20g，以养阴清热，疏通经络。

6. 痰瘀痹阻

痹证日久不愈，反复发作，关节疼痛时轻时重，关节肿大，甚至强直畸形、屈伸不利，皮下结节，舌淡体胖或舌有瘀斑，舌苔白腻，脉细涩。

治法：化痰祛瘀，搜风通络。

方药：桃红饮加味。方中桃仁、红花活血化瘀；当归尾、川芎养血活血；威灵仙通行十二经络，可导可宣，驱风化湿。若有皮下结节者加白芥子 10～20g、僵蚕 5～10g，以祛痰散结；痰瘀久留者加用虫类药，如乌梢蛇 5～10g、全蝎 3～5g，以祛瘀搜风。

7. 肝肾亏损

久痹不愈，反复发作，或呈游走性疼痛，或酸楚重着，甚则关节变形，活动不利，痹着不仁，腰脊酸痛，神疲乏力，气短自汗，面色无华，舌淡，脉细或细弱。

方药：独活寄生汤加味。方中熟地黄、杜仲、牛膝、桑寄生补益肝肾，强壮筋骨；人参、茯苓、甘草补气健脾；当归、川芎、芍药养血和营；独活、防风、秦艽、细辛、桂枝祛风散寒，除湿蠲痹。

若腰膝酸软无力甚者，可加黄芪 30g、川续断 15g 益气补肾；关节冷痛明显者可加附子 5～10g、肉桂 3～6g 温阳散寒；肌肤不仁者加用鸡血藤 30g、络石藤 20g 养血通络。

8. 其他治疗

（1）雷公藤根去皮 15g、生甘草 5g，煎水服用，每日 1 剂，14 天为 1 疗程，适用于风寒湿痹。

（2）豨莶草、臭梧桐各 15g，煎水服用，每日 1 剂，14 天为 1 疗程，适用于风热湿痹。

预防本病的发作，首先要节制饮食，避免大量进食高嘌呤食物，如动物的内脏、沙丁鱼、豆类及发酵食物等。严格戒酒，防止过胖。避免过度劳累、紧张、受寒、关节损伤等诱发因素。要多饮水以助尿酸排出。不宜使用抑制尿酸排出的药物。对患者的家族进行普查，及早发现无症状的高尿酸血症者，定期复查，如血尿酸高达 420μmol/L 以上时应使用促进尿酸排出，或抑制尿酸生成的药物，以使血尿酸恢复正常而防止本病的发生。

第四节　强直性脊柱炎

强直性脊柱炎，由于一般先侵犯骶髂关节，并重点累及脊柱，最终导致脊柱骨性强直，故目前国内外多称之为强直性脊柱炎。祖国医学无此病名，据其脊柱强直、驼背畸形，以及关节肿大、变形、僵硬、强直、骨质受损等临床症状可归属于"驼背""背偻""大偻""骨痹""肾痹""历节风""龟背""竹节风""顽痹""腰腿痛""痰痹""痿痹""痹证"

等范畴。如《灵枢·寒热病》："骨痹，举节不用而痛。"《素问·痹论》："肾痹者，善胀，尻以代踵，脊以代头。"这与强直性脊柱炎出现的脊柱强直、行动不便、驼背畸形等临床表现颇为相似。为了科研等方便，《中华人民共和国中医药行业标准——中医病证诊断疗效标准》于 1999 年正式提出：强直性脊柱炎相关的中医病名为"大偻"。"大偻"首见于《黄帝内经》。《素问·生气通天论篇》曰："阳气者，精则养神，柔则养筋，开阖不得，寒气从之，乃生大偻。""大"具有两层含义，一为脊柱乃人体最大的支柱，二为病情深重之意，"偻"乃弯曲之意，指脊柱生理曲度消失、强直、活动受限，综上所述"大偻"指病情深重，脊柱弯曲或僵直的疾病，因此用"大偻"来命名强直性脊柱炎是比较准确的。

（一）病因病机

中医学者多认为强直性脊柱炎是由于先天禀赋不足、后天失养，导致肾虚督空、筋脉失养，加之感受外邪而发病。亦有医家认为，其病情发展机理为虚、邪、痰、瘀、寒、热相互搏结，邪正交争，虚因邪生，虚实痰瘀并见，相互为患，形成恶性循环。正气不足，使人体易感受六淫之邪，形成瘀血痰浊，而使强直性脊柱炎发病；反之外感六淫之邪及瘀血痰浊又可伤及正气，正气更虚，彼此互相影响，加重病情，难以根除。主要病机是风、寒、湿、热之六淫邪气侵犯人体，留注关节，闭阻经络，气血运行不畅。临床分型如吴鞠通所说"大抵不外寒热两端，虚实异治"，按寒热大体可分为风寒湿痹和热痹两大类。强直性脊柱炎病程日久，可见龟背畸形，关节肿大，屈伸不利，气血阴阳耗损，又易复感外邪，使病情加重。

总而言之，强直性脊柱炎的发病是内因与外因相互作用的结果，如《杂病源流犀烛·腰脐病源流》云："腰痛，精气虚而邪客病也……肾虚本也，风寒湿热痰饮，气滞血瘀闪挫其标也"。六淫外感是致病的外在因素，或风寒合病，或寒湿杂病，或风湿相兼，或湿热相合，使气血运行不畅而发病。人体先天禀赋不足，阴阳各有偏盛偏衰，易被外邪所伤，是强直性脊柱炎发病的根本原因，也是发病的内在基础。病邪作用于人体产生瘀血痰浊，而瘀血痰浊也是强直性脊柱炎发病的病因之一，瘀血痰浊既阻滞气血经脉，又相互影响，相互作用，使瘀血痰浊互相交结，胶着于经络血脉和肌肤筋骨关节，顽固难愈，成为顽痹，迁延时日，久痹入络，经久不愈。

痹证日久，首先是风寒湿痹或热痹久病不愈，气血阻滞日久加重，瘀血痰浊阻痹经络，临床可表现为驼背畸形，关节肿大，屈伸不利，皮肤瘀斑或结节；其次是外邪入侵，日久不去，使气血伤耗加重，而造成不同程度的气血亏虚的证候，严重者甚至可以表现出阴阳俱损的证候；最后因其气血阴阳亏虚，卫外不足，又容易复感于邪。因病邪所伤及脏腑不同，又分为心痹、肺痹、脾痹、肝痹、肾痹之五脏痹。也可根据病邪所犯人体部分的不同，形成皮痹、肉痹、筋痹、脉痹、骨痹之五体痹。而且强直性脊柱炎还可以出现目翳、肠风、淋疾等。

（二）临床辨证论治

1. 肾督亏虚、寒湿痹阻证（多为强直性脊柱炎的早期阶段）

初起时多见游走性关节疼痛（以下肢关节常见），以后渐至腰骶、脊背疼痛，伴有腰背肢体酸楚重着，或晨起时腰背僵痛，活动不利，活动后痛减，阴雨天加剧。舌苔薄白或白腻，脉沉弦或濡缓。

治法：补肾益督，散寒通络。

方药：狗脊、山茱萸、川续断、巴戟天、仙灵脾、杜仲、蜈蚣、青风藤、伸筋草、穿山龙。

2. 肝肾阴虚、湿热痹阻证（多见于活动期）

腰背疼痛，晨起时强直不适、活动受限，患处肌肤触之发热，夜间腰背疼痛加重，翻身困难，或伴有低热，夜间肢体喜放被外，口苦，口渴不欲饮，便秘尿赤，舌红、苔黄腻，脉滑数。

治法：补益肝肾，清热解毒，化湿通络。

方药：知母、黄柏、怀牛膝、萆薢、木瓜、秦艽、土茯苓、忍冬藤、苦参、青风藤、穿山龙、半枝莲。

3. 肝肾亏虚、痰瘀痹阻证（多见于缓解期）

腰骶及脊背部疼痛，颈项脊背强直畸形、俯仰转侧不利，活动受限，胸闷如束，伴有头晕耳鸣，低热形羸或畏寒肢冷，面色晦暗，唇舌紫暗、苔白腻或黄腻，脉细涩或细滑。

治法：滋补肝肾，化痰祛瘀通络。

方药：狗脊、山茱萸、白芍、青风藤、白芥子、莪术、土贝母、蜈蚣、僵蚕、穿山甲。

（三）综合治疗

1. 中成药

肾虚督寒可选尪痹颗粒寒痹停片、金关片。肝肾亏虚可选壮腰健肾丸、益肾通督片。久郁化热可选正清风痛宁、二妙丸、五加皮酒。

2. 药物外治

（1）药袋热敷：羌活、独活、川芎、白芷、徐长卿、青木香、苏木、桂枝、当归、制乳香、制没药、细辛各等份，冰片少许。上药共研细末，与淘洗干净的细砂 2 份拌匀，装入布袋内，留置 0.5 ~ 1 小时，1 次/天，10 天为 1 个疗程。具有温经散寒，祛瘀止痛之功效。

（2）乌桂散（经验方）：药用制川乌、制草乌各 6g，桂枝 9g，细辛 5g，山茱萸 9g，干姜 9g，公丁香 9g，藿香 12g，白芷 12g，麝香 0.3g。上述各药共研粗末，用醋拌湿，敷于脐部，每次 6 ~ 10g，根据情况 2 ~ 3 天更换 1 次。适用于背部僵硬，疼痛剧烈，活动困难者。有祛风散寒，通络止痛之功效。

（3）温经通络膏（《中医伤科学讲义》）：药用乳香、没药、麻黄、马钱子各 250g。上药共为细末，饴糖调敷背部痛处，适用于寒湿伤筋，胸椎骨节酸困疼痛，筋脉不利者。

3. 长蛇灸法

强直性脊柱炎灸法多采用长蛇灸，也叫"铺灸"，是国家级名中医罗诗荣在国内独一继承和发扬创导的独特灸法，临床上多用于治疗虚寒性慢性疾病，如强直性脊柱炎、类风湿性关节炎、风湿性关节炎、支气管哮喘、增生性脊柱炎等。长蛇灸多在三伏天进行，以督脉大椎至腰俞穴为主要施术部位，敷以斑蝥粉、蒜泥，再铺以三角形长条艾炷，点燃艾炷头、身、尾3点施灸。铺灸具有穴面广、艾柱大、火力强、温通力强、取材便捷、操作简便、不良反应小等特点，治疗强直性脊柱炎等疑难杂症常能收到满意果。铺灸具有温补督脉、强化真元、调和阴阳、温通气血、消炎止痛、调节免疫功能和改善整体情况的功用，大部分患者铺灸后，关节肿痛逐渐消退，活动明显好转，得到国内外医务工作者的一致认同。长蛇灸治疗中烧灼疼痛使部分患者难以忍受，施灸后会出现水泡，稍有不慎即会感染。施用铺灸1次不能根治，需3个月后再次施治以巩固疗效。但需注意孕妇及年幼老弱者或阴虚火旺体质者，不适宜用本法治疗。

4. 针刺疗法

针刺对强直性脊柱炎进行个体化辨证施治有悠久历史，疗效显著，不良反应少。针刺治疗选穴以华佗夹脊穴、背俞穴、人中、大椎和命门为主，局部配取阿是穴。为获得更好的治疗效果，多采用针刺配合推拿、拔罐、火针、梅花针、穴位注射、埋线法、针挑疗法和中药等综合治疗，往往几个疗程就能较好地控制病情发展，收到满意效果，病轻者多能恢复正常。临床上有背部腧穴刺络拔罐放血治疗强直性脊柱炎的专题报道，收效满意，值得借鉴。

5. 中药熏蒸

中药熏蒸是中医传统疗法之一，通过热、药双重作用，促进全身血液循环，改善全身或局部代谢，调节神经、肌肉、器官的功能，促进炎性物质排泄，增强人体体液免疫和细胞免疫能力。选用以川乌、草乌、川芎、红花、牛膝等为主，有祛风除湿、活血通络、舒筋止痛功效的中药，进行熏蒸配合西药治疗强直性脊柱炎，可显著减轻疼痛，控制病情发展，避免不良反应发生，明显提高疗效。

6. 其他治疗

强直性脊柱炎的治疗目前还有运动疗法、物理疗法、砭石疗法、气功疗法、矿泉综合治疗、医用臭氧等方法的相关临床报道，且都能有较好的治疗效果，若能采用中西医综合治疗，则往往收效更佳。需要指出的是，早期的活动锻炼和药物治疗有利于减轻炎症、缓解症状和预防严重畸形的发生。

第五节　类风湿性关节炎

类风湿性关节炎属于中医的"痹证"大范畴，又名"历节风""顽痹""鹤膝风""骨槌风"等。"痹"之名首见《内经》，是由于风、寒、湿、热邪气闭阻经络，导致肢体筋骨、关节、肌肉等处发生疼痛、重着、酸楚、麻木，或关节屈伸不利、僵硬、肿大、变形等症状的一种疾病，轻者病在四肢、关节、肌肉，重者可舍于内脏。后世医家焦树德等人把"痹证"中已发生关节肿大、僵直、畸形、骨质改变、筋缩肉卷、肢体不能屈伸等症状者，统称为"尪痹"。结合现代医学，类风湿性关节炎发生关节变形者当属"尪痹"范畴更为准确。

（一）病因病机

1. 本虚

本病的发生与先天禀赋、机体正气、后天生活居住环境、饮食等有密切关系。其中先天禀赋不足、正气虚衰是本病发生的内在基础。例如隋代巢元方《诸病源候论》认为"血气虚则受风湿，而成此病"；《济生方·痹》曰："皆因体虚腠理空疏，受风寒湿气而成痹也"。本虚或因先天禀赋不足，或因年老体虚、大病、产后等大量耗伤正气，精气不足，腠理不固，骨节失密，故外邪易于入侵；既病之后又无力驱邪外出，邪困腠理、肌肉、经脉，最后至筋骨，而成骨关节痹证。因此，体虚是本病重要的内在因素。

2. 外邪入侵

尽管本病发生的内在因素为本虚，但并非本虚者必发病，其关键因素在于是否感受风寒湿等外邪。如《素问·痹论》云："风寒湿三气杂至，合而为痹"；《中藏经》亦云："痹者，风寒暑湿之气中于脏腑之为也"。又如朱丹溪所说："大率因血受热已自沸腾，其后或涉冷水，或立湿地，或扇取凉，或卧当风，寒凉外搏，热血得寒，污浊凝涩"，以致经络气血痹阻，不通则痛，发为痹证。可见风、寒、湿邪为最常见的入侵因素，它们乘虚侵袭肢体关节、肌肉，使经脉闭阻不通，而发痹病。正气受阻，气血运行不畅，不通则痛，即成痹证。若初因风、寒、湿邪痹于脉络，久则化热，或内有血热，或阴亏阳旺，再受外邪，痹阻脉络，致成热痹。由于痹证湿郁成痰，血凝成瘀，湿痰瘀血结积于内，遂成慢性风湿病。现代临床研究也证明该病发病或症状加重前多有明显的诱发因素，如长期居住于潮湿阴冷的环境、劳倦过度、因热贪凉、汗出当风、衣里湿冷，以及高温操作而汗出冷浴，或天气阴冷变化等原因，久之而酿成本病或使原有病情加重、复发。

（二）鉴别诊断

本病根据其典型的临床症状，诊断一般不难。结合 X 线检查、实验室检查等，对其辨病诊断有重要意义。但其应与下列疾病鉴别：

1. 与骨痿鉴别，见骨质疏松篇。
2. 其他痹病：骨关节痹证以骨节疼痛、重着、屈伸不利，或肿胀，甚则畸形为特征。而其他痹病的特征分别为：皮痹，皮肤麻木不仁，或顽厚硬化；肌痹，肌肉酸痛、不仁，甚则肌肉痿软废用；脉痹，患肢麻木疼痛，或无脉；筋痹，筋屈不伸，筋挛节痛，胁满易惊，或腰背强硬。

（三）辨证论治

因类风湿性关节炎病位主在筋骨，筋骨由肝肾所主，又因本病病程较长，久病伤及肝肾，故以肝肾亏虚的证型最为多见，而湿热痹阻、风寒湿痹、风湿热痹、寒湿痹阻是类风湿性关节炎发作期的主要证型，痰浊瘀血是类风湿性关节炎的主要病理因素。

骨关节痹证临床上主要分邪实证、正虚证、瘀血（痰浊）证。由于其为虚、邪、瘀三者共同为患，所以临证不可绝对化。一般说，邪实证者，多见于骨关节痹证初期，患者体质尚好，虚的征象不突出，其中又有风寒湿痹、风湿热痹之不同。风、寒，湿、热又各有各的临床特征，风胜者疼痛呈游走性，上身痛多见；寒胜者疼痛较剧，痛处固定，凉痛；湿胜者困痛，重着，肿胀，下肢尤甚；热胜者局部红肿热痛，或见全身热象。正虚证者，一般病程较长，或患者素体虚弱多病，临床以虚的征象为主，其中又有气血亏虚、脾肾阳虚、肝肾阴虚等。瘀血（痰浊）证，多见于局部有外伤史，或病久入络，其中又有瘀血留滞、痰瘀凝结等不同。

1. 风寒湿型

肢体关节疼痛，屈伸不利。冬春及阴雨天气易发作，局部皮色不变，触之不热，遇寒痛增，得热则减。风偏盛者，疼痛游走不定，或呈放射状，闪电样，涉及多个关节，以上肢多见，或有表证，苔薄白，脉浮缓。寒偏盛者，痛有定处，疼痛剧烈，局部欠温，得热则缓，苔薄白，脉弦紧；湿偏盛者，疼痛如坚如裹，重着不移，肿胀不适，或麻木不仁，以腰及下肢多见，苔白腻，脉濡。

治法：祛风通络，散寒除湿，活血养血。

方药：通痹汤加减。若风偏盛者，加防风、羌活、威灵仙；寒偏盛者，加制川乌、制草乌、桂枝、细辛；湿偏盛者，加薏苡仁、草果。此外，本证易兼见气虚、阳虚之象，患者往往对气候变化敏感，甚则局部肌肉萎缩、关节僵硬。气虚加黄芪、白术，阳虚加淫羊藿、仙茅。

2. 风湿热型

关节疼痛，叩之发热，甚则红肿热痛，痛不可触，得冷则舒，遇热则剧，屈伸不利。风热盛者，疼痛剧烈，兼见发热，口渴，汗出，咽喉肿痛，或皮肤红斑，皮下结节，疼痛涉及多个关节，舌红苔薄黄或黄燥，脉浮数。湿热盛者，兼见胸烦闷，身重，肿痛以下肢为多，苔黄腻，脉滑数。

治法：清热解毒，疏风除湿，活血通络。

方药；清痹汤加减。风热表证者，加连翘、葛根；气分热盛者，加生石膏、知母；热入营血者，加生地、丹皮、元参；湿热盛者，加防己、白花蛇舌草；阴虚内热者，加生地、白芍、知母。

临床所见，属寒属热并非为纯寒纯热，也有寒热错杂者，治疗时宜寒热并用。

3. 瘀血型

关节肿痛，痛如针刺、刀割样，固定不移，压痛明显，局部皮色紫暗，或顽痹不愈，或关节肿大变形，肌肤甲错，或舌紫暗有瘀斑，脉弦涩。

治法；活血化瘀，行气通络。

方药：化瘀通痹汤加减。偏寒者，加桂枝、制川乌、制草乌、细辛；偏热者，加败酱草、丹皮；气虚者，加黄芪；久痹骨节肿大变形者，加穿山甲、乌梢蛇、地龙、蜈蚣、土鳖虫、制马钱子。

4. 正虚型

痹病日久，必有正虚。临床多见肝肾亏虚、脾虚、气血虚。

（1）肝肾虚者：筋骨、关节疼痛、不能活动，关节肿大、痿软、畸形，伴头晕，耳鸣，目弦，倦怠乏力，毛发稀疏等。

治法：补肝肾，强筋骨，通经络。

方药：独活寄生汤加减。

（2）脾虚者：四肢关节疼痛，消瘦，肌弱无力，四肢怠惰，伴面色萎黄或㿠白，纳呆，便溏，舌淡苔白，脉沉细弱。

治法：健脾益气，养血通络。

方药：右归饮加减。

（3）气血虚者：肌肉关节酸痛无力，时轻时重，活动后加剧；或见关节变形，肌肉萎缩，伴面色少华，心悸气短，乏力，自汗，舌淡少苔，脉沉细无力。

治法：补益气血，活络祛邪。

方药：黄芪桂枝五物汤或三痹汤加减。

（四）中成药治疗

可选用风湿祛痛胶囊、痹祺胶囊、尪痹胶囊、痹苦乃停片、痹隆清安片、尪痹颗粒、益肾蠲痹丸、风湿寒痛片、雷公藤片、昆明山海棠片等。

第六节　消　渴　病

消渴病是由于先天禀赋不足，复因情志失调、饮食不节等原因导致的以阴虚燥热为基本病机，以多尿、多饮、多食、乏力、消瘦，或尿有甜味为典型临床表现的一种疾病。

消渴病是一种发病率高、病程长、并发症多，严重危害人类健康的疾病，近年来发病率更有增高的趋势。中医药在改善症状、防治并发症等方面均有较好的疗效。

在世界医学史中，中医学对本病的认识最早，且论述甚详。消渴之名，首见于《素问·奇病论》，根据病机及症状的不同，《内经》还有消瘅、膈消、肺消、消中等名称的记载。

《内经》认为五脏虚弱，过食肥甘，情志失调是引起消渴的原因，而内热是其主要病机。《金匮要略》立专篇讨论，并最早提出治疗方药。《诸病源候论·消渴候》论述其并发症说："其病变多发痈疽。"《外台秘要·消中消渴肾消方》引《古今录验》说："渴而饮水多，小便数，……甜者，皆是消渴病也。"又说："每发即小便至甜""焦枯消瘦"，对消渴的临床特点进行了明确的论述。刘河间对其并发症进行了进一步论述，《宣明论方·消渴总论》说：消渴一证"可变为雀目或内障"。《儒门事亲·三消论》说："夫消渴者，多变聋盲、疮癣、痤痱之类"，"或蒸热虚汗，肺痿劳嗽"。《证治准绳·消瘅》在前人论述的基础上，对三消的临床分类进行了规范，"渴而多饮为上消（《经》谓膈消），消谷善饥为中消（《经》谓消中），渴而便数有膏为下消（《经》谓肾消）"。明清之后，对消渴的治疗原则及方药有了更为广泛深入的研究。

本节之消渴病与西医学的糖尿病基本一致。西医学的尿崩症，因具有多尿、烦渴的临床特点，与消渴病有某些相似之处，可参考本节辨证论治。

（一）病因病机

1. 禀赋不足

早在春秋战国时代，即已认识到先天禀赋不足是引起消渴病的重要内在因素。《灵枢·五变》说："五脏皆柔弱者，善病消瘅"，其中尤以阴虚体质最易罹患。

2. 饮食失节

长期过食肥甘，醇酒厚味，辛辣香燥，损伤脾胃，致脾胃运化失职，积热内蕴，化燥伤津，消谷耗液，发为消渴。《素问·奇病论》说："此肥美之所发也，此人必数食甘美而多肥也，肥者令人内热，甘者令人中满，故其气上溢，转为消渴。"

3. 情志失调

长期过度的精神刺激，如郁怒伤肝，肝气郁结，或劳心竭虑，营谋强思等，以致郁久化火，火热内燔，消灼肺胃阴津而发为消渴。正如《临证指南医案·三消》说："心境愁郁，内火自燃，乃消症大病。"

4. 劳欲过度

房室不节，劳欲过度，肾精亏损，虚火内生，则火因水竭而益烈，水因火烈而益干，终致肾虚肺燥，胃热俱现，发为消渴。如《外台秘要·消中消渴肾消方》说："房劳过度，致令肾气虚耗，下焦生热，热则肾燥，肾燥则渴。"

消渴病的病机主要在于阴津亏损，燥热偏盛，而以阴虚为本，燥热为标，两者互为因果，阴愈虚则燥热愈盛，燥热愈盛则阴愈虚。消渴病变的脏腑主要在肺、胃、肾，尤以肾为关键。三脏之中，虽可有所偏重，但往往又互相影响。

肺主气，为水之上源，敷布津液。肺受燥热所伤，则津液不能敷布而直趋下行。随小便排出体外，故小便频数量多；肺不布津则口渴多饮。正如《医学纲目·消瘅门》说："盖肺藏气，肺无病则气能管摄津液之精微，而津液之精微者收养筋骨血脉，余者为溲。肺病则津液无气管摄，而精微者亦随溲下。"

胃为水谷之海，主腐熟水谷，脾为后天之本，主运化，为胃行其津液。脾胃受燥热所伤，胃火炽盛，脾阴不足，则口渴多饮，多食善饥；脾气虚不能转输水谷精微，则水谷精微下流注入小便，故小便味甘；水谷精微不能濡养肌肉，故形体日渐消瘦。

肾为先天之本，主藏精而寓元阴元阳。肾阴亏虚则虚火内生，上燔心肺则烦渴多饮，中灼脾胃则胃热消谷，肾失濡养，开阖固摄失权，则水谷精微直趋下泄，随小便而排出体外，故尿多味甜。

消渴病虽有在肺、胃、肾的不同，但常常互相影响，如肺燥津伤，津液失于敷布，则脾胃不得濡养，肾精不得滋助；脾胃燥热偏盛，上可灼伤肺津，下可耗伤肾阴；肾阴不足则阴虚火旺，亦可上灼肺胃，终至肺燥、胃热、肾虚，故"三多"之证常可相互并见。

消渴病日久，则易发生以下两种病变：一是阴损及阳，阴阳俱虚。消渴虽以阴虚为本，燥热为标，但由于阴阳互根，阳生阴长，若病程日久，阴损及阳，则致阴阳俱虚。其中以肾阳虚及脾阳虚较为多见。二是病久入络，血脉瘀滞。消渴病是一种病及多个脏腑的疾病，影响气血的正常运行，且阴虚内热，耗伤津液，亦使血行不畅而致血脉瘀滞。血瘀是消渴病的重要病机之一，且消渴病多种并发症的发生也与血瘀密切相关。

（二）临床表现

消渴病起病缓慢，病程漫长，以多尿、多饮、多食、倦怠乏力、形体消瘦，或尿有甜味为其证候特征。但患者"三多"症状的显著程度有较大差别。消渴病的多尿，表现为排尿次数增多，尿量增加，有的患者因夜尿增多而发现本病。与多尿同时出现的是多饮，喝水量及次数明显增多。多食易饥，食量超出常人，但患者常感疲乏力，日久则形体消瘦。但现代的消渴病患者，有的则在较长时间内表现为形体肥胖。

（三）诊断

1. 凡以口渴多饮、多食易饥、尿频量多、形体消瘦或尿有甜味为临床特征者，即可诊断为消渴病。本病多发于中年以后，以及嗜食膏粱厚味、醇酒炙煿之人。青少年期即罹患本病者一般病情较重。

2. 初起可"三多"症状不著，病久常并发眩晕、肺痨、胸痹心痛、中风、雀目、疮痈等。严重者可见烦渴、头痛、呕吐、腹痛、呼吸短促，甚或昏迷厥脱危象。由于本病的发生与禀赋不足有较为密切的关系，故消渴病的家族史可供诊断参考。

3. 查空腹、餐后 2 小时血糖和尿糖、尿比重、葡萄糖耐量试验等，有助于确定诊断。必要时查尿酮体、血尿素氮、肌酐、二氧化碳结合力及血钾、钠、钙、氯化物等。

（四）鉴别诊断

1. 口渴症

口渴症是指口渴饮水的一个临床症状，可出现于多种疾病过程中，尤以外感热病为多见。但这类口渴随其所患病证的不同而出现相应的临床症状，不伴多食、多尿、尿甜、消瘦等消渴的特点。

2. 瘿病

瘿病中气郁化火、阴虚火旺的类型，以情绪激动，多食易饥，形体日渐消瘦，心悸，眼突，颈部一侧或两侧肿大为特征。其中的多食易饥、消瘦类似消渴病的中消，但眼球突出，颈前生长瘿肿则与消渴病有别，且无消渴病的多饮、多尿、尿甜等症。

（五）辨证论治

1. 辨证要点

（1）辨病位：消渴病的三多症状往往同时存在，但根据其表现程度的轻重不同，而有上、中、下三消之分，及肺燥、胃热、肾虚之别。通常把以肺燥为主，多饮症状较突出者称为上消；以胃热为主，多食症状较为突出者称为中消；以肾虚为主，多尿症状较为突出者称为下消。

（2）辨标本：本病以阴虚为主，燥热为标，两者互为因果，常因病程长短及病情轻重的不同，而阴虚和燥热之表现各有侧重。一般初病多以燥热为主，病程较长者则阴虚与燥热互见，日久则以阴虚为主。进而由于阴损及阳，可见气阴两虚，并可导致阴阳俱虚之证。

（3）辨本证与并发症：多饮、多食、多尿和乏力、消瘦为消渴病本证的基本临床表现，而易发生诸多并发症为本病的另一特点。本证与并发症的关系，一般以本证为主，并发症为次。多数患者先见本证，随病情的发展而出现并发症。但亦有少数患者与此相反，如少数中老年患者"三多"及消瘦的本证不明显，常因痈疽、眼疾、心脑病症等，最后确诊为本病。

2. 治疗原则

本病的基本病机是阴虚为本，燥热为标，故清热润燥、养阴生津为本病的治疗大法。

《医学心悟·三消》说："治上消者，宜润其肺，兼清其胃""治中消者，宜清其胃，兼滋其肾""治下消者，宜滋其肾，兼补其肺"，可谓深得治疗消渴之要旨。

由于本病常发生血脉瘀滞及阴损及阳的病变，以及易并发痈疽、眼疾、劳嗽等症，故还应针对具体病情，及时合理地选用活血化瘀、清热解毒、健脾益气、滋补肾阴、温补肾阳等治法。

3. 分证论治

（1）上消肺热津伤

烦渴多饮，口干舌燥，尿频量多，舌边尖红，苔薄黄，脉洪数。

治法：清热润肺，生津止渴。

方药：消渴方。方中重用天花粉以生津清热，佐黄连清热降火，生地黄、藕汁等养阴增液，尚可酌加葛根、麦冬以加强生津止渴的作用。若烦渴不止，小便频数，而脉数乏力者，为肺热津亏，气阴两伤，可选用玉泉丸或二冬汤。玉泉丸以人参、黄芪、茯苓益气，天花粉、葛根、麦冬、乌梅、甘草等清热生津止渴。二冬汤重用人参益气生津，天冬、麦冬、天花粉、黄芩、知母清热生津止渴。二方同中有异，前者益气作用较强，而后者清热作用较强，可根据临床需要加以选用。

（2）中消胃热炽盛

多食易饥，口渴，尿多，形体消瘦，大便干燥，苔黄，脉滑实有力。

治法：清胃泻火，养阴增液。

方药：玉女煎。方中以生石膏、知母清肺胃之热，生地黄、麦冬滋肺胃之阴，川牛膝活血化瘀，引热下行。可加黄连、栀子清热泻火。大便秘结不行，可用增液承气汤润燥通腑、"增水行舟"，待大便通后，再转上方治疗。本证亦可选用白虎加人参汤。方中以生石膏、知母清肺胃、除烦热，人参益气扶正，甘草、粳米益胃护津，共奏益气养胃、清热生津之效。

对于病程较久，以及过用寒凉而致脾胃气虚，表现口渴引饮，能食与便溏并见，或饮食减少，精神不振，四肢乏力，舌淡，苔白而干，脉弱者，治宜健脾益气、生津止渴，可用七味白术散。方中用四君子汤健脾益气，木香、藿香醒脾行气散津，葛根升清生津止渴。《医宗金鉴》等书将本方列为治消渴病的常用方之一。

（3）下消

①肾阴亏虚

尿频量多，混浊如脂膏，或尿甜，腰膝酸软，乏力，头晕耳鸣，口干唇燥，皮肤干燥、瘙痒，舌红苔，脉细数。

治法：滋阴补肾，润燥止渴。

方药：六味地黄丸。方中以熟地滋肾填精为主药；山茱萸固肾益精，山药滋补脾阴、固摄精微，二药在治疗时用量可稍大；茯苓健脾渗湿，泽泻、丹皮清泄肝肾火热，共奏滋阴补肾，补而不腻之效。

阴虚火旺而烦躁，五心烦热，盗汗，失眠者，可加知母、黄柏滋阴泻火。尿量多而混浊者，加益智仁、桑螵蛸、五味子等益肾缩泉。气阴两虚而伴困倦，气短乏力，舌质淡红者，可加党参、黄芪、黄精补益正气。

②阴阳两虚

小便频数，混浊如膏，甚至饮一溲一，面容憔悴，耳轮干枯，腰膝酸软，四肢欠温，畏寒肢冷，阳痿或月经不调，舌苔淡白而干，脉沉细无力。

治法：温阳滋阴，补肾固摄。

方药：金匮肾气丸。方中以六味地黄丸滋阴补肾，并用附子、肉桂以温补肾阳。本方温阳药和滋阴药并用，正如《景岳全书·新方八略》所说："善补阳者，必于阴中求阳，则阳得阴助而生化无穷；善补阴者，必于阳中求阴，则阴得阳长而泉源不竭。"而《医贯·消渴论》更对本方在消渴病中的应用进行了较详细的阐述："盖因命门火衰，不能蒸腐水谷，水谷之气，不能熏蒸上润乎肺，如釜底无薪，锅盖干燥，故渴。至于肺亦无所禀，不能四布水津，并行五经，其所饮之水，未经火化，直入膀胱，正谓饮一升溲一升，饮一斗溲一斗，试尝其味，甘而不咸可知矣。故用附子、肉桂之辛热，壮其少火，灶底加薪，枯笼蒸溽，稿禾得雨，生意维新。"

对消渴而症见阳虚畏寒的患者，可酌加鹿茸粉0.5g，以启动元阳，助全身阳气之气化。本证见阴阳气血俱虚者，则可选用鹿茸丸以温肾滋阴，补益气血。上述两方均可酌加覆盆子、桑螵蛸、金樱子等以补肾固摄。

消渴多伴有瘀血的病变，故对于上述各种证型，尤其是对于舌质紫暗，或有瘀点瘀斑，脉涩或结或代，以及兼见其他瘀血证候者，均可酌加活血化瘀的方药。如丹参、川芎、郁金、红花、山楂等，或配用降糖活血方。方中用丹参、川芎、益母草活血化瘀，当归、赤白芍养血活血，木香行气导滞，葛根生津止渴。

消渴容易发生多种并发症，应在治疗本病的同时，积极治疗并发症。白内障、雀盲、耳聋主要病机为肝肾精血不足，不能上承耳目，宜滋补肝肾，益精补血，可用杞菊地黄丸或明目地黄丸。对于并发疮毒痈疽者，则治宜清热解毒，消散痈肿，用五味消毒饮。在痈疽的恢复阶段，则治疗上要重视托毒生肌。并发肺痨、水肿、中风者，则可参考有关章节辨证论治。

（六）**转归预后**

消渴病常累及多个脏腑，病变影响广泛，未及时医治以及病情严重的患者，常可并发多种病证，如肺失滋养，日久可并发肺痨；肾阴亏损，肝失濡养，肝肾精血不能上承于耳目，则可并发白内障、雀目、耳聋；燥热内结，营阴被灼，脉络瘀阻，蕴毒成脓，则发为疮疖痈疽；阴虚燥热，炼液成痰，以及血脉瘀滞，痰瘀阻络，蒙蔽心窍，则发为中风偏瘫；阴损及阳，脾肾衰败，水湿潴留，泛滥肌肤，则发为水肿。综观消渴病的自然发病过程，常以阴虚燥热为始，病程日久，可导致阴损及阳，血行瘀滞，而形成阴阳两虚，或以阳虚为主，并伴血脉瘀阻的重证，且常出现各种严重的并发症。

消渴病是现代社会中发病率甚高的一种疾病，尤以中老年发病较多。"三多"和消瘦的程度是判断病情轻重的重要标志。早期发现、坚持长期治疗、生活规律、饮食控制的患者，其预后较好。儿童患本病者大多病情较重。并发症是影响病情及生活质量，危及患者生命的重要因素，故应十分注意，及早防治各种并发症。

（七）预防与调摄

本病除药物治疗外，注意生活调摄具有十分重要的意义。正如《儒门事亲·三消之说当从火断》说："不减滋味，不戒嗜欲，不节喜怒，病已而复作。能从此三者，消渴亦不足忧矣。"其中，尤其是节制饮食，具有基础治疗的重要作用。在保证机体合理需要的情况下，应限制粮食、油脂的摄入，忌食糖类，饮食宜以适量米、麦、杂粮，配以蔬菜、豆类、瘦肉、鸡蛋等，定时定量进餐。戒烟酒、浓茶及咖啡等。保持情志平和，制订并实施有规律的生活起居制度。

第七节　骨　结　核

骨结核指中医"骨痨"，骨痨在清代以前的文献中，大多混淆在阴疽、缓疽、流注、鹤膝风等病证中。直到清代，才逐步明确地把它从阴疽、缓疽等病证中区分出来，并以"痨"命名之。如清代《疡科心得集·辨附骨疽附骨痰肾俞虚痰论》曰："附骨痰者，亦生于大腿之侧骨上，为纯阴无阳之证，小儿三岁五岁时，先天不足，三阳亏损，又或因有所伤，致使气不得升，血不得行，凝滞经络，隐隐彻痛，遂发此疡，初起或三日一寒热，或五日一寒热，形容消瘦虚损，腿足难以展伸，有时疼痛，有时不痛，骨缓漫肿，朝轻暮重，久则渐渐微软，似乎有脓，及刺破后，脓水清稀，或有豆腐花样块随之而出，肿仍不清，元气日衰，身体缩小，而呈鸡胸鳖背之象"。又如清代《外科医案汇编》曰："痰凝于肌肉、筋骨、骨空之处，无形可征，有血肉可以成脓，即为流寒性脓肿，故又名"流痰"。

骨痨是寒痰凝聚于骨关节间引起的一种阴证，又称为流痰。因发病部位不同而病名各异，如生于脊背的叫"龟背痰"，生于腰椎两旁的叫"肾俞虚痰"，生于环跳部位的叫"附骨痰"，生于膝部的叫"鹤膝痰"，生于踝部的叫"穿踝痰"等。本病西医学称之为骨关节结核，好发于学龄儿童和青少年，但老年及体虚之人偶尔亦有罹患。发病部位多在负重大、活动多的骨关节，好发于脊柱的腰椎、胸椎下段，其次为髋、膝踝、肩等关节。现代医学是指结核杆菌侵入骨或关节而引起的慢性化脓性破坏性病变。因本病发生于骨，发病后缠绵难愈，耗伤气血津液，常致形体消瘦，体衰虚弱，故而得名为"痨"。

（一）病因病机

其病机是寒、热、虚、实夹杂，以阴虚为主，其始为寒，久而化热。既有全身性气

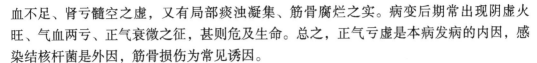

血不足、肾亏髓空之虚，又有局部痰浊凝集、筋骨腐烂之实。病变后期常出现阴虚火旺、气血两亏、正气衰微之征，甚则危及生命。总之，正气亏虚是本病发病的内因，感染结核杆菌是外因，筋骨损伤为常见诱因。

1. 正气亏虚

小儿乃稚阴稚阳之体，肾气未充，气血未盛；或因先天禀赋不足，肝肾亏虚，骨嫩髓弱；成人则可因房劳过度或遗精、带下，或后天失养，伤及脾肾，导致肾亏髓空，结核杆菌则乘虚而入。正气不足，正不敌邪，不足以使邪毒外散内消，致使结核杆菌大量滋生繁衍，播散全身，留着于骨，遂发本病。

2. 筋骨损伤

筋骨局部受损，或因闪挫跌仆，或因外邪客于经络，致气滞血瘀，筋骨失荣，虚而受邪，郁而成痰，损筋腐骨，发为本病。

（二）症状与体征

1. 全身表现

可出现全身乏力，午后低热，夜间盗汗，体重减轻，食欲不振，贫血等全身表现。本病发病缓慢，早期多无明显全身症状，随着病情发展，可出现两颧潮红，舌红苔少，脉沉细而弱等阴虚火旺表现。后期可出现面色无华，舌淡唇白，头晕目眩，心悸怔忡等气血亏虚表现。偶可发生高热、寒战等全身中毒表现。

2. 局部表现

（1）疼痛：初起可有患处隐痛，叩击痛，活动时加重。当病变侵及关节时，疼痛加重且夜间尤甚，成人可在夜间痛醒，儿童可有夜啼或夜间惊叫等现象。这是由于熟睡后，肌肉由保护性痉挛变为松弛，关节位置改变，引起疼痛所致。某些部位的结核感染因刺激附近神经，引起该神经支配相应部位的疼痛，如髋关节结核时出现膝部疼痛。

（2）肿胀：四肢关节结核早期引起软组织肿胀。位置表浅的关节，如膝肘关节，因关节上、下肌肉废用性萎缩，关节呈梭形肿胀。而关节周围肌肉较多者，如髋、肩关节则肿胀常不易发现，肿胀的关节不红、不热。

（3）肌肉痉挛：受累关节局部肌肉紧张，关节拘紧，活动不利。在腰椎可表现为腰肌强直如板状，伸屈活动受限。

（4）功能障碍：早期多因肌肉痉挛而出现肢体被迫性功能受限。晚期则因关节结构破坏和肌肉挛缩共同作用而产生功能障碍。

（5）畸形多为骨与关节结核的晚期表现，以屈曲畸形多见。如髋、膝关节不能伸直，脊柱前凸呈角状驼背。主要是因为骨与关节破坏，或病理性脱位，肌肉挛缩所致。

（6）寒性脓肿：寒性脓肿在四肢多局限于病灶附近，表现为无明显红热的肿胀，按之有波动感。脊柱脓肿可因解剖部位不同，沿肌肉间隙流到远离病灶的部位。

（7）窦道、瘘管形成：寒性脓肿自行破溃，日久不愈。开始时窦道分泌物较多，流出大量稀薄脓液和豆腐花样腐败物。以后则流出稀水，或夹杂有碎小死骨，寒性脓肿内溃则可形成内室。有时内、外室相通。如合并混合感染时，窦道排脓明显增多。

（三）分期论治

1. 初期虚寒痰浊凝聚

初期起病缓慢，患处隐隐酸痛，全身倦怠，关节活动受限，夜间疼痛明显，舌质淡红，苔薄白，脉沉细数。

治法：散寒化痰，补养肝肾，温经通络。

（1）汤药：阳和汤加减（王维德《外科全生集》）。熟地黄30g，鹿角胶10g，姜炭5g，肉桂3g（焗服），麻黄5g，白芥子6g，生甘草3g。水煎服，每日1剂。气血虚弱者，加黄芪30g、党参30g、当归12g。

（2）外用方：回阳玉龙膏（陈实功《外科正宗》）。草乌（炒）6份，干姜（煨）6份，赤芍（炒）2份，白芷2份，南星（煨）2份，肉桂1份。共研细末，直接掺在疮面上，或水调外敷患处。

（3）中成药：小金丹，口服，每次4片，每日2次，开水送服。

2. 中期寒性脓肿形成

中期患处逐渐肿起，潮热、盗汗、胃纳差，舌质红、少苔或无苔，脉沉细数。

治法：扶正托毒。

方药：托里排脓汤加减（吴谦等《医宗金鉴》）。人参3g，土炒白术3g，穿山甲（炒、研）3g，白芷3g，升麻1.5g，甘草节1.5g，当归6g，生黄芪9g，皂角刺4.5g，青皮（炒）1.5g。水煎服，每日1剂。

3. 后期

（1）阴虚火旺

后期形成瘘管窦道，时流稀脓或夹有干酪样物，难于收口，肌肉萎缩。阴虚火旺者，午后潮热，口燥咽干，食欲减退，咳嗽痰中带血，舌质红苔少，脉细数。

治法：滋阴补肾清热。

方药：六味地黄丸、大补阴丸、清骨散等。

（2）气血亏虚

气血两亏者，日渐消瘦，面色无华，形寒畏冷，心悸失眠，舌淡苔薄白，脉细或虚大。

治法：补气益血。

汤药：人参养荣汤加减（陈师文等《太平惠民和剂局方》）。党参10g，白术10g，炙黄芪10g，炙甘草10g，陈皮10g，肉桂心（焗服）1g，当归10g，熟地黄7g，五味子7g，茯苓7g，远志5g，白芍10g，大枣10g，生姜10g。水煎服，每日1剂。

外用方：①若窦道长期不愈合者，可用五五丹（广州中医药大学《中医伤科学》）。熟石膏5份，升丹5份，共研细末，制成药线，插入窦道内以拔毒祛腐，视其脓液多少决定更换药线次数。②若脓液干净，疮面红活时，可用生肌散（广州中医药大学《中医伤科学》）。制炉甘石50份，滴乳石30份，滑石100份，琥珀30份，朱砂10份，冰片1份，研极细末，掺于疮面上。

中成药：一经确诊，即服用抗痨丸等，直至痊愈。

第八节　化脓性骨髓炎

中医古代文献对骨痈疽记载很早，如《灵枢·痈疽》中说："热气浮盛，下陷肌肤，筋髓枯，内连五脏，血气竭，当其痈下，筋骨良肉皆无余，故命曰痈。"《诸病源候论·痈疽病诸候》曰："附骨痈，亦由体盛热而当风取凉，风冷入于肌肉，与热气相搏，伏结近骨成痈，其状无头，但肿痛而阔，其皮薄泽，谓之附骨痈也。"根据本病发生的部位不同，其名称也各不相同。如发于四肢长管骨者有"附骨痈""多骨痈""股胫痈"等，发于关节者称"关节流注"，而发于髋关节者称"环跳疽"，发于肩关节者称"肩中疽"等。

（一）病因病机

1. 余毒流注

疔疮疖肿，或斑疹、伤寒、猩红热等，因治疗失当，余毒未尽，湿热内盛滞留体内，其毒深窜入里，气血不和，流注筋骨或关节而发病。

2. 筋骨损伤

如肌肤或筋骨开放性外伤伤口污染邪毒，则邪毒入骨；若伤无创口，必有气滞血瘀，则邪毒乘虚而入，邪瘀相结，蕴热化脓，腐筋蚀骨。

3. 外感六淫

由于体虚之人卫气不固，风寒暑湿诸邪客于肌腠，注于筋骨、关节，气血凝滞，阻塞经络，蕴热成毒，腐烂筋骨。

4. 七情内伤

七情内伤致脏腑功能失调，气血化生不足，正气虚弱，抗邪祛病功能低下，邪毒不能外散内消，郁于体内可穿入筋骨发病。

5. 房室过度

房室劳损过度，肝肾亏虚，筋骨不健，邪毒乘虚入骨。

必须指出，上述各种病因，有的虽可单独致病，但多数为几种原因相结合而发病。单纯的骨痈疽有时可注入关节，并发关节流注；而单纯的关节流注亦可波及骨骼，并发骨痈疽。骨痈疽的发生和转归与机体气血、脏腑、经络的功能强弱密切相关，本病虽表现在骨或关节局部，但与整体密切相关。在疾病演变过程中，始终存在着机体的正气与病邪之间的抗争。正气的强弱主导着整个疾病的演变。

（二）分期论治

1. 初期

（1）初起症见恶寒发热，肢痛不剧烈，苔薄白，脉浮数。

治法：清热解毒。

方药：黄连解毒汤或五味消毒饮或仙方活命饮。

（2）症见高热寒战，舌红苔黄腻，脉滑数。

治法：清营退热。

方药：黄连解毒汤合五味消毒饮，加乳香、没药。如便秘、尿赤者，加大黄、车前子。

（3）症见高热昏迷，身现出血点，烦躁不安。

治法：凉血解痉。

方药：清营汤合黄连解毒汤，配服紫雪丹，静滴醒脑静。感染性休克者行中西医结合治疗。

2. 成脓期

（1）症见高热，肢端肿痛剧烈。

治法：清热止痛。

方药：五味消毒饮、黄连解毒汤合透脓散加减。

（2）症见患肢肿胀、红热疼痛。

治法：托里止痛。

方药：托里消毒饮加减。

（3）症见神昏谵语，身现出血点。治疗同初期。

3. 溃脓期

本期治疗原则是扶正托毒，去腐生新。治法是中西医结合，内外同治，以恢复人体正气，助养新骨生长，使疮口早日愈合。

（1）初期溃疡，脓多稠厚，略带腥味，为气血充实。

治法：托里排脓。

方药：托里消毒散。

（2）溃后脓液清稀，量多质薄，为气血虚弱。

治法：补益气血。

方药：八珍汤加减合十全大补汤。

（三）预防护理

本病主要由于感染引起，故注意平时的体育锻炼，增强身体的抵抗力，有利于预防本病。饮食上宜清淡为主，多吃蔬果，合理搭配膳食，注意营养充足。

第九节　股骨头坏死

股骨头坏死属于中医"骨蚀"，本病名最早见于《灵枢·刺节真邪》曰："虚邪之入于身也深，寒与热相搏，久留而内着，寒胜其热，则骨疼肉枯；热胜其寒，则烂肉腐肌为脓，内伤骨为骨蚀。"这里将"骨蚀"分为寒、热两类，显然属热者符合骨关节化脓性感染的症状、体征，而属寒者与现代医学中的骨缺血性坏死较为相似。限于历史条件，后世医家对"骨蚀"缺少专门论述，其辨证施治的主要内容散见于"骨痹""骨痿"等篇章中。

（一）病因病机

1. 肾元亏虚（包括元阴元阳）

肾阴不足，肾水亏乏，水不胜火，热伐其精，髓减骨枯；或肾阳不足，失却温煦，骨之生长或修复困难，均可发生骨缺血性坏死。

2. 气滞血瘀

创伤后骨断筋伤，气滞血瘀，脉络瘀阻，骨失濡养，则发生骨缺血性坏死。

3. 湿热浸淫

平素嗜酒、过食肥甘或长期服用激素，或内积宿疾而致湿热蕴结，脉络堵塞，筋骨失养；或热舍于肾，内伐肾精，均可致骨缺血性坏死。

（二）治法

1. 内治法

（1）肾阴亏损，先天不足：此型多相当于小儿股骨头缺血性坏死。

治法：填阴补精，强壮筋骨，佐以活血祛瘀。

方药：六味地黄汤加川芎、丹参、牛膝、当归、龟板胶等。

（2）气滞血瘀：此型通常见于青壮年创伤后股骨头缺血性坏死。

治法：行气活血，破积散瘀。

方药：身痛逐瘀汤加减，疼痛明显加三棱、莪术、两面针。

（3）肾阳亏损，脉络瘀阻：此型多为老年创伤后股骨头缺血性坏死。

治法：温补肾阳，活血祛瘀。

方药：右归丸或二仙汤加川芎、丹参、当归等。

（4）温热浸淫，气血凝滞：此型多见于长期大量服用激素或平素嗜酒、过食肥甘引起的股骨头缺血性坏死，病程日久可兼肾阳、肾阴亏损。

治法：清利温热，活血祛瘀。

方药：四妙散加泽泻、益母草、山渣、泽兰、川芎、当归、丹参等，肾阴不足者加制首乌、菟丝子，肾阳亏损者加淫羊藿、肉桂。

2. 外治法

（1）外敷法

接骨散（毛螃蟹煅焙灰90g，狗骨煅灰120g，穿山龙60g，骨碎补90g，煅自然铜90g，沉香30g，乳香、没药、透骨草各60g，续断90g，楠香240g，土鳖虫、仙桃草、当归各30g。共研成细末，用米酒、茶叶水各半调拌成糊状），每日敷1次，每次6小时，适用于股骨头无菌性坏死的急性期和坏死期。

活血散（乳香、沉香、没药各30g，无名异、赤芍、血竭、桂枝、白芷、羌活、紫荆皮、续断、栀子、骨碎补各60g，楠香240g，三七30g，五加皮90g。共研成细末，用米酒、茶叶水各半调拌成糊状），每日敷1次，每次5小时，适用于股骨头无菌性坏死的急性期和坏死期。

舒筋散（五加皮、白芷各90g，磁石、升麻、生川乌、生草乌、防风、丹皮、血竭、泽兰、苏木、煅自然铜、红花、羌活、独活、续断各60g，木香45g，楠香240g，生大黄120g。共研成细末，用米酒、茶叶水各半调拌成糊状），每日敷1次，每次6小时，适用于股骨头无菌性坏死的恢复期。

（2）贴膏法

将舒筋活络膏（当归、松节、豨莶草、双钩藤、海风藤、篦麻仁各60g，木瓜、蚕砂各30g，穿山龙、五加皮各90g。以上10味粗料，用茶油720g、桐油240g同入锅内熬炼，滤去药渣，再加以下6味细料：乳香30g，没药30g，蚯蚓干30g，蛇蜕15g，麝香3g，炒黄丹480g）摊在布上，温贴患处。

（3）涂擦按摩法

用舒筋止痛水（三七粉、归尾、三棱各18g，红花30g，生草乌、五加皮、木瓜、淮牛膝、生川乌各12g，樟脑30g，上药以70%的酒精1500ml或高粱酒1000ml浸泡备用）或风伤药水（五加皮、桑寄生、归尾、土牛膝、红花、防风、两面针、乌药、威灵仙、络石藤、白花风不动、莪术、生草乌、生川乌、泽兰、续断、三棱各15g，樟脑30g。上药以70%的酒精2000ml或高粱酒1500ml浸泡备用）涂擦。前者适用于急性期、筋挛痛甚者。后者适用于后期髋关节酸痛者。可配合按摩手法顺筋理筋，以理筋活络。

（4）熏洗法

可将方药煎汤熏洗，即将洗剂放入锅内加半脸盆水，煎煮30分钟，滤取药汁，加适量黄酒或醋，先用蒸汽熏蒸患处，待温和时用纱布或毛巾蘸汁热敷。每日1剂，上午、下午各熏洗1次，每次30分钟。

或采用泡浴法，即将药物煎汤后浓缩成250～300ml的药水，另加黄米酒250ml，倒入浴盆（盛水约250L），浸泡20～30分钟（水温：夏天25℃左右，冬天30～35℃）。每周3次，每次浸泡后按摩理筋。

常用化瘀通络洗剂（当归、桑枝、续断、桃仁各9g，红花、川芎各6g，伸筋草、骨碎补、桑寄生、威灵仙、苏木各15g），适用于筋络挛缩酸痛、久伤血瘀作痛者。

林氏指出，一般而言，急性期和坏死期的内治以理气止痛为主，外治用外敷、贴膏法；恢复期的内治以和营扶正、强筋壮骨为主，外治以涂擦按摩与熏洗为主。但要求根据病情需要灵活运用。

大量的临床实践证明，林氏正骨经验方具有理气散结、活血祛瘀、消肿定痛、强筋壮骨之功效，应用于股骨头无菌性坏死，疗效确切。应用时，应注意辨证论治，不能盲目使用。另外，在急性期和坏死期，应强调患肢休息、避免负重。若不得已要起床时，须扶双拐行走。

股骨头坏死中医外治法原理：

①药物的直接渗透作用：通过药物外用的方法，能直接透过皮肤，切近病灶，增加局部药物的作用强度，起到活血化瘀、运行气血、清营凉血、消肿止痛、促进血管新生、吸收死骨、形成新骨等功效。

②皮肤的吸收作用：皮肤是人体最大的外围屏障，面积大、毛孔多，除了有抗御外邪的作用外，尚有排泄和吸收的新陈代谢作用。本疗法就是利用药物的渗透性和皮肤的吸收功能，使药物渗透进入人体内，再通过经络的调衡和脏腑的输布作用，或直接作用

于局部病灶而起到全身或局部治疗的作用。

③局部的刺激作用：即利用具有一定刺激作用的因子，使局部血管扩张，促进血液循环，改善周围组织的营养，从而起到行气活血、消炎、止痛及消肿的作用。

④经络的调衡及脏腑的输布作用：在体表给药，通过经络血脉或信息传递，通过不同的药物之性味作用，由经脉入脏腑，输布全身，直达病所，藉以实现补虚泻实、协调阴阳等治则，而达到通过经络、脏腑调和全身性疾病的目的。

温馨提醒：股骨头坏死患者应扶拐行走，双侧股骨头坏死扶双拐行走。如病情允许、身体状况好，可骑自行车或三轮车，需坚持每天进行户外活动。

第十节 颈 椎 病

在中国传统医学中并无"颈椎病"的病名，但其症状近似于中医的"痹证""痿证""头痛""眩晕""项强"等。中医书籍也有所谓"骨错缝，筋出槽"等描述。颈椎病是一种临床常见的骨科疾病之一，主要因颈椎间盘退变引起颈椎骨关节、软骨及周围韧带、肌肉、筋膜等损伤与继发性改变如关节增生、椎间隙变窄等，刺激或压迫了神经根、脊髓、椎动脉、交感神经及周围组织而引起的一系列复杂综合征。病理分型可分为颈型、神经根型、脊髓型、椎动脉型、交感神经型、混合型。

（一）病因病机

1. 风寒湿痹、经络受阻

由于风、寒、湿三种外邪侵入身体，流注经络，导致气血运行不畅而引起肢体与关节疼痛、酸麻、重着及屈伸不利等。特别是痛痹、着痹所致的症状，包括了大部分的神经根型颈椎病和脊髓型颈椎病的病因。风、寒、湿三种病邪中某一种病邪偏盛，则某一方面的症状就表现得突出，如寒邪偏盛则为痛痹，颈椎病的主要表现为肢体、关节疼痛，得热则减，遇寒则甚，关节屈伸不利，施治时应以散寒止痛为主。

2. 外伤

颈椎病的病因是指跌仆、闪挫等对筋、骨、皮肉的损伤。外伤所致的颈肩痛，即所谓"骨错缝，筋出槽"的症状。人体是一个整体，由于颈肩等部位受外力影响而遭受损伤时，也能导致脏腑、经络、气血失调。

3. 肝肾亏虚、气血不足

久病体弱，肝血不足，肾精亏损，经脉失去濡养，可致肢体筋膜弛缓，手足痿软无力，不能随意运动，肝肾不足，气血亏损，这些都是颈椎病的病因。

（二）疾病分期

1. 急性期

临床主要表现为颈肩部疼痛，颈椎活动受限，稍有活动即可加重颈肩臂部疼痛，疼痛剧烈时难以坐卧，被动以健肢拖住患肢，影响睡眠。其他症状还有颈性眩晕、猝倒或四肢无力、运动不灵活。

2. 缓解期

临床主要表现为颈僵，颈肩背部酸沉，颈椎活动受限，患肢串麻疼痛，可以忍受。

3. 康复期

颈肩部及下肢麻痛症状消失，但颈肩背及上肢酸沉症状仍存，受凉或劳累后症状加重。

（三）分型论治

1. 颈型颈椎病

主要表现：头、颈、肩、背部疼痛，转侧不利，难以俯仰旋转，后期颈部易于疲劳。舌质淡红，苔薄白，脉细弦。

治则：舒筋通络，祛风止痛。

治疗方法：

（1）针灸：取颈夹脊穴、阿是穴、落枕穴、风池穴、合谷穴，直刺或斜刺、泻法，局部温灸或 TDP 照射 30 分钟，留针期间每 5 分钟行针 1 次，取针后拔火罐，留罐 5分钟。

（2）推拿：用轻柔的一指禅推法、滚法施于颈肩部肌肉，约 10 分钟，后用旋转扳法，最后揉颈肩部，提拿肩井，拍打颈肩背肌肉 15～20 分钟。

（3）中药：葛根、当归、川芎、白芍、羌活、防风、秦艽、桂枝、甘草，随症加减治疗，每日一剂，水煎，分 2 次服用，药渣热敷颈肩部。

治疗结果：颈型颈椎病治疗一日 1 次，5 次为 1 个疗程，一般 1 个疗程以内均能痊愈，病程短，一般 1～2 次即可使症状消失。

2. 神经根型颈椎病

主要表现：头、颈、枕部疼痛，肩背及一侧或双侧上肢及手指酸麻、疼痛，头颈部活动或咳嗽、打喷嚏等可加剧症状，有明显的放射痛和串麻。舌淡，苔白，脉弦细。

治法：活血通络，解痉止痛。

治疗方法：

（1）针灸：取患侧颈夹脊穴、风池穴，患侧肩井、肩髎、曲池、外关、合谷透后溪穴，手法以平补平泻法，或病程短用泻法，病程长用补法，留针 30 分钟，局部温灸或TDP 照射，或用 G6805 电针治疗。

（2）推拿：先行颈椎牵引 15～20 分钟后，在颈肩部及患肢用一指禅推法、滚法，使颈部肌肉放松，点按、揉患肢肩井、肩髎、手三里、曲池、内关、外关、合谷等穴，后根据神经根受压情况，采用定点扳法，最后施弹拨法，弹拨颈部肌肉，提拿颈肩部，搓抖患肢结束手法，每次 20 分钟。

（3）中药：黄芪、当归、川芎、桂枝、全蝎、蜈蚣、地龙、玄胡、白芍、熟地、威灵仙、葛根、丹参、寄生、羌活、独活等随证加减。每日一剂，水煎，分 2 次服用。

治疗结果：神经根型颈椎病发病率较高，约占 60%，治疗一般每日 1～2 次，10 次为 1 个疗程，治疗 1～3 个疗程，效果稳定，但为避免复发，除注意颈部姿势外，避免颈部受凉，应加强颈部功能锻炼，综合治疗效果明显，治疗有效率在 90% 以上。

3. 脊髓型颈椎病

主要表现：颈部僵硬疼痛，四肢沉重，以双下肢麻木、发冷、疼痛、行走不稳、发抖无力，如"踩棉花感"，重者下肢瘫痪，二便失控。舌淡或红，少苔，脉细弱。

治法：调气血，通经络，强筋壮骨。

治疗方法：

（1）针灸：颈夹脊穴、肾俞、命门、委中、足三里、手三里、内关、外关、合谷等穴，针刺手法以补法为主，颈部施温灸或 TDP 照射，留针 30 分钟。

（2）推拿：颈肩部施一指禅推法、揉法及滚法约 10 分钟，患肢施点、按、揉法及滚法治疗及擦法。患者仰卧位，点揉双侧风池穴及弹拨颈肌，用牵引法牵引颈部，慎用扳法。

（3）中药：熟地、山药、山萸肉、枸杞子、当归、茯苓、续断、牛膝、黄芪、龟板、鹿角胶、仙灵脾、葛根、丹参、黄柏、知母、锁阳、白术、木瓜、陈皮等随证加减。每日一剂，水煎，分 2 次服用，药渣熏洗患肢及颈部。

治疗结果：发病率为 10% ~ 15%，本治疗方法仅适用于病程短、症状较轻者，每日 1 次，20 次为 1 个疗程，一般 1 ~ 3 个疗程，对症状较重或病情处于进展期且加重者，建议早日行手术治疗。

4. 椎动脉型颈椎病

主要表现：头痛、颈痛、眩晕，且与体位有关，甚者猝倒。舌淡，苔白腻，脉滑细。

治疗原则：活血化痰、舒筋通络。

治疗方法：

（1）针灸：取风池、印堂、太阳、内关、颈夹脊穴，针刺以平补平泻手法，留针 30 分钟，颈部施温灸或 TDP 照射 45 分钟。

（2）推拿：颈部施一指禅推法、滚法，点按风池、太阳、四神聪、听宫、听会等穴，根据棘突压痛及偏歪情况，采用定点旋转复位法，予扳法复位，最后拿头部及颈肩部，拍打背部结束，手法每次 20 分钟。

（3）中药：茯苓、苍术、白术、法半夏、丹参、胆南星、葛根、白芍、威灵仙、桂枝、白芷、柴胡、天麻、菊花等随证加减。

治疗结果：发病率约为 15%，本法每日 1 次，5 次为 1 个疗程。如属单纯椎动脉在颈部受压所致的椎动脉型颈椎病，采用定点旋转复位法 1 次即能显效，1 个疗程症状即可控制；合并有椎动脉硬化及其他因素，则综合治疗效果较佳，以临床治疗情况来看，治疗总有效率在 85% 以上。

5. 交感神经型颈椎病

主要表现：头晕、眼花、耳鸣、手麻、心动过速等自主神经功能紊乱为主，且与颈椎活动和姿势有关。舌淡，苔薄白，脉弦。

治法：舒筋通络，行气通阳。

治疗方法：

（1）针灸：取风池、风府、百合、内关、曲池、足三里、三阴交，针刺以平补平泻为主，颈部温和灸，留针 30 分钟。

（2）推拿：颈部施一指禅推法及滚法。根据症状：以头面部为主者，用点、按、揉手法施于常用穴；以四肢症状为主者，在四肢重点操作；以心血管症状为主，点按心俞、肾俞、肝俞、命门、内关、外关及合谷等穴。

（3）药物：葛根、丹参、桂枝、川芎、全蝎、蜈蚣、地龙、炒枣仁、五味子、茯苓、夜交藤、当归、甘草等随证加减。

治疗结果：典型的交感神经型颈椎病所占比率较低，占 3%～5%，因其症状复杂，常易被误诊、误治。本治疗方法每日 1 次，10 次为 1 个疗程，因单纯性交感神经型颈椎病较少见，多与其他类型混合，故疗效欠佳。

（四）预防与调护

1. 合理用枕，选择合适的高度与硬度，保持良好睡眠体位。

2. 长期伏案工作者，应注意经常做颈项部的功能活动，以避免颈项部长时间处于某一低头姿势而发生慢性劳损。

3. 急性发作期应注意休息，以静为主，以动为辅，也可用颈围或颈托固定 1～2 周。慢性期以活动锻炼为主。

4. 颈椎病病程较长，非手术治疗症状易反复，患者往往有悲观心理和急躁情绪，因此要注意心理调护。以科学的态度向患者做宣传和解释，帮助患者树立信心，配合治疗，早日康复。

第十一节 腰　　痛

腰痛一病，古代文献早有论述，《素问·脉要精微论》指出："腰者，肾之府，转摇不能，肾将惫矣"，说明了肾虚腰痛的特点。《素问·刺腰痛》认为腰痛主要属于足六经之病，并分别阐述了足三阳、足三阴及奇经八脉经络病变时发生腰痛的特征和相应的针灸治疗。《黄帝内经》在其他篇章还分别叙述了腰痛的性质、部位与范围，并提出病因以虚、寒、湿为主。《金匮要略》已开始对腰痛进行辨证论治，创肾虚腰痛用肾气丸、寒湿腰痛用甘姜苓术汤治疗，两方一直为后世所重视。隋时，《诸病源候论》在病因学上充实了"坠堕伤腰""劳损于肾"等病因，分类上分为卒腰痛与久腰痛。唐时，《备急千金要方》《外台秘要方》增加了按摩、宣导疗法和护理等内容。金元时期，对腰痛的认识已经比较充分，如《丹溪心法·腰痛》指出：腰痛病因有"湿热、肾虚、瘀血、挫闪、有痰积"，并强调肾虚的重要作用。清时，对腰痛的病因病机和证治规律已有系统认识和丰富诊疗经验：《七松岩集·腰痛》指出："然痛有虚实之分，所谓虚者，是两肾之精神气血虚也，凡言虚证，皆两肾自病耳。所谓实者，非肾家自实，是两腰经络血脉之中，为风寒湿之所侵，闪肭挫气之所碍，腰内空腔之中为湿痰瘀血凝滞，不通而为痛，当依据脉证辨悉而分治之"，对腰痛常见病因和分型做了概括；《证治汇补·腰痛》指出："唯补肾为先，而后随邪之所见者以施治，标急则治标，本急则治本，初痛宜疏邪滞，理经隧，久痛宜补真元，养血气"，这种分清标本、先后、缓急的治则，对指导临床实践很有意义。

中医的"腰痛"包括风湿性腰痛、腰肌劳损、脊柱病变之腰痛等。

（一）病因病机

1. 外邪侵袭

多由居处潮湿，或劳作汗出当风，衣里冷湿，或冒雨着凉，或长夏之季，劳作于湿热交蒸之处，寒湿、湿热、暑热等六淫邪毒乘劳作之虚，侵袭腰府，造成腰部经脉受阻，气血不畅而发生腰痛。若寒邪为病，寒伤阳，主收引，腰府阳气既虚，络脉又壅遏拘急，故生腰痛。若湿邪为病，湿性重着、黏滞、下趋，滞碍气机，可使腰府经气郁而不行，血络瘀而不畅，以致肌肉筋脉拘急而发腰痛。感受湿热之邪，热伤阴，湿伤阳，且湿热黏滞，壅遏经脉，气血郁而不行而腰痛。

2. 气滞血瘀

腰部持续用力，劳作太过，或长期体位不正，或腰部用力不当，摒气闪挫，跌仆外伤，劳损腰府筋脉气血，或久病入络，气血运行不畅，均可使腰部气机壅滞，血络瘀阻而生腰痛。

3. 肾亏体虚

先天禀赋不足，加之劳累太过，或久病体虚，或年老体衰，或房室不节，以致肾精亏损，无以濡养腰府筋脉而发生腰痛。历代医家都重视肾亏体虚是腰痛的重要病机。如《灵枢·五癃津液别》说："虚，故腰背痛而胫酸"；《景岳全书·腰痛》也认为："腰痛之虚证十居八九。"

腰为肾之府，乃肾之精气所溉之域。肾与膀胱相表里，足太阳经过之。此外，任、督、冲、带诸脉亦布其间，故内伤则不外肾虚。而外感风寒湿热诸邪，湿性黏滞，流下，最易痹着腰部，所以外感总离不开湿邪为患。内外二因相互影响，如《杂病源流犀烛·腰痛病源流》指出："腰痛，精气虚而邪客病也""肾虚其本也，风寒湿热痰饮，气滞血瘀闪挫其标也，或从标，或从本，贵无失其宜而已"，说明肾虚是发病关键所在，风寒湿热痹阻不行，常因肾虚而客，否则虽感外邪，亦不致出现腰痛。至于劳力扭伤，则和瘀血有关，临床上亦不少见。

（二）临床表现

腰部一侧或两侧疼痛为本病的基本临床特征。因病理性质的不同，而有种种表现。发病多缓慢，病程较久，或急性起病，病程较短。疼痛性质有隐痛、胀痛、酸痛、濡痛、绵绵作痛、刺痛、腰痛如折；腰痛喜按，腰痛拒按；冷痛，得热则解，热痛，遇热更甚。腰痛与气候变化有关，或与气候变化无关。腰痛劳累加重，休息缓解。腰痛影响功能活动，腰"转摇不能""不可以俯仰"。腰痛固定，放射至其他部位，引起腰脊强、腰背痛、腰股痛、腰尻痛、腰痛引少腹等。

（三）诊断

1. 自觉一侧或两侧腰痛为主症，或痛势绵绵，时作时止，遇劳则剧，得逸则缓，按之则减；或痛处固定，胀痛不适；或如锥刺，按之痛甚。

2. 具有腰部感受外邪、外伤、劳损等病史。

3. 有关实验室检查或腰部 X 线片等影像学检查，提示临床医学上的风湿性腰痛、腰肌劳损、强直性脊柱炎、腰椎骨质增生等诊断者，有助于本病的诊断。

（四）鉴别诊断

1. 肾着

虽有腰部沉重冷痛，与腰痛相似，但多有身体沉重，腰以下冷，腹重下坠等，为独立性疾病，需做鉴别。

2. 腰软虚证

腰痛可伴有腰软，但腰软是以腰部软弱无力为特征，少有腰痛，多伴见发育迟缓，而表现为头项软弱、手软、足软、鸡胸等，多发生在青少年。

3. 淋证

淋证中的热淋、石淋常伴有腰痛，但必伴有小便频急、短涩量少或小便中带血等症状，可与本病鉴别。

（五）辨证论治

1. 辨证要点

（1）辨外感内伤：有久居冷湿，劳汗当风，冒受湿热，或腰部过度劳累，跌扑伤损病史，起病急骤，或腰痛不能转侧，表现为气滞血瘀征象者，为外感腰痛；年老体虚，或具烦劳过度，七情内伤，气血亏虚病史，起病缓慢，腰痛绵绵，时作时止，表现为肾虚证候者，属内伤腰痛。

（2）辨标本虚实：肾精不足，气血亏虚为本；邪气内阻，经络壅滞为标。《景岳全书·腰痛》说："既无表邪，又无湿热，或以年衰，或以劳苦，或以酒色斫丧，或以七情忧郁，则悉属真阴虚证。"

2. 治则

腰痛分虚实论治，虚者以补肾壮腰为主，兼调养气血；实者祛邪活络为要，针对病因，施以活血化瘀、散寒除湿、清泻湿热等法。虚实兼夹者，分清主次，标本兼顾治疗。

3. 分证论治

（1）寒湿腰痛

症状：腰部冷痛重着，转侧不利，逐渐加重，每遇阴雨天或腰部感寒后加剧，痛处喜温，得热则减。苔白腻而润，脉沉紧或沉迟。

治法：散寒除湿，温经通络。

方药：渗湿汤。

主要组成：白术（三钱），干姜（炮，一钱），白芍药（一钱），附子（炮，去皮脐，一钱），白茯苓（去皮，一钱），人参（一钱），桂枝（不见火，半钱），甘草（炙，半钱）。

功能与主治：治坐卧湿地，或为雨露所袭，身重脚弱，关节疼痛，发热恶寒，或多汗恶风，或小便不利，大便溏泄。

方中干姜、附子散寒温中，以壮脾阳；人参、白术、白茯苓健脾燥湿；甘草酸甘化阴以助通络。脾渗湿。诸药合用，温运脾阳以散寒，健运脾气以化湿利湿，故寒去湿除，诸症可解。

寒甚痛剧，拘急不适，肢冷面白者，加附子、肉桂、白芷以温阳散寒。湿盛阳微，腰身重滞，加独活、五加皮除湿通络。兼有风象，痛走不定者，加防风、羌活疏风散邪。病久不愈，累伤正气者，改用独活寄生汤扶正祛邪。

寒湿之邪，易伤阳气，若年高体弱或久病不愈，势必伤及肾阳，兼见腰膝酸软、脉沉无力等症，治当以散寒除湿为主，兼补肾阳，酌加菟丝子、补骨脂、金毛狗脊，以助温阳散寒。

本证配合温熨疗法效果较好。以食盐炒热，纱布包裹温熨痛处，冷则炒热再熨，每日4次左右；或以坎离砂温熨患处，药用当归38g、川芎50g、透骨草50g、防风50g、铁屑10kg，上五味，除铁屑外，余药加醋煎煮2次，先将铁屑烧红，以上煎煮液淬之，晾干，粉碎成粗末，用时加醋适量拌之，外以纱布包裹敷患处。

（2）湿热腰痛

症状：腰髋弛痛，牵掣拘急，痛处伴有热感，每于夏季或腰部着热后痛剧，遇冷痛减。口渴不欲饮，尿色黄赤，或午后身热，微汗出。舌红，苔黄腻，脉濡数或弦数。

治法：清热利湿，舒筋活络。

方药：加味二妙散。

主要组成：苍术一两（炒），黄柏二两（盐水炒），龟板二两（盐水炒），草薢二两，知母二两（盐水炒）。

方中以黄柏、苍术辛开苦燥以清化湿热，绝其病源；草薢利湿活络，畅达气机；知母可配伍当归、川牛膝养血活血，引药下行直达病所；龟板补肾滋肾，既防苦燥伤阴，又寓已病防变。诸药合用，寓攻于补，攻补兼施，使湿热去而不伤正。

临证多加土茯苓、木瓜以渗湿舒筋，加强药效。热重烦痛，口渴尿赤者，加栀子、生石膏、银花藤、滑石以清热除烦。湿偏重，伴身重痛、纳呆者，加防己、草薢、蚕砂、木通等除湿通络。兼有风象而见咽喉肿痛，脉浮数者，加柴胡、黄芩、僵蚕发散风邪。湿热日久兼有伤阴之象者，加二至丸以滋阴补肾。

（3）瘀血腰痛

症状：痛处固定，或胀痛不适，或痛如锥刺，日轻夜重，或持续不解，活动不利，甚则不能转侧，痛处拒按。面晦唇暗，舌质隐青或有瘀斑，脉多弦涩或细数。病程迁延，常有外伤、劳损史。

治法：活血化瘀，理气止痛。

方药：身痛逐瘀汤。

主要组成：秦艽一钱，川芎二钱，桃仁三钱，红花三钱，甘草二钱，羌活一钱，没药二钱，当归三钱，五灵脂（炒）二钱，香附一钱，牛膝三钱，地龙（去土）二钱。

方中以当归、川芎、桃仁、红花活血化瘀，以疏达经络；配以没药、五灵脂、地龙化瘀消肿止痛；香附理气行血；牛膝强腰补肾，活血化瘀，又能引药下行直达病所。诸药合用，可使瘀去壅解，经络气血畅达而止腰痛。

因无周身疼痛，故可去原方中之秦艽、羌活，若兼风湿痹痛者，仍可保留应用，甚至再加入独活、威灵仙等以兼祛风除湿。若疼痛剧烈，日轻夜重，瘀血固结者，可酌加土鳖虫、山甲珠协同方中地龙起虫类搜剔、通络祛瘀作用。由于闪挫扭伤，或体位不正而引起者，加乳香配方中之没药以活络止痛，加青皮配方中香附以加强行气通络之力，若为新伤也可配服七厘散。有肾虚之象而出现腰膝酸软者，加杜仲、续断、桑寄生以强壮腰肾。

本证也可配合膏药敷贴。如阿魏膏外敷腰部，方由阿魏、羌活、独活、玄参、官桂、赤芍、苏合香油、生地、猬鼠矢、大黄、白芷、天麻、红花、麝香、土木鳖、黄丹、芒硝、乳香、没药组成。或外用成药红花油、速效跌打膏等。

配合推拿与理疗，也会取得较好的疗效。

（4）肾虚腰痛

症状：腰痛以酸软为主，喜按喜揉，腿膝无力，遇劳则甚，卧则减轻，常反复发作。偏阳虚者，则少腹拘急，面色㿠白，手足不温，少气乏力，舌淡脉沉细；偏阴虚者，则心烦失眠，口燥咽干，面色潮红，手足心热，舌红少苔，脉弦细数。

治法：偏阳虚者，宜温补肾阳；偏阴虚者，宜滋补肾阴。

方药：偏阳虚者以右归丸为主方，温养命门之火。方中用熟地、山药、山萸肉、枸杞子培补肾精，是为阴中求阳之用；杜仲强腰益精；菟丝子补益肝肾；当归补血行血。诸药合用，共奏温肾壮腰之功。

偏阴虚者以左归丸为主方，以滋补肾阴。方中熟地、枸杞子、山萸肉、龟板胶填补肾阴；配菟丝子、鹿角胶、牛膝以温肾壮腰，肾得滋养则虚痛可除。若虚火甚者，可酌加大补阴丸送服。

如腰痛日久不愈，无明显的阴阳偏虚者，可服用青娥丸补肾以治腰痛。

肾为先天，脾为后天，二脏相济，温运周身。若肾虚日久，不能温煦脾土，或久行久立，劳力太过，腰肌劳损，常致脾气亏虚，甚则下陷，临床除有肾虚见证外，可兼见气短乏力，语声低弱，食少便溏或肾脏下垂等。治当补肾为主，佐以健脾益气，升举清阳，酌加党参、黄芪、升麻、柴胡、白术等补气升提之药，以助肾升举。

（六）转归预后

腰痛患者若能得到及时、正确的治疗，一般预后良好。但若失治、误治，病延日久，痛久入络，气郁血阻于络脉，邪气益痼，营血益虚，腰部筋肉骨节失荣，可能转归、合并腰部强直、痿弱（痿病），瘫痪于床榻，则预后不良。

（七）预防与调护

1. 避免寒湿、湿热侵袭：改善阴冷潮湿的生活、工作环境，勿坐卧湿地，勿冒雨涉水，劳作汗出后及时擦拭身体，更换衣服，或饮姜汤水驱散风寒。

2. 注重劳动卫生：腰部用力应适当，不可强力举重，不可负重久行，坐、卧、行走保持正确姿势，若需做腰部用力或弯曲的工作时，应定时做松弛腰部肌肉的体操。

3. 注意避免跌、仆、闪、挫。

4. 劳逸适度，节制房事，勿使肾精亏损，肾阳虚败。

5. 体虚者可适当食用、服用具有补肾作用的食品和药物。

已患腰痛的患者，除继续注意上述事项外，腰部用力更应小心，必要时休息或佩戴腰托，以减轻腰部的受力负荷。根据腰痛的寒热情况，可局部进行热熨、冷敷等，慢性腰痛宜配合按摩、理疗促进其康复。湿热腰痛慎食辛辣醇酒，寒湿腰痛慎食生冷寒凉食品。

（八）结语

腰痛一病，外感内伤均可发生，病机为风寒湿热、气滞血瘀壅滞于经络，或肾精亏损、筋脉失养所致。因腰为肾府，但以肾虚为本，风寒湿热、气滞血瘀为标，虚者补肾壮腰为治，实者祛邪活络为法，临证分清标本、缓急，分别选用散寒、除湿、清热、理气、化瘀、益精、补肾等法，若虚实夹杂，又当攻中兼补，或补中兼攻，权衡施治。配合膏贴、针灸、按摩、理疗等法可收到较好的效果。注意劳逸结合，保护肾精，注重劳动卫生，避免外伤、感受外邪等，有助于预防腰痛的发生。

第八章

骨内科常用治疗技术

第一节　骨内科常用的中医治疗技术

一、针灸治疗

（一）针灸治疗概述

针灸是针法和灸法的总称。针法是指在中医理论的指导下把针具（通常指毫针）按照一定的角度刺入患者体内，运用捻转与提插等针刺手法来对人体特定部位进行刺激，从而达到治疗疾病的目的。灸法是以预制的灸炷或灸草在体表一定的穴位上烧灼、熏熨，利用热的刺激来预防和治疗疾病。通常以艾草最为常用，故而称为艾灸。另有隔药灸、柳条灸、灯芯灸、桑枝灸等方法，现在生活中经常用到的是艾条灸。针灸是东方医学的重要组成部分之一，其内容包括针灸理论、腧穴、针灸技术以及相关器具，在形成、应用和发展的过程中，具有鲜明的中华民族文化与地域特征，是基于中华民族文化和科学传统产生的宝贵遗产。

（二）针灸操作的规范流程

1. 确定体位

①仰卧位：适合前身部的腧穴。②俯卧位：适合后身部的腧穴。③侧卧位：适合侧身部的腧穴。④俯伏坐位：适合头顶、枕项部的腧穴。

2. 定点、定穴

根据骨度分寸法等，用手揣摸按压欲针之处，确定穴位。

3. 消毒

①针具器械消毒：高压蒸汽灭菌法。②医者手指消毒：针刺前，用肥皂水将手指洗

干净，再用75%乙醇棉球擦拭后，尽量避免手指直接接触针身。③针刺部位消毒：用75%乙醇棉球从腧穴部位的中心点向外绕圈消毒。

4. 针具选择

按照不同施术部位选择相应针具，基本要求是针刺入体内后针根露在体外1~2cm为宜。

5. 进针

针刺时，力争微痛或无痛刺入，同时需要注意确定针刺角度、方向和深度。

6. 行针

通过提插捻转等不同的操作方式的变化组合来达到不同的目的，同时要结合患者的感受选择应用不同的强度。

7. 留针

按照具体治疗需要，选择相应留针时间。一般体针的留针时间在20~30分钟，头皮针留针时间可稍长，一般6小时左右。同时可间歇行针，注意向患者交代留针过程中要注意保护好施术部位。

8. 出针

出针前要稍捻转针柄，待针下轻松滑利时方可出针。出针时，按照"先上后手，先内后外"的顺序进行，左手持一消毒棉球按压穴位，右手拇、食指持针柄，捻针退出皮肤，动作要轻柔。出针后，按压针孔片刻，以防出血，尤其是面部和头部等易出血的部位，应按压较长时间。

（三）针刺注意事项

1. 应将针灸操作过程中的消毒棉球和废用针具放置在医用垃圾袋里，避免乱扔乱放。过于饥饿、疲劳、精神高度紧张者，不行针刺。体质虚弱者，刺激不宜过强，并尽可能采取卧位。

2. 怀孕3个月以下者，下腹部禁针；3个月以上者，腹部、腰骶部及能引起子宫收缩的腧穴，如合谷、三阴交、昆仑、至阴等均不宜针刺。月经期间，月经周期正常者，最好不予针刺；月经周期不正常者，为了调经可以针刺。

3. 小儿囟门未闭时，头顶部腧穴不宜针刺。此外，因小儿不能配合，不宜留针。

4. 避开血管针刺，防止出血，有自发性出血或损伤后出血不止的患者不宜针刺。

5. 皮肤有感染、溃疡、瘢痕或肿瘤的部位不宜针刺。

6. 防止刺伤重要脏器。

（1）针刺眼区腧穴，要掌握一定的角度和深度。不宜大幅度提插捻转或长时间留针，以避免刺伤眼球和出血。

（2）背部第11胸椎两侧，侧胸（腋中线）第8肋间，前胸（锁骨中线）第10肋间以上的腧穴禁止直刺、深刺，以免刺伤心、肺，尤其对肺气肿患者，更需谨慎，防止发生气胸。两胁及肾区的腧穴，禁止直刺，以免伤肝、脾、肾，肝脾肿大患者更应注意。

（3）对于胃溃疡、肠粘连、肠梗阻患者的腹部和尿潴留患者的耻骨联合区，必须注意针刺的角度、深度，若刺法不当，也可能刺伤胃肠道和膀胱，引起不良后果。

（4）针刺顶部及背部正中线第 1 腰椎以上的腧穴，若进针角度、深度不当，易误伤延髓和脊髓，引起严重后果。针刺这些穴位至一定深度时，若患者出现触电感向四肢或全身放散，应立即退针，忌捣针。

（四）艾灸的注意事项

1. 施灸的程度

临床操作一般先灸上部、疼痛处，后灸下部、腹部；先灸头身，后灸四肢。但在特殊情况下，必须灵活运用，不可拘泥。

2. 施灸的禁忌

（1）施灸时，应注意安全，防止艾绒脱落，烧损皮肤或衣物。

（2）凡实证、热证及阴虚发热者，一般不宜用此法。

（3）颜面五官和大血管的部位不宜施灸。

（4）孕妇的腹部和腰骶部不宜施灸

3. 灸后的处理

（1）施灸后，局部皮肤出现微红灼热的，属正常现象，无需处理，很快自行消失。

（2）若因施灸过量、时间过长，局部出现小水泡，只要注意不擦破，可任其自然吸收。

（3）若水泡较大，可用消毒毫针刺破放出水液，或用注射器抽出水液，再涂以龙胆紫，并以纱布包裹。

（4）若行化脓灸者，灸疮化脓期间，要注意适当休息，保持局部清洁，防止污染，可用敷料保护灸疮，待其自然愈合。

（5）若因护理不当并发感染，灸疮脓液呈黄绿色或有渗血现象者，可用消炎药膏或玉红膏涂敷。

二、按摩治疗

（一）按摩疗法概述

骨科按摩疗法，是矫正骨错筋歪等骨伤科疾病的一种推拿疗法。隋代巢元方《诸病源候论·腕伤诸病候》指出，"卒然致损"而引起"血气隔绝，不能周荣"，通过按摩导引等法可以使气血恢复正常。正骨推拿手法一般可分为正骨手法与推拿手法两类。

临床上使用的手法有拔伸、旋转、屈伸、横挤、分骨、折顶、回旋、纵压、分筋、拨络、理筋、弹筋等 12 种，而每个手法皆有其适应证，如拔伸可纠正短缩和成角；横挤可纠正侧移；折顶可纠正成角或用于折骨等，每种手法均视骨折的具体部位、具体情况而灵活选择应用。由于绝大多数有移位的骨折不是孤立存在的，而是复合移位，如尺桡骨双骨折的短缩移位，必有侧方移位，也可因肌肉牵拉同时发生旋转和成角移位，所以在采用整骨手法进行闭合复位时，单用一种手法就难以奏效，必须同时采用几种手法才能获得满意复位。

（二）按摩操作

用手或掌等部分着力于被按摩的部位，以腕部活动带动操作部位，屈伸往返来回不断，有节奏的直线推动的手法为推动按摩。

推拿疗法大致分为 2 种：一种是主动推拿，又叫自我推拿，是自己对自己进行推拿的一种保健方法；另一种是被动推拿，是由医师或他人对患者进行推拿的疗法。这里所介绍的推拿手法是针对被动推拿来说的，归纳起来，有以下 8 种常用手法：按、摩、推、拿、揉、捏、颤、打。但实际应用中常常是多种手法相互配合进行，而不是单独使用某一种。

1. 按法

这种方法是推拿中最常使用的，即利用指尖或手掌等，在患者身体适当部位，有节奏地一起一落按下，可分为单手按法、双手按法两种。在临床上，推拿两胁下或腹部常用单手按法，有时也用双手按法。对于背部或肌肉丰厚的地方，还可使用单手加压按法，即一只手在下，另一只手轻轻用力压在其手背上的一种方法。

2. 摩法

即用手指或手掌在患者身体的适当部位，给以柔和抚摩。此种方法多配合按法和推法，有常用于上肢和肩端的单手摩法，以及常用于胸部的双手摩法。

3. 推法

即向前用力推动，临床上可分为单手和双手两种推法。由于推与摩不能分开，推中已包括摩，所以推法与摩法常配合使用，如两臂两腿肌肉丰厚处，多用推摩法。中医流传下来的小儿推拿法，其实用的就是推摩法。推摩的手法是多样的，其中最常用的为双手集中推摩法，即把两手集中在一起，使拇指对拇指、食指对食指，两手集中一起往前推动。

4. 拿法

即用单手或双手的拇指与其余四指相对用力，把施术部位的肌肤及其下的组织，稍微用力拿起来。临床上常用的有在腿部或肌肉丰厚处的单手拿法。

5. 揉法

即医师用手贴着患者皮肤，做轻微的旋转揉动。揉法分单手揉和双手揉两种。对于太阳穴等面积较小的部位可用手指揉法，对于背部等面积较大的部位可用手掌揉法。还有单手加压揉法，比如揉小腿，左手按在患者腿肚处，右手则压在左手背上，进行单手加压揉法。此揉法具有消瘀去积，调和血行的作用，对于局部痛点，使用揉法十分合适。

6. 捏法

即在适当部位，利用手指把皮肤和肌肉从骨面上捏起来。捏法和拿法有某些类似之处，但是拿法要用手的全力，捏法则着重在手指上用力。拿法用力要重些，捏法用力要轻些。捏法是推拿中常用的基本手法，常常与揉法配合进行。通过指尖的挤压作用，能改善血液和淋巴循环，从而使皮肤、肌腱的活动能力增强。

7. 颤法

是一种震颤而抖动的推拿手法。操作起来，动作要迅速、短促而均匀，以每秒钟颤动10次左右为宜，也就是每分钟达到600次左右为宜。颤法与"动"分不开，所以又叫颤动手法。将大拇指垂直地按在患者痛点，全腕用力颤动，带动拇指产生震颤性的抖动，叫单指颤动法。用拇指与食指或食指与中指，放在患者痛处或眉头等处，利用腕力进行颤动，叫双指颤动法。

8. 打法

又称为叩击法，使用时手劲要轻重适宜，轻柔而灵活，主要用的是双手。临床上多配合拍法、叩法、击法等一起使用。常用手法有侧掌切击法、平掌拍击法、横拳叩击法和竖拳叩击法等。

（1）侧掌切击法：两手掌侧立，大拇指朝上，小指朝下，指与指间要分开1厘米左右，手掌落下时，手指合拢，抬手时又略有分开，一起一落，两手交替进行。

（2）平掌拍击法：两手掌平放在肌肉上，一上一下有节奏地拍打。

（3）横拳叩击法：两手握拳，手背朝上，拇指与拇指相对，握拳时要放松，指与掌间略留空隙，两拳交替横叩。此法常用于肌肉丰厚处，如腰腿部或肩部。

（4）竖拳叩击法：两手握拳，呈竖立姿势，大拇指在上，小拇指在下，两拳相对。握拳同样要放松，指与掌间要留出空隙。本法常用于背腰部。

以上4种打法，主要用于肌肉较丰厚的地方，如项、肩、背、腰、大腿、小腿等处。叩打的力量，应该先轻后重，再由重到轻，总之，以患者舒适为宜。在打法的速度上，一般是先慢后快，慢时每秒2下，快时逐渐加到6下或8下。无论使用哪一种打法，开头第1下都不能太用力，应软中有硬，刚柔相济，而后逐渐转强。两手掌落下时，既要有力，又要有弹性，使患者感觉舒服。叩打时间一般是1~2分钟，个别情况下，可根据病情延长或缩短时间。这种手法，可在推拿后配合进行，也可与推拿手法交替进行。

（三）按摩的适应证

1. 骨伤疾病

主要病症有颈椎病、落枕、颈椎间盘突出症、前斜角肌综合征、肩关节周围炎、冈上肌肌腱炎、肩峰下滑囊炎、肱二头肌长头肌腱炎、肱骨外上髁炎、肱骨内上髁炎、腕管综合征、腱鞘囊肿、脊椎后关节紊乱、急性腰肌扭伤、慢性腰肌劳损、腰椎间盘突出症、第3腰椎横突综合征、骶髂关节扭伤、梨状肌综合征、髋关节扭伤、退行性膝关节炎、膝关节创伤性滑膜炎、踝关节扭伤、踝管综合征、跟腱周围炎、跟痛症等。

2. 内科疾病

主要病证有胃脘痛、便秘、泄泻、胃下垂、感冒、咳嗽、哮喘、高血压病、眩晕、失眠、中风后遗症、面瘫、阳痿等。

3. 妇产科疾病

主要病证有产后少乳、产后身痛、月经不调、痛经、闭经、围绝经期综合征等。

4. 儿科疾病

主要病证有肌性斜颈、脑性瘫痪、厌食、疳积、惊风、发热、咳嗽、呕吐、小儿麻痹后遗症、桡骨小头半脱位等。

5. 五官科疾病

主要病证有近视、耳鸣、耳聋、鼻炎等。

（四）推拿的禁忌证

1. 各种传染性疾病。
2. 各种恶性肿瘤。
3. 所操作的部位皮肤有烧伤、烫伤或皮肤破损的皮肤病。
4. 结核性和感染性疾病。
5. 胃、十二指肠等急性穿孔、各种出血性疾病。
6. 骨折及较严重的骨质疏松症患者。
7. 月经期、怀孕期的腹部、腰骶部操作。
8. 诊断不明确的急性脊柱损伤或伴有脊髓症状患者，手法可能加剧脊髓损伤。

三、小针刀疗法

（一）小针刀疗法概述

针刀创始人朱汉章教授给出的定义是：凡是以针的理念刺入人体，在人体内又能发挥刀的治疗作用的医疗器械都可称为针刀。因此，针刀可以说是一大类治疗工具的总称。常用的针刀有14型39种，其粗细不一，长短各异，但有一个共同特征，就是似针而非针，却亦针亦刀。为什么这么说呢，因为和针灸针一样，针刀也是细长形状，从远处看确实像一根针，但与针不同的是，其末端不是针尖形状，而是一个扁平的刀刃，这种刀刃可以是平刀，也可以是斜刃或其他形状的刀刃，又像针又像刀，所以叫"针刀"。

（二）小针刀的操作规范

1. 器械准备

针刀，一次性使用，品牌汉章针刀。

2. 详细操作步骤

（1）体位的选择以医师操作时方便，患者被治疗时自我感觉体位舒适为原则。如在颈部治疗，多采用坐位；头部可根据病位选择仰头位或低头位；术区备皮。

（2）在选好体位及选好治疗点后，作局部无菌消毒，用碘伏消毒。医师戴无菌手套，最后确认进针部位，并做以标记。对于身体大关节部位或操作较复杂的部位可敷无菌洞巾，以防止操作过程中的污染。

可作局部麻醉，阻断神经痛觉传导。常用的注射药物有2%利多卡因2.5ml，醋酸曲安奈德1ml，维生素 B_1 2ml，维生素 B_{12} 1ml（每个注射部位）。

3. 治疗时间及疗程

每次每穴切割剥离2~5次即可出针，一般治疗1~5次即可治愈，两次相隔时间可视情况5~7天，疗程3~5次（根据实际病情而定）。

4. 关键技术环节

常用的剥离方式有：

（1）顺肌纤维或肌腱分布方向做铲剥，即针刀尖端紧贴着欲剥的组织做进退推进动作（不是上下提插），使横向粘连的组织纤维断离、松解。

（2）做横向或扇形的针刀尖端的摆动动作，使纵向粘连的组织纤维断离、松解。

（3）做斜向或不定向的针刀尖端划摆动作，使无一定规律的粘连组织纤维断离松解。

剥离动作视病情有无粘连而采纳，注意各种剥离动作，切不可幅度过大，以免划伤重要组织如血管、神经等。

（三）小针刀注意事项

1. 手法操作准确

由于小针刀疗法是在非直视下进行操作治疗，如果对人体解剖，特别是局部解剖不熟悉，手法不当，容易造成损伤，因此医师必须做到熟悉欲刺激穴位深部的解剖知识，以提高操作的准确性和提高疗效。

2. 选穴一定要准确

即选择阿是穴作为治疗点的一定要找准痛点的中心进针，进针时保持垂直（非痛点取穴可以灵活选择进针方式），若偏斜进针易在深部错离病变部位，易损伤非病变组织。

3. 注意无菌操作

特别是做深部治疗，重要关节如膝、髋、肘、颈等部位的关节深处切割时尤当注意。必要时可在局部盖无菌洞巾，或在无菌手术室内进行。对于身体的其他部位只要注意无菌操作便可。

4. 小针刀进针要速而捷

这样可以减轻进针带来的疼痛。在深部进行铲剥、横剥、纵剥等法剥离操作时，手法宜轻，不然会加重疼痛，甚或损伤周围的组织。在关节处做纵向切剥时，注意不要损伤或切断韧带、肌腱等。

5. 术后处理要妥当

术后对某些创伤不太重的治疗点可以做局部按摩，以促进血液循环和防止术后出血粘连。

6. 注意手术好后随访

对于部分病例短期疗效很好，1~2个月后或更长一些时间，疼痛复发，又恢复原来疾病状态，尤其是负荷较大的部位，如膝关节、肩肘关节、腰部等。应注意下述因素：患者的习惯性生活、走路姿势、工作姿势等造成复发；手术解除了局部粘连，但术后创面因缺乏局部运动而造成粘连；局部再次遭受风、寒、湿邪的侵袭所致。因此，生活起居尤当特别注意。

（四）小针刀可能出现的意外情况及处理方法

晕针：针刀疗法属于微创治疗方法，针对病变软组织给予相应的松解治疗，一般并无太大痛苦，但由于每个人的体质不同，也可能会有极少数患者出现疼痛、酸胀等不适感觉，甚至可能会出现晕针现象（临床表现：晕针发生时间短、恢复快，历经2~5分钟。①先兆期，患者多有自述头晕眼花，心悸、心慌、恶心欲吐，四肢无力；②发作期，瞬间晕倒，不省人事或意识恍惚、面色苍白、四肢冰凉、血压偏低、心率减慢、脉搏细弱等；③恢复期，神志清楚，自述全身乏力，四肢酸软，面色由白转红，四肢转温，心率恢复正常，脉搏和缓有力，临床观察以前者多见），此为难以预料的医疗意外，不属于医疗事故。

晕针的预防：①要消除患者的紧张恐惧心理，进行心理疏导，做好解释与安慰工作，有陪伴者可在旁边扶持协助，教会患者放松技巧，与患者聊天、交流、尽可能做到身心放松，减轻疼痛与不适。②了解患者的基本情况，勿在饥饿劳累疲倦、剧烈运动后机体处于应急状态下进行治疗，可稍休息进餐后进行。③协助患者采取适当体位姿势以利机体放松，尤其是易发生晕针患者要采用平卧位。④治疗后注意观察病情变化，一般治疗后需在观察室留观20分钟后方可离去。

处理措施：一旦发生晕针，立即将患者由坐位或站位改为平卧位，以增加脑部供血量，指压人中、合谷穴，然后将患者抬到空气流通处或吸氧，口服热开水或热糖水，适当保暖，数分钟后即可自行缓解。安慰患者，严禁以扶持的方法搬动患者，以免因体位关系加重脑部缺血，使晕针加重。老年人或有心脏病患者，防止发生心绞痛，心肌梗塞或脑部疾病等意外。

（五）小针刀的适应证

1. 颈椎病

取穴：痛点为主穴。阳明经头痛配合谷、内庭穴；少阳经头痛配足临泣、风池穴；太阳经头痛配昆仑、后溪穴。方法：直刺法。轻轻纵剥1~2次即可，可配合局部推拿以增强疗效。

2. 腰椎间盘脱出症

取穴：椎间隙压痛点（椎间关节处），小腿麻木区中点或承山穴。方法：腰部在痛点中心进针刀，针刀尖到达椎间小关节韧带周围组织时进行疏通剥离3~4次出针刀；小腿部位用直刺纵向剥离法即可。

3. 慢性腰肌劳损

取穴：腰部压痛点（肾俞）。方法：同前。可配合拔火罐以加强刺激。

4. 第3腰椎横突综合征

取穴：压痛明显处。方法：以小针刀刀口线和人体纵轴线平行刺入，当刀口接触骨面时，用横行剥离法，感觉肌肉和骨面之间有松动感时即可出针。一般一次即愈，不愈者隔5天后再行第二次。

5. 肱骨外上髁炎（网球肘）

取穴：找出压痛最明显处。方法：使小针刀刀口线和伸腕肌走向平行刺入肱骨外上髁皮下，先用纵行疏通剥离法，向后再用切开剥离法，感觉锐边已刮平，再用横行刮剥法，再疏通一下伸腕肌，伸指总肌，旋后肌肌腱，出针刀，进行包扎。再曲屈肘关节 2~4 次，一般一二次可愈，每次间隔 5 天。

6. 屈指肌腱狭窄性腱鞘炎（弹响指）

取穴：局部痛点。方法：用纵向铲剥法。

7. 足跟痛（足跟骨刺）

取穴：骨刺尖部（压痛最明显处）。方法：患者仰卧于治疗床上，将足放稳，找出最明显的压痛点，常规消毒后，针刀口线和纵轴垂直，针体和足跟成 60 度角，深度直达骨刺尖部，作横行切开剥离和铲削剥离，3~4 次即可出针刀，若一次未愈，隔 5~7 天后可做第二次。

（六）小针刀的禁忌证

1. 一般禁忌

（1）全身发热。

（2）凝血机制不健全者。

（3）严重内脏疾患的发作期。

（4）施术部位坏死或深部脓肿。

（5）施术部位红、肿、热，以及有皮肤疾患。

2. 特定禁忌

（1）脑源性疾患所致的运动系统症状。

（2）因内部脏器器质性病变，反射到体表的牵涉或放射性疼痛，针刀疗法不宜。

（3）急性软组织损伤（需要放血，以及慢性软组织损伤以外伤为诱因的急性发作，不在此范围）。

（4）风湿性肌炎、关节炎，以及类风湿关节炎的化验显示为阳性结果的活动期。

（5）针刀施术部位有重要的神经、血管或主要的脏器、进刀时无法避开，有可能造成损伤者。另外需要特别说明的是，急性软组织损伤时的血管破裂出血，或虽未破裂，但由于神经反射引起血管壁渗透功能增加，血管由外组织渗平衡失调，产生大量组织液集聚在组织间隙内的瘀肿期，以及达到慢性损伤期之前的阶段，都不适合针刀治疗。

四、中药外敷

（一）中药外敷疗法概述

中药外敷是运用中药归经原则，以气味具厚药物为引导率领群药，开结行滞直达病灶，可透入皮肤，产生活血化瘀、通经活络、开窍透骨、祛风散寒等功效。敷于体表的中药刺激神经末梢，通过反射扩张血管，促进局部血液循环，改善周围组织营养，达到消肿、抗感染和镇痛的目的。同时药物在患处通过皮肤渗透到达皮下组织，在局部产生药物浓度的相对优势，从而发挥较强的药理作用。

（二）中药外敷操作

取适量散剂（中药对症用药），加温水、米醋、香油等调和成泥状，外敷疼痛部位，外用保鲜膜、胶布覆盖固定（胶布）患处。每日或晚睡前外敷，揭去（6~8小时）。如有局部皮肤红肿疼痛，可能为过敏症状，请立即停药，必要时与医师联系。

（三）中药外敷适应证

1. 呼吸疾病

反复感冒、哮喘、慢性咳嗽、支气管炎、肺气肿、支气管哮喘、变应性鼻炎、反复发作的呼吸道感染等。

2. 颈肩腰腿痛

颈椎病、腰椎病、肩周炎、关节炎等。

3. 五官疾病

变应性鼻炎、慢性鼻窦炎、慢性咽喉炎等。

4. 消化疾病

胃痛、胃胀、消化性溃疡、慢性结肠炎、胃肠功能紊乱等。

5. 妇产科疾病

痛经、宫寒、下焦虚寒、带下量多、产后头痛、坐月伤风等。

6. 小儿常见疾病

消化不良、厌食、哮喘、咳嗽、抵抗力低下等。

（四）中药外敷禁忌证

1. 注意保持敷料湿润与创面清洁。
2. 大疱性皮肤病及表皮剥脱松解不宜使用。

五、中药熏蒸

（一）中药熏蒸疗法概述

中药熏蒸疗法，又叫蒸汽治疗疗法、汽浴治疗疗法、中药雾化透皮治疗疗法，是以中医理论为指导，利用药物煎煮后所产生的蒸汽，通过熏蒸机体达到治疗目的的一种中医外治治疗疗法。早在《黄帝内经》中就有"摩之浴之"之说，《理渝骈文》曾指出"外治之理，即内治之理；外治之药，即内治之药，所异者法耳"。实践证明，中药熏蒸治疗疗法作用直接，疗效确切，适应证广，无不良反应。皮肤是人体最大的器官，面积很大，毛孔很多，除具有防御外邪侵袭的保护作用外，还具有分泌、吸收、渗透、排泄、感觉等多种功能。中药熏蒸治疗疗法就是利用皮肤的生理特性，使药物通过皮肤表层吸收、角质层渗透和真皮转运进入血液循环而发挥药理效应。中药熏蒸集中了中医药疗、热疗、汽疗、中药离子渗透治疗疗法等多种功能，融热度、湿度、药物浓度于一体，因病施治，药物对症，可有效治疗多种皮肤疾病。通过可调式中药熏蒸治疗方法，采用电脑控制的中医理疗，直接对中药进行蒸煮，免去了传统的那种需要先将中药煎煮成液体的繁复过程，通过由源源不断的热药蒸汽以对流和传导的方式直接作用于人体，扩张局部和全身的血管，促进体表组织的血液循环，改善皮肤的吸收作用，促进汗腺的大量分泌，加速皮肤的新陈代谢；同时由熏蒸药物中逸出的中药粒子（分子或离子）作用于体表直接产生杀虫、杀菌、消炎、止痒、止痛等作用，或经透皮吸收人体通过激发组织细胞受体的生物化学过程发挥药疗作用，进而消除病灶。

（二）中药熏蒸适应证

1. 皮肤类疾病

中药熏蒸的治疗过程中，由于中药药理作用和药气的温热刺激使全身皮肤温度升高，皮肤毛细血管扩张，促进血液及淋巴液循环，促进新陈代谢，使周围组织营养得以改善，药气的温热刺激使全身毛孔开放，全身出汗，让体内的邪毒随汗排出体外。所有中药熏洗对治疗银屑病、皮炎、痤疮、皮肤瘙痒等皮肤病效果显著。

2. 骨伤类疾病

中药熏洗对颈椎病、腰椎间盘突出及肩周炎的疗效很好。尤其是对缓解急性腰椎间盘突出和急性腰扭伤的疼痛疗效显著。中药熏洗在治疗骨折后期疼痛、肿胀、痉挛、关节僵硬效果甚好，并能加快软组织损伤的康复。

3. 风湿类疾病

中药熏洗治疗风湿、类风湿关节炎疗效确切，对减轻关节肿胀、消除滑膜的纤维化，修复关节的强直畸形有明显作用。中药熏洗对早、中期强直性脊柱炎的脊柱僵硬有很好的改善作用。

4. 内科疾病

中药熏洗对感冒、胃痛、神经衰弱引起的失眠、慢性肠炎、肾病尿毒症、便秘等病疗效显著。还对中风、糖尿病及周围血管病变引起肢体感觉障碍、中风及截瘫引起的肌张力增高有很好的疗效。

5. 美体减肥

中药熏蒸可使皮肤毛细血管扩张，促进血液及淋巴液循环，增加能量消耗，促进脂肪分解，同时中草药中含有的生物碱、氨基酸、维生素等中药离子透皮吸收提高皮肤免疫力，保护表皮细胞的和皮肤弹性，延缓衰老，清除多余脂肪，能起到减肥和美肤的作用。

（三）中药熏蒸的禁忌证

1. 孕妇及月经期妇女。

2. 严重出血者。

3. 心脏病、高血压严重病危者。

4. 结核病。

5. 心衰、肾衰患者。

6. 动脉瘤。

7. 温热感觉障碍。

六、中药药浴

（一）中药药浴疗法的概述

中药药浴（简称药浴）是在浴水中加入一定量的中草药，以适当的温度通过一定的方法洗浴全身或局部，以达到缓解疾病的一种外治方法。广义药浴是运用中药配制成药液，通过湿敷、熏洗、熏蒸、浸浴、淋洗等方法进行全身或局部洗浴；狭义药浴是运用中药煎煮取汁，将躯体及四肢浸泡于药液中的方法，即浸浴疗法。

（二）中药药浴操作

1. 湿敷疗法

基本操作：用6~8层纱布（可预先制成湿敷垫备用）浸入新鲜配置的药液中，待吸透药液后取出，拧至不滴水为度，随即敷于患处，务必使其与皮损紧密接触，大小与皮损相当，每次30~40分钟，每隔5~10分钟更换1次湿敷纱布，每天1~2次。

（1）冷湿敷法。将湿敷垫浸入药液，温度以0~10℃为宜，将湿敷垫拧至不滴水为度，敷于患处，保持敷料较长时间湿润，每隔10分钟更换1次。

（2）热湿敷法。将湿敷垫浸入药液，温度以30~40℃为宜，操作方法同上。

（3）开放性湿敷。湿敷垫覆盖在皮损后不包扎，每隔5~10分钟取下湿敷垫，再浸入药液中，重复基本操作。

（4）闭合性湿敷。湿敷垫覆盖在皮损后，再加盖油纸或塑料布等，每隔30分钟取下湿敷垫，再浸入药液中，重复基本操作。

2. 熏洗疗法

（1）将浴室温度调节于20~22℃，根据患者病情，辨证选用中药，将煮沸的药液倒入容器中，使药物蒸气作用于患处。

（2）待药液温度降至38~40℃时，加入适量温水，药液与水的比例为3∶10，患者将躯体及四肢浸泡于药液中，每次熏洗20~30分钟，以出汗为宜，每日1~2次。

3. 浸浴疗法

将浴室温度调节于20~22℃，根据患者病情，辨证选用中药，把煎好的药液倒入木桶或浴缸内，加适量温开水，药液与水的比例为3∶10。

（1）全身浸浴。水温调至38~40℃；使患者躯体及四肢浸泡于药液中，每日1~2次，每次20~30分钟。

（2）局部浸浴。将煎好的药液放至木桶或足盆内，再加入适量温热水，将患处浸泡于药液中，每日1~2次，每次20~30分钟。

4. 淋洗疗法

（1）按药物煎煮方法，煎煮出1000~2000ml浓度为10%~30%的药液，可将药液装入带细眼的小喷壶内，淋洒于体表患处。

（2）将6~8层纱布浸透药液，然后拧挤纱布使药液淋洒于体表患处。亦可用一个小盆装药液，缓缓将药液倾倒于体表患处，每次10~15分钟，每日1~2次。

（三）中药药浴适应证

1. 湿敷疗法适应证

开放性冷湿敷主要用于皮肤潮红、肿胀、糜烂及渗出明显者，如急性皮炎、急性湿疹、化脓性或感染性皮肤病等；闭合性热湿敷主要用于慢性肥厚、角化性皮损，或有轻度糜烂、少量渗液者，如慢性单纯性苔藓、慢性湿疹等。

2. 熏洗疗法适应证

（1）全身熏洗：皮肤瘙痒症、慢性单纯性苔藓、慢性湿疹、特应性皮炎、系统性硬皮病、银屑病、荨麻疹、玫瑰糠疹、扁平苔藓、疥疮等。

（2）局部熏洗：手足皲裂、手足癣、手部湿疹、汗疱疹、石棉状糠疹、斑秃、毛囊炎、脂溢性皮炎、脂溢性脱发、肛周湿疹、阴部湿疹、外阴瘙痒症、肛周瘙痒症等。

3. 浸浴疗法适应证

（1）全身浸浴：皮肤瘙痒症、玫瑰糠疹、银屑病、剥脱性皮炎、慢性湿疹、特应性皮炎、鱼鳞病、系统性硬皮病、皮肤硬肿病、慢性单纯性苔藓等。

（2）局部浸浴：皮肤淀粉样变病、脂溢性皮炎、真菌性皮肤病、手足皲裂、汗疱疹、脂溢性脱发、肛周湿疹、阴部湿疹、外阴瘙痒症、肛周瘙痒症等。

4. 淋洗疗法适应证

各种感染性皮肤病，如脓疱疮、疥疮、脓癣、趾间糜烂型足癣、手足癣继发感染等；慢性肥厚性、角化性皮肤病，如慢性单纯性苔藓、皮肤淀粉样变病等；渗出、痂皮较多的皮肤病，如多形性红斑等。

（四）中药药浴禁忌证

有活动性肺结核、急慢性肝炎及其他传染病的患者，严重心脏病或合并有心功能不全的患者，肝硬化中晚期及肝功能不全的患者，高热性疾病及有败血症倾向的患者，精神病、癫痫等不能自我约束的患者，禁用熏洗疗法、熏蒸疗法；有出血倾向的患者，处于脑血管意外危险期及不稳定期的患者，妇女在月经期及妊娠期禁忌药浴治疗。

七、穴位注射治疗

（一）穴位注射疗法概述

穴位注射疗法是针刺疗法之一，即水针疗法。"水针"又称"穴位注射"，是选用中西药物注入有关穴位以治疗疾病的一种方法。

1. 用具

使用消毒的注射器和针头。根据使用药物的剂量大小及针刺的深度选用不同的注射器和针头。常用的注射器为1ml（用于耳穴和眼区穴位）、2ml、5ml、10ml、20ml；常用针头为4~6号普通注射针头，牙科用5号长针头及封闭用长针头。

2. 常用药物

水针的常用药物有以下几类：

（1）中草药制剂。复方当归注射液、丹参、板蓝根、威灵仙、徐长卿、夏天无、肿节风、丁公藤、鱼腥草、银黄注射液等多种中草药注射液。

（2）维生素制剂。如维生素 B_1、维生素 B_6、维生素 B_{12}，维生素 C、维生素 K_3 等。

（3）其他常用药物。如葡萄糖注射液、生理盐水、盐酸普鲁卡因注射液，注射用水等。许多供肌肉注射用的药物也可考虑作小剂量穴位注射。

（二）操作方法

1. 操作程序

根据所选穴位及用药量的不同选择合适的注射器和针头。局部皮肤常规消毒后，用无痛快速进针法将针刺入皮下组织，然后缓慢推进或上下提插，探得酸胀等"得气"感应后，回抽一下，如无回血，即可将药物推入。一般疾病用中等速度推入药液；慢性病体弱者用轻刺激，将药液缓慢轻轻推入；急性病体强者可用强刺激，快速将药液推入。如需注入较多药液时，可将注射针由深部逐步提出到浅层，边退边推药，或将注射针更换几个方向注射药液。

2. 注射角度与深浅

根据穴位所在部位与病变组织的不同要求，决定针刺角度及注射的深浅。同一穴位可从不同的角度刺入。也可按病情需要决定注射深浅度，如三叉神经痛于面部有触痛点，可在皮内注射成一"皮丘"；腰肌劳损多在深部，注射时宜适当深刺等。

3. 药物剂量

穴位注射的用药剂量决定于注射部位及药物的性质和浓度。头面部和耳穴等处用药量较小，每个穴位一次注入药量为 0.1～0.5ml，四肢及腰背部肌肉丰厚处用药量较大，每个穴位一次注入药量为 2～15ml；刺激性较小的药物，如葡萄糖、生理盐水等用量较大，若软组织劳损时，局部注射葡萄糖液可用 10～20ml，而刺激性较大的药物（如乙醇）及特异性药物（如阿托品、抗生素）一般用量较小，即所谓小剂量穴位注射，每次用量多为常规用量的 1/10～1/3。中药注射液的常用量为 1～2ml。

4. 疗程

每日或隔日注射 1 次，反应强烈者亦可隔 2～3 日 1 次，穴位可左右交替使用。10次为一疗程，休息 5～7 天再进行下一个疗程的治疗。

（三）适用范围

水针疗法的适用范围较广，凡是针灸的适应证大部分都可用本法治疗。

1. 运动系统疾病。痹证（肩周炎、风湿性关节炎），腰腿痛（腰肌劳损、骨质增生、椎间盘突出），扭伤等。

2. 神经系统疾病。头痛、不寐、口眼歪斜、痿证、三叉神经痛、坐骨神经痛、肋间神经痛、癫狂痫证等。

3. 消化系统疾病。胃痛（胃下垂、溃疡病、胃肠神经官能症），腹泻，痢疾等。

4. 呼吸系统疾病。咳嗽（急慢性支气管炎、上呼吸道感染），哮喘，肺结核等。

5. 心血管病。心悸（心动过速），心痛（冠心病、心绞痛），高血压等。

6. 外科、皮肤科疾病。乳痈，肠痈，腹痛（溃疡病穿孔、肠梗阻、胆石证、胆道感染），淋证（尿路结石），风疹，痤疮，银屑病等。

7. 五官科疾病。咽喉肿痛、目赤肿痛、中耳炎、鼻炎等。

8. 妇产科、小儿科疾病。阴挺（子宫脱垂）、催产；小儿肺炎、小儿腹泻等。

9. 用于外科手术的麻醉。穴位注射施行针麻的在五官科中用的最多，用穴有体穴、耳穴，用药有生理盐水，维生素 B_1 注射液及洋金花等中药制剂。

（四）注意事项

1. 治疗时应对患者说明治疗特点和注射后的正常反应。

2. 严格遵守无菌操作、防止感染，最好每注射 1 个穴位换 1 个针头。使用前应注意药物的有效期，不要使用过期药。并注意检查药液有无沉淀变质等情况，如已变质即应停止使用。

3. 注意药物的性能、药理作用、剂量、配伍禁忌、不良反应和过敏反应。凡能引起过敏反应的药物（如青霉素、链霉素，盐酸普鲁卡因等）必须先做皮试，皮试阳性者不可应用。不良反应较严重的药物，不宜采用。刺激作用较强的药物，应谨慎使用。

4. 一般药液不宜注入关节腔、脊髓腔和血管内。注射时如回抽有血，必须避开血管后再注射。如误入关节腔可引起关节红肿热痛等反应；如误入脊髓腔，会损害脊髓，切须注意。

5. 在神经干旁注射时，必须避开神经干，或浅刺以不达神经干所在的深度。若神经干较浅，可超过神经干之深度，以避开神经干。若针尖触到神经干，患者有触电感，就须退针，改换角度，避开神经干后再注射，以免损伤神经，带来不良后果。

6. 躯干部穴位注射不宜过深，防止刺伤内脏。背部脊柱两侧穴位针尖可斜向脊柱，避免直刺而引起气胸。

7. 年老体弱者，注射部位不宜过多，用药剂量可酌情减少，以免晕针。孕妇的下腹、腰骶部和三阴交、合谷等孕妇禁针穴位，一般不宜作穴位注射，以免引起流产。

八、放血疗法

（一）放血疗法概述

放血疗法就是指用三棱针、粗毫针或小尖刀刺破穴位浅表脉络，放出少量血液，以外泄内蕴之热毒，达到治疗疾病的一种方法，具有消肿止痛、祛风止痒、开窍泄热、镇吐止泻、通经活络之功效。

（二）放血疗法操作

1. 缓刺

适用于静脉放血，如曲泽、委中、太阳等穴，先用橡皮带在应刺的部位上束扎，术

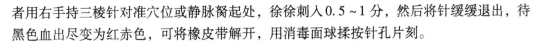

者用右手持三棱针对准穴位或静脉臑起处，徐徐刺入0.5~1分，然后将针缓缓退出，待黑色血出尽变为红赤色，可将橡皮带解开，用消毒面球揉按针孔片刻。

2. 速刺

适用于咽痛、目赤肿痛、中暑、中风等症。咽痛刺少商；中暑刺十宣；中风刺十二井等穴。刺时先用拇指、食指和中指捏紧应刺的穴位。右手持三棱针或毫针迅速刺入0.5~1分，立即退针，然后用手挤压局部，使之出血。

3. 挑刺

这种刺法适用于手、胸、背部或头面及肌肉浅薄的穴位。针刺时对准局部红疹点，用左手将红疹点周围肌肉捏起来，右手持三棱针横挑出血。

4. 围刺

适用于痈肿、痹症、瘟毒等症。围绕红肿处周围用三棱针点刺几针或几十针，然后用两手轻轻挤压或者用火罐吸拔，使恶血出尽，以消肿痛。

5. 密刺

适用于皮肤病，如顽癣等。刺时用梅花针扣打患处，使局部微微出血。

（三） 放血疗法适应证

刺络疗法可对一百二十多种病症进行治疗，外科、内科、骨伤科、疼痛科、妇科、儿科、五官科、皮肤科等方面的疾病均可应用。多用于局部疼痛（咽痛、头痛、三叉神经痛、关节痛、腰腿痛、颈肩痛、肩周炎、痛风、牙痛、痛经等），中风，中暑，高血压，高血脂，高热，咳喘，结膜炎，睑腺炎，角膜炎，中耳炎，腮腺炎，乳腺炎，湿疹，荨麻疹，风疹，痤疮，带状疱疹，面瘫，心悸，多汗，耳聋，耳鸣，失眠，抽筋，静脉曲张，静脉瘤，肋膜炎，颞颌关节炎，急性肠胃炎，肠炎，痔疮等。但并不是所有病症都能使用刺络放血方法。中医辨证为实证、热证，有毒症、有血瘀的情况下，若出现发烧、局部红肿热痛等，多用刺络疗法。

（四） 放血疗法注意事项

1. 放血前应解除患者的思想顾虑，最好采取卧位，随时观察患者的反应和面色。
2. 由于三棱针刺后针孔较大，必须严密消毒、防止感染。
3. 针锋要锐利，针刺时不要用力过猛，不要刺中动脉。
4. 气血虚弱、妇女产后及有自发出血倾向，或损伤后出血不止者，不宜使用此法。

九、拔罐疗法

（一） 拔罐疗法概念

拔罐又名"火罐气""吸筒疗法"，古称"角法"。这是一种以杯罐作工具，借助热力排去其中的空气从而产生负压，使之吸着于皮肤，造成瘀血现象的一种疗法。

（二）拔罐疗法的分类

1. 竹筒火罐

取坚实成熟的竹筒，一头开口，一头留节作底，罐口直径有 3 厘米、4 厘米、5 厘米三种，长 8～10 厘米。口径大的，用于面积较大的腰背及臀部。口径小的，用于四肢关节部位。至于日久不用的竹火罐，由于过于干燥，容易透进空气，故临用前，可用温水浸泡几分钟，使竹罐质地紧密不漏空气，然后再使用。南方产竹，多用竹罐。

2. 陶瓷火罐

使用陶土，做成口圆肚大的罐，再涂上黑釉或黄釉，经窑里烧制而成。有大、中、小和特小的几种，陶瓷罐因里外光滑、吸拔力大、经济实用，北方农村多喜用之。

3. 玻璃火罐

是用耐热硬质玻璃烧制而成。形似笆斗，肚大口小，罐口边缘略向外突，分 1 型、2 型、3 种号型。由于玻璃火罐清晰透明，便于观察，罐口光滑吸拔力好，因此被广泛使用。

4. 抽气罐

用青霉素、链霉素药瓶或类似的小药瓶，将瓶底切去磨平，切口须光洁，瓶口的橡皮塞须保留完整，便于抽气时应用。一般用透明塑料制成，不易破碎。上置活塞，便于抽气。

（三）拔罐疗法操作

1. 投火法

将薄纸卷成纸卷，或裁成薄纸条，待燃烧至 1/3 时，投入罐中，之后迅速将火罐叩在选定的部位上。需注意的是投火时，无论使用的是纸卷或是纸条，都必须高出罐口 1 寸多，待其燃烧至 1 寸左右后，纸卷或纸条，都能斜立罐内一边，这时火焰不会烧着患者皮肤。初学投火法者，还可在选定部位，放一层湿纸，或涂点水，让其吸收热力，保护患者皮肤。

2. 闪火法

用 7～8 号粗铁丝，一头缠绕石棉绳或线带，蘸 95% 浓度的酒精，之后用酒精灯或蜡烛燃着，将带有火焰的酒精棒一头，往罐底一闪，迅速撤出。然后马上将火罐扣在选定的部位上。闪火法的优点是：当闪动酒精棒时火焰已离开火罐，罐内无火，可避免烫伤。

3. 滴酒法

向罐内壁中部，滴 1～2 滴酒精，然后将罐子转动一周，使酒精均匀附着于罐子内壁上（不要沾罐口），然后用火柴将酒精燃着，迅速将罐口朝下扣在选定的部位上。

4. 贴棉法

扯取大约 0.5 厘米见方的脱脂棉一小块，薄蘸酒精，紧贴在罐壁中段，用火柴燃着，马上将罐子扣在选定的部位上。

5. 架火法

准备 1 个不易燃烧及传热的块状物，直径 2～3 厘米，放在选定部位上，上置小块酒

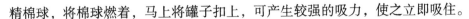

精棉球，将棉球燃着，马上将罐子扣上，可产生较强的吸力，使之立即吸住。

6. 水罐法

一般用竹罐。先将罐子放在锅内加水煮沸，使用时将罐子倾倒用镊子夹出，甩去水液，或用折叠的毛巾紧扪罐口，趁热按在皮肤上，即能吸住。

7. 抽气法

先将青霉素、链霉素等废瓶磨成的抽气罐紧扣在需要拔罐的部位上，用注射器从橡皮塞抽出瓶内空气，使产生负压，即能吸住。或用抽气筒套在塑料杯罐活塞上，将空气抽出，即能吸着。

（四）拔罐疗法操作方法

1. 准备材料

玻璃火罐 2 个（备用 1 个），根据部位，选择号型，镊子 1 把，95% 酒精 1 小瓶（大口的），棉花球 1 瓶，火柴 1 盒，新毛巾 1 条，香皂 1 块，脸盆 1 个。

2. 拔罐前检查

检查病情，明确诊断，是否合乎适应证。检查拔罐的部位和患者体位是否合适。检查罐口是否光滑和有无残角破口。

3. 操作方法

先用干净毛巾，蘸热水将拔罐部位擦洗干净，然后用镊子镊紧棉球稍蘸酒精，火柴燃着，用闪火法，往玻璃火罐里一闪，迅速将罐子扣住在皮肤上。

4. 留罐时间

过去留罐时间较长，从 10 分钟到 30 分钟以上的都有，这种长时间留罐，容易使局部皮肤黑紫一片，瘀血严重，吸收困难。因此，现在留罐时间一般较前缩短，根据患者身体强弱以及浅层毛细血管渗出血液情况，可以考虑改 3~6 分钟比较合适。实践证明，短时间留罐比长时间留罐好处多。严重瘀血减为轻微渗出血或充血，不仅便于吸收，增强抗病能力，不留斑痕；亦可防止过度治疗，造成水泡伤引起感染；留罐时间虽短，但疗效较高。

5. 起罐

左手轻按罐子，向左倾斜，右手食指、中指在倾斜对侧罐口的肌肉处，轻轻下按，使罐口漏出空隙，透入空气。罐体吸力消失，罐子自然脱落。

6. 火力大小

火力大小，也要掌握好。酒精多火力大则吸拔力大；酒精少火力小则吸拔力小。还有罐子扣得快则吸力大；扣得慢则吸力小。这些都可临时掌握。

7. 间隔时间

可根据病情来决定。一般讲来，慢性病或病情缓和的，可隔日一次。病情急的可每日一次，例如发高烧，急性类风湿，或急性胃肠炎等病，每天一次、二次，甚至三次，皆不为过，但留罐时间却不可过长。

8. 疗程

一般以 12 次为一疗程，如病情需要，可再继续几个疗程。

9. 部位

肩端、胸、背、腰、臀、肋窝以及颈椎、足踝、腓肠肌等肌肉丰厚、血管较少的部位，皆可拔罐。另外还可根据病情，疼痛范围，可拔 1~2 个或 4~6 个甚至 10 个玻璃火罐。

（五）拔罐疗法适应证

1. 呼吸系统适应证

急性及慢性支气管炎、哮喘、肺水肿、肺炎、胸膜炎。主穴：大杼、风门、肺俞、膺窗。

2. 消化系统适应证

急性及慢性胃炎、胃神经痛、消化不良症、胃酸过多症。主穴：肝俞、脾俞、胃俞、隔俞、章门。急性及慢性肠炎。主穴：脾俞、胃俞、大肠俞、天枢。

3. 循环系统适应证

高血压。主穴：肝俞、胆俞、脾俞、肾俞、委中、承山、足三里，重点多取背部及下肢部。心脏供血不足。主穴：心俞、膈俞、膏肓俞、章门。

4. 运动系统适应证

颈椎关节、肩关节、肩胛、肘关节痛。主穴：压痛点及其关节周围拔罐。背痛、腰椎痛、骶椎痛，髋痛。主穴：根据疼痛部位及其关节周围拔罐。膝痛、踝部痛、足跟痛。主穴：在疼痛部位及其关节周围，用小型玻璃火罐，进行拔罐。

5. 神经系统适应证

神经性头痛、枕神经痛。主穴：大椎、大杼、天柱（加面垫）、至阳。肋间神经痛。主穴：章门、期门、及肋间痛区拔罐。坐骨神经痛。主穴：秩边、环跳、委中。

6. 因风湿劳损引起的四肢神经麻痹证

主穴：大椎、膏肓俞、肾俞、风市，及其麻痹部位。颈肌痉挛。主穴：肩井、大椎、肩中俞、身柱。腓肠肌痉挛。主穴：委中、承山及患侧腓肠肌部位。面神经痉挛。主穴：下关、印堂、颊车，用小型罐，只能留罐 6 秒钟，起罐，再连续拔 10 次到 20 次。膈肌痉挛。主穴：隔俞、京门。

7. 妇科方面的适应证

痛经。主穴：关元、血海、阿是穴。闭经。主穴：关元、肾俞。月经过多。主穴：关元、子宫。白带。主穴：关元、子宫、三阴交。盆腔炎。主穴：秩边、腰俞、关元俞。

（六）拔罐疗法禁用或慎用拔罐疗法

1. 高热、抽搐、痉挛发作者不宜拔罐。

2. 有出血倾向的患者慎用，更不宜刺络拔罐，以免引起大出血。

3. 有严重肺气肿的患者，背部及胸部不宜负压吸拔。心力衰竭或体质虚弱者，不宜用拔罐治疗。

4. 骨折患者在未完全愈合前不可拔罐，以避免影响骨折对位及愈合。急性关节扭伤者，如韧带已发生断裂，不可拔罐。

5. 皮肤溃疡、破裂处，不宜拔罐。在疮疡部位脓未成熟的红、肿、热、痛期，不宜在病灶拔罐。面部疖肿禁忌拔罐，以免造成严重后果。局部原因不明的肿块，亦不可随便拔罐。

6. 孕妇的腰骶及腹部不宜拔罐。

7. 恶性肿瘤患者不宜拔罐。

8. 过饥，醉酒，过饱，过度疲劳者均不宜拔罐。

十、艾灸疗法

（一）艾灸疗法概念

艾灸疗法古称"灸焫"，指以艾绒为主要材料，点燃后直接或间接熏灼体表穴位的一种治疗方法。也可在艾绒中掺入少量辛温香燥的药末，以加强治疗作用。该法有温经通络、升阳举陷、行气活血、祛寒逐湿、消肿散结、回阳救逆等作用。并可用于保健，对慢性虚弱性疾病和风、寒、湿邪为患的疾病尤为适宜。因其制成形式及运用方法的不同，又可分为艾条灸、艾炷灸、温针灸和温灸器灸等。

（二）艾灸疗法适应证

1. 胎位不正可灸至阴。

2. 保健可灸足三里、肾俞、气海及关元。

3. 气虚下陷之内脏下垂、阴挺、脱肛可灸百会。

4. 阳气虚脱之四肢厥冷可隔盐灸神阙。

5. 感冒头痛可灸大椎、太阳、完骨、头窍阴、率谷及风池。

6. 急性支气管炎可灸肺俞、定喘及合谷。

7. 慢性支气管炎可灸肺俞、膻中、脾俞、膏肓俞及太渊。

8. 咳嗽可灸膻中、肺俞、膏肓、天突、风门及列缺。

9. 便秘可灸天枢和足三里。

10. 急性胃肠炎可灸天枢、中脘、气海、上巨虚。

11. 腹痛可灸气海、中脘、内庭、脾俞。

12. 失眠可灸涌泉、膏肓。

13. 心绞痛可灸心俞、至阳、厥阴俞、膻中、内关。

14. 尿潴留可灸三阴交、中极、膀胱俞。

15. 小儿遗尿可灸关元、肾俞及三阴交。

16. 前列腺炎可灸中极、阴陵泉、三阴交、气海、腰阳关。

17. 阳痿可灸中极、关元、肾俞、命门。

18. 风湿性关节炎可灸曲池、足三里、血海及肝俞。

19. 类风湿关节炎可灸曲池、足三里、八风及八邪。

20. 月经不调可灸中极、关元、太溪、子宫。

21. 月经后期可灸关元、三阴交、气海、子宫。

22. 痛经可灸三阴交、关元、中极、合谷、子宫。

23. 带下病可灸白环俞、气海、三阴交、带脉、归来。

24. 乳腺增生可灸阿是穴（乳房肿块处）、肩井、天突、肝俞、三阴交。

25. 落枕可灸天柱、大椎、风池、肩外俞、肩中俞。

26. 颈椎病可灸天柱、大椎、合谷、后溪、风池。

27. 肩周炎可灸肩髎、风池、曲池、肩髃、肩部阿是穴。

28. 腰椎间盘突出症可灸后溪、足三里、命门、腰阳关、肾俞。

29. 梨状肌综合征可灸环跳、秩边、承扶、殷门、委中。

30. 足跟痛可灸申脉、太溪、昆仑、照海、解溪。

31. 过敏性鼻炎可灸风池、足三里、迎香、合谷。

32. 斑秃可灸阿是穴、风池、头维。

（三）艾灸疗法操作

1. 直接灸

将大小适宜的艾炷，直接放在皮肤上施灸。若施灸时需将皮肤烧伤化脓，愈后留有瘢痕者，称为瘢痕灸。若不使皮肤烧伤化脓，不留瘢痕者，称为无瘢痕灸。

2. 瘢痕灸

又名化脓灸：施灸时先将所灸腧穴部位，涂少量的大蒜汁，以增加黏附和起到刺激作用，然后将大小适宜的艾炷置于腧穴上，用火点燃艾炷施灸。每壮艾炷必须燃尽，除去灰烬后，方可继续易炷再灸，待规定壮数灸完为止。施灸时由于火烧灼皮肤，因此可产生剧痛，此时可用手在施灸腧穴周围轻轻拍打，借以缓解疼痛。在正常情况下，灸后1周左右，施灸部位化脓形成灸疮，5~6周左右，灸疮自行痊愈，结痂脱落后而留下瘢痕。临床上常用于治疗哮喘、肺结核、高血压、心脑血管病和瘰疬等慢性疾病。

3. 无瘢痕灸

施灸时先在所灸腧穴部位涂以少量的凡士林，以使艾炷便于黏附，然后将大小适宜的艾炷，置于腧穴上点燃施灸，当灸炷燃剩五分之二或四分之一且患者感到微有灼痛时，即可易炷再灸。若用麦粒大的艾炷施灸，当患者感到有灼痛时，医者可用镊子柄将艾炷熄灭，然后继续易位再灸，按规定壮数灸完为止。一般应灸至局部皮肤红晕而不起泡为度。因其皮肤无灼伤，故灸后不化脓，不留瘢痕。一般虚寒性疾患，均可此法。

4. 间接灸

是用药物将艾炷与施灸腧穴部位的皮肤隔开，进行施灸的方法。如生姜间隔灸、隔盐灸等。

（1）隔姜灸是用鲜姜切成直径2~3厘米、厚0.2~0.3厘米的薄片，中间以针刺数孔，然后将姜片置于应灸的腧穴部位或患处，再将艾炷放在姜片上点燃施灸。当艾炷燃尽，再易炷施灸。灸完所规定的壮数，以使皮肤红润而不起泡为度。常用于因寒而到的呕吐、腹痛、腹泻及风寒痹痛等。

（2）隔蒜灸。用鲜大蒜头，切成厚 0.2~0.3 厘米的薄片，中间以针刺数孔，然后置于应灸俞腧或患处，然后将艾炷放在蒜片上，点燃施灸。待艾炷燃尽，易炷再灸，直至灸完规定的壮数。此法多用于治疗瘰疬，肺结核及初起的肿疡等症。

（3）隔盐灸。用纯净的食盐填敷于脐部，或于盐上再置一薄姜片，上置大艾炷施灸。多用于治疗伤寒阴证或吐泻并作，中风脱证等。

（4）隔附子饼灸。将附子研成粉末，用酒调和做成直径约 3 厘米、厚约 0.8 厘米的附子饼，中间以针刺数孔，放在应灸腧穴或患处，上面再放艾炷施灸，直到灸完所规定壮数为止。多用治疗命门火衰而致的阳痿、早泄或疮疡久溃不敛等症。

（四）艾灸疗法的注意事项

1. 掌握热量，防止烫伤，尤其对局部皮肤知觉减退及昏迷患者要更加注意。

2. 做好防护，以防艾火掉下烧伤皮肤或烧坏衣褥。使用温针灸时，可用硬纸片剪一小孔，套住针体平放在进针处，即可避免艾火直接掉落于皮肤上。施灸后艾条必须彻底熄灭，以防失火。

3. 艾炷灸容易起泡，应注意观察，已起泡者不可擦破，可任其自然吸收；如水泡过大，可用经 75% 浓度的酒精消毒后的注射器将泡内液体抽出，外涂碘伏，再用敷料保护，以防感染。

4. 极少数患者灸后可见头晕、口干、鼻衄、乏力，此时应减少灸量。

（五）艾灸疗法的禁忌证

1. 凡实热证或阴虚发热、邪热内炽等证，如高热、高血压危象、肺结核晚期、大量咯血、呕吐、严重贫血、急性传染性疾病、皮肤痈疽疮疖并有发热者，均不宜使用艾灸疗法。

2. 器质性心脏病伴心功能不全、精神分裂症、孕妇的腹部与腰骶部，均不宜施灸。

3. 颜面部、颈部及大血管走行的体表区域、黏膜附近，均不宜施灸。

4. 空腹、过饱、极度疲劳者应谨慎施灸。

十一、刮痧疗法

（一）刮痧疗法概念

刮痧疗法是指用光滑的硬物器具或手指、金属针具、柔软的线索团等，在人体表面特定部位反复进行刮、挤、揪、捏、刺等物理刺激，造成皮肤表面瘀血点、瘀血斑或点状出血，通过刺激体表络脉，改善人体气血流通状态，从而达到扶正祛邪、排泄瘀毒、退热解惊、开窍益神等功效。

（二）刮痧疗法的适应证

1. 痧症（多发于夏秋两季，微热形寒，头晕、恶心、呕吐，胸腹或胀或痛，甚则上吐下泻，多起病突然）。取背部脊柱两侧自上而下刮治，如见神昏可加用眉心、太阳穴。

2. 中暑。取脊柱两旁自上而下轻轻顺刮，逐渐加重。

3. 伤暑表证。取患者颈部痧筋（颈项双侧）刮治。

4. 伤暑里证。取背部刮治，并配用胸部、颈部等处刮治。

5. 湿温初起（见感冒、厌食、倦怠、低热等证）。取背部自上而下顺刮，并配用苎麻蘸油在腘窝、后颈、肘窝部擦刮。

6. 感冒。取生姜、葱白各 10 克，切碎和匀布包，蘸热酒先刮擦前额、太阳穴，然后刮背部脊拄两侧，也可配刮肘窝、腘窝。如有呕恶者加刮胸部。

7. 发热咳嗽。取颈部向下至第四腰椎处顺刮，同时刮治肘部、曲池穴。如咳嗽明显，再刮治胸部。

8. 风热喉痛。取第 7 颈椎至第 7 胸椎两旁（蘸盐水）刮治，并配用拧提颈部前两侧肌肉（胸锁乳突肌）约 50 次。

9. 呕吐。取脊柱两旁自上而下至腰部顺刮。

10. 腹痛。取背部脊柱旁两侧刮治。也可同时刮治胸腹部。

11. 疳积。取长强穴至大椎穴处刮治。

12. 伤食所致呕吐腹泻。取脊椎两侧顺刮。如胸闷、腹胀剧痛，可在胸腹部刮治。

13. 头昏脑胀。取颈背部顺刮。配合刮治或按揉太阳穴等。

14. 小腿痉挛疼痛。取脊椎两旁（第 5 胸椎至第 7 腰椎）刮治，同时配用刮治腘窝。

15. 汗出不畅。取背部、胸部顺刮。如手脚出汗不畅者，可在肘部、腘窝处刮治。

16. 风湿痹痛。取露蜂房 100g，用酒浸 3 日后，蘸酒顺刮颈、脊柱两旁，同时取腘窝、肘部或痛处刮治，每日 2 次。

（三）刮痧疗法的操作

1. 首先要向患者作简要解释，消除其紧张恐惧心理，以取得信任，使患者能够合作与配合。

2. 准备齐全刮痧器具与用品。检查刮具边缘是否光滑，并做好必要的消毒工作。

3. 根据患者所患疾病的性质与病情。确定治疗部位，尽量暴露，用毛巾撩洗干净，选择合适的体位。

4. 在刮拭部位均匀地涂布刮痧介质，用量宜薄不宜厚。

5. 一般右手持刮痧工具，灵活利用腕力、臂力，切忌使用蛮力，硬质刮具的平面与皮肤之间角度以 45° 为宜，切不可成推、削之势。

6. 用力要均匀、适中，由轻渐重，不可忽轻忽重，并保持一定的按压力，以患者能耐受为度，使刮拭的作用力传达到深层组织，而不是在皮肤表面进行摩擦。刮拭面尽量拉长，点线面三者兼顾，综合运用，点是刺激穴位，线是循径走络，面是作用皮部。

7. 刮痧时要顺一个方向刮，不要来回刮，以皮下出现轻微紫红或紫黑色痧点、斑块即可。应刮完一处之后，再刮另一处，不要无序地刮。

8. 保健刮痧和头部刮治，可不用刮溶介质，亦可隔衣刮拭，以患者能耐受为度。

9. 任何病症，宜先刮拭颈项部，再刮其他患处。一般原则是先刮头颈部、背部，再

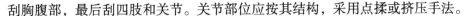

刮胸腹部，最后刮四肢和关节。关节部位应按其结构，采用点揉或挤压手法。

10. 如刮取头、额、肘、腕、膝、踝及小儿皮肤时，可用棉纱线或头发团、八棱麻等刮擦之。腔部柔软处，还可用食盐以手擦之。

11. 刮拭方向原则按由上而下、由内而外的顺序刮拭。

12. 刮完后，擦干水渍、油渍。让患者穿好衣服，休息一会儿、再适当饮用一些姜汁糖水或白开水。

13. 一般刮拭后半小时左右，皮肤表面的痧点会逐渐融合成片，刮痧后 24～48 小时出痧表面的皮肤触摸时有痛感或患者自觉局部皮肤有微微发热。这些都属于正常反应，休息后即可恢复正常。一般深部出现的包块样痧或结节样痧在皮肤表面逐渐呈现青紫色或青黑色，消退也较缓。

14. 刮痧时限与疗程，应根据不同疾病之间的性质及患者体质状况等因素灵活掌握。一般每个部位刮 20 次左右，以使患者能耐受或出痧为度。在刮痧治疗时，汗孔开泄，为了有利于扶正祛邪，防止耗散正气，或祛邪而不伤正。所以每次刮治时间，以 20～25 分钟为宜。初次治疗时间不宜过长、手法不宜太重，不可一味片面强求出痧。第二次间隔 5～7 日后或患处无痛感时再实施，直到原处清平无斑块，病症自然就痊愈了。通常连续治疗 7～10 次为 1 个疗程，间隔 10 日再进行下一个疗程。如果刮拭完成两个疗程仍无效者，应进一步检查，必要时改用其他疗法。

（四）刮痧疗法注意事项

1. 治疗时，室内要保持空气流通，如天气转凉或天冷时应用本疗法要注意避免感受风寒。

2. 不能干刮，工具必须边缘光滑，没有破损。

3. 初刮时试 3～5 下即见皮肤青紫而患者无痛感者，为本疗法适应证。如见皮肤发红患者呼痛，则非本方法适应证，应送医院诊治。

4. 要掌握手法轻重，由上而下顺刮，并用植物油或水保持润滑，以免刮伤皮肤。

5. 刮痧疗法的体位可根据需要而定，一般有仰卧、俯卧、仰靠、俯靠等，以患者舒适为度。

6. 刮痧的条数多少，应视具体情况而定，一般每处刮 2～4 条，每条长 2～3 寸即可。

7. 刮完后应擦干油或水渍，并在青紫处抹少量驱风油，让患者休息片刻。如患者自觉胸中郁闷，心里发热等，再在患者胸前两侧第 3、第 4 肋间隙处各刮一道即可使患者恢复平静。

8. 刮痧后患者不宜发怒、烦躁或忧思焦虑，应保持情绪平稳。同时，忌食生冷瓜果和油腻食物。

9. 如刮痧后，病情加重者，应即送医院诊治。

（五）刮痧疗法的禁忌证

1. 凡危重病症，如急性传染病、重症心脏病、高血压、中风等，应即送医院治疗，禁用本疗法。

2. 凡刮治部位的皮肤有溃烂、损伤、炎症均不适用本疗法，如初愈也不宜采用。

3. 饱食后或饥饿时，以及对刮痧有恐惧者忌用本疗法。

十二、整脊疗法

（一）整脊疗法概述

整脊疗法又称"脊住（定点）旋转复位法"，是以分筋弹拨、按压疏理等整复手法作用于脊椎背脊，以促进督脉气血和畅，使病椎恢复正常，从而治疗脊椎伤损等疾病的一种方法。

（二）整脊疗法适应证

本疗法对损伤性脊椎病变，如颈椎病、腰椎间盘突出症、某些损伤性截瘫等均有较好的疗效。有些患者甚而能收到立竿见影之效。此外，对由脊椎病引起的高血压、心律失常、脑外伤后综合征、视力减弱或失明、耳聋等疾病也可在整复过程中获得一定的疗效。

对颈椎病、外伤后头晕、脑外伤后综合征、耳目失聪及肩臂疼痛麻木等表现为头、面、颈、臂部位症状为主者，应在颈椎段检查和确定病椎部位，并施以相应的整复手法。对心律失常、胃脘痛、肋间神经痛、腹泻等表现为以胸、腹部症状为主者，应在胸椎段检查和确定病椎部位，并施以相应的手法。对腰痛，下肢疼痛麻木、大小便障碍等患者，检查及整复手法应侧重于腰椎段。

（三）整脊疗法操作方法

1. 触按检查方法

（1）术者以两手拇指指腹桡侧（或只以一手拇指亦可）呈"八"字形分布，沿患者脊柱纵轴由上至下，左右分拨按摩，以了解椎旁筋肉（棘上韧带）有无变厚、挛缩、钝厚及条索样剥离等病变情况。

（2）用拇指触按患者脊椎棘突，观察其是否偏歪。在正常情况下，棘突侧缘连线应与脊柱中心线平行，各脊椎棘突上下角的连线和各棘突上下角尖的连线应与脊柱中心线重迭。棘突偏歪时，患椎棘突上下角连线偏离脊柱中心线，患椎棘突上下角尖与其上下棘突的角尖连线同中心线呈相交斜线，棘突侧缘向外成角；患椎棘旁有明显的压痛。在触按过程中，可一手触按脊椎，另一手扶持其躯体，使患者身体前屈后仰，左右旋转，以反复比较。

2. 整复手法

术者以拇指顶住患椎偏歪的棘突，用力向对侧推按，以拨正偏歪棘突；右（左）手扶持患者躯体，使脊柱逐渐屈曲，并在向棘突偏歪一侧侧弯的情况下作顺时针或逆时针方向旋转。两手协同动作，推按一手先按定患椎棘突，在旋转的最后几度用力推按，偏歪棘突复位时指下可扪及弹跳感。此外，在施行复位手法前后，还应根据患椎筋肉伤损及病变情况，分别采用分筋疏理、拿点摩揉等手法以舒筋活血。

（四）整脊疗法注意事项

1. 应用本疗法，病椎定位准确是保证疗效的前提，熟练的整复手法则是提高疗效的关键。检查病椎定位不准或疏漏，偏歪棘突方向判断错误，均可使疗效不显，甚至加重病情。整复手法必须准确，用力柔和，切忌粗暴。

2. 治疗时一次整复不能拨正偏歪棘突，不宜连续施治，可以配合分筋疏理、拿点摩揉等推拿手法解除痉挛，然后再施以整复手法。某些患者要间隔数日施治一次，连续四五次治疗才能拨正偏歪棘突，切忌急于求成。

3. 在颈椎部位施用本疗法整复时，手法不当可能会刺激椎动脉而产生虚脱症，个别患者或可造成医源性脊椎伤损而导致高位截瘫等严重后果。

（五）整脊疗法禁忌证

年老体弱者；妇女妊娠、月经期；伴有急性感染性疾病或严重心肺肝肾等器质性疾患、肿瘤及骨结核等患者，即使术者手法极其娴熟，也慎用本疗法整复手法。

第二节　骨伤科常用医疗技术操作规范

一、牵引技术

（一）牵引技术概述

牵引是利用外界的牵引力及机体或躯干对抗牵引力的作用，达到治疗或辅助治疗的目的。在骨科中牵引不但具有复位作用，还具有固定的作用，尤其对于不适宜手术的患者，是一种简单有效的治疗方法。

（二）牵引术的目的

牵引主要是达到复位及固定的双重目的，主要用于治疗创伤、骨科疾病及术前术后的辅助治疗等方面。

（三）牵引分类

目前我们最常用的技术可以分为骨牵引及皮肤牵引两大类，利用悬吊重量为牵引力，以自身重力或对抗牵引力为反作用力，通过牵引装置进行较长时间的牵引。

（四）牵引适应证

1. 长骨干骨折复位后不稳定，需要维持对位者，如股骨干大斜形骨折。
2. 骨折脱位，需要持续牵引方能复位。如颈椎骨折脱位。
3. 需要矫正或预防肌肉痉挛所致的关节畸形。

4. 软组织挛缩引起的畸形。

5. 轻、中度腰椎椎间盘突出导致坐骨神经痛患者。

（五）骨牵引

1. 穿针原则

（1）术前征得患者同意，签手术知情同意书。

（2）熟悉穿针部位的血管神经走行。原则是在重要结构的一侧穿针，以避免损伤这些重要的部位。

（3）遵循无菌操作的技术进行皮肤准备。

（4）麻醉以 1% 利多卡因局部浸润麻醉皮肤，但要告知患者完全将骨膜阻滞是困难的，在操作中可能会有疼痛。

（5）皮肤切口。穿针前，应用小尖刀片预先做一小切口，再行穿针，针眼处每日以酒精消毒，以减少针道的感染。

（6）尽量用手摇钻而不用动力钻，以避免高温高热造成骨坏死。

（7）穿刺点最好位于干骺端，避免损伤骺板，理想的穿刺效果是只穿过皮肤、皮下和骨骼，避开肌肉和肌腱。

（8）不要破坏骨折血肿。以免人为将闭合骨折变为开放状态。

（9）不要穿入关节。否则会造成化脓性关节炎的发生。

（10）其他如在穿刺过程中针不要弯曲；要选择合适的牵引弓；牵引的力线要与骨折的纵轴一致；要注意牵引重量，不要过牵；随时给予 X 线检查。

（11）因儿童骨骺未愈合，该操作易损伤骨骺，慎用。

2. 常用部位骨牵引

（1）胫骨结节。由胫骨外侧，自腓骨头和胫骨结节连线的中点（自胫骨结节下 1 厘米画一条与胫骨结节纵轴垂直的横线，在纵轴两侧各 3 厘米左右处，与垂线的交点）由外向内侧穿入，注意勿损伤腓总神经，维持重量为体重的七分之一。适用于股骨中远段骨折和伴有股骨头中心性脱位的骨盆骨折的治疗。

（2）跟骨。踝关节置于中立位，外踝顶点下 2 厘米，再向后 2 厘米或内踝顶点下 3 厘米，自内髁尖端和足跟后下缘连线中点，由内向外穿针，注意勿损伤胫后动脉及胫神经。维持重量为体重的十二分之一。适用于胫骨平台骨折、胫骨中远段骨折和距骨骨折的治疗。

（3）股骨下端。内上髁内收肌结节上方一横指或髌骨上缘 1 厘米，由内向外穿针，注意损伤动脉，维持重量为体重的七分之一。适用于股骨中近段骨折的治疗。

（4）尺骨鹰嘴。患者屈肘 90 度，由鹰嘴尖端向远端 1.5 横指处，由内向外穿针，维持重量为体重的二十分之一。适用于肱骨骨折，尤其是肱骨髁上骨折及肱骨髁间骨折的治疗。

（5）指骨。用克氏针在指骨远节基底远侧进针，维持重量不超过 1 千克。适用于掌骨、指骨及腕骨骨折的治疗。

（6）颅骨。由双侧外耳道经顶部的连线与两眉弓外缘向枕部划线的交点进针，维持重量为体重的十二分之一。适应于颈椎压缩骨折、齿状突骨折、寰枢椎关节脱位、颈椎结核伴脱位、颈椎间盘突出的治疗。

（六）皮牵引

1. 牵引机制

将胶布和皮肤之间的摩擦力通过浅筋膜、深筋膜及肌间隔等传导到骨骼上。牵引重量不超过 5 千克。常有胶布条或泡沫塑料带作为牵引工具。

2. 牵引方法

胶布宽度为肢体最细周径的一半，随着目前医疗水平的发展已有特制的泡沫塑料带牵引。

（1）先清洁皮肤，在牵引区涂上安息香酸酊，并在其未干之前贴上胶布。

（2）贴于身体之胶布应先备妥，胶布粘贴时要平坦无皱折，胶布末端分 2～3 块，以使牵引力力均匀分布在患肢上。

（3）在骨隆起处用纱块或棉垫保扩，可用长条胶布大螺旋形将两侧牵引胶布连接，但切忌环形缠绕肢体。

（4）再用绷带缠绕二层，但胶布近端留 1 厘米露出，以利日后观察胶布是否脱落。

（5）牵引端用宽窄适宜的扩张板。

（6）放置牵引架，加适当重量。下肢牵引时要抬高床尾。

3. 注意事项

（1）注意胶布有无松脱，扩张板是否在适合角度，有否折断。

（2）经常检查牵引架的位置，如有错位或松动，应及时纠正。

（3）注意牵引绳是否受阻，注意牵引重量是否合适。重锤应高于地面 26 厘米左右。

（4）注意牵引针出入口处有无感染，有否移位，每天用 75% 浓度酒精滴在纱布上，防止感染。

（5）患肢牵引轴线是否符合要求，有否旋转，成角畸形。

（6）注意肢体皮温、色泽，是否有血循环变差或神经受压现象。

（7）骨折或脱位病例，除上述各项外，还应注意：①每天测量、并记录肢体长度变化情况。②应按患者具体情况、不同类型骨折，及时调整牵引重量。③视情况有规律地指导患者作肌肉运动及关节功能锻炼。④按术前或术后要求，及时调整牵引角度。

4. 常用皮牵引

（1）小腿皮牵引。自胫骨结节下缘至足缘，适用于小儿股骨骨折、化脓性膝关节炎、膝关节结核及股骨骨髓炎等的治疗。

（2）长腿皮牵引。自大腿中上三分之一至踝关节上方，适用于小儿髋关节脱位、成人髋关节半脱位、化脓性髋关节炎及髋关节结核等的治疗。

（3）前臂皮牵引。自桡骨头下缘至前臂腕部，适用于肱骨髁上骨折、肱骨外科颈骨折、肱骨滑车骨折及肱骨头滑脱等的治疗。

（4）长臂皮牵引。自上臂中上三分之一或腋窝下缘至前臂腕关节近测，适用于肱骨头滑脱、小儿肩关节骨折伴脱位、化脓性肩关节炎、肩关节结核及肱骨外科颈骨折等的治疗。

二、石膏固定技术

人类使用石膏固定技术治疗骨折已有二百多年的历史，石膏固定最突出的优点在于其具有良好的塑形性，使石膏既可以良好的符合被固定肢体的形态，又可以很好利用三点固定控制骨折断端移动的趋势。同时，石膏与机体的接触面积大，造成压疮的风险小。

（一）适应证

1. 用于骨折，脱位，韧带损伤和关节感染性疾病，用来缓解疼痛，促进愈合。
2. 用于稳定脊柱和下肢骨折，早期活动。
3. 用来稳定固定关节，改善功能，如桡神经损伤引起的腕下垂等。
4. 矫正畸形。如用于畸形足和关节挛缩的治疗。
5. 预防畸形。用于神经肌肉不平衡和脊柱侧凸患者。

（二）禁忌证

全身情况较差，尤其是心肺功能不全的老年人，慎用。

（三）原则

石膏固定的原则有二：

1. 三点固定原则

术者在肢体的两端用力塑形，第三个点则位于石膏定点的对侧。骨膜和其他软组织一般要求位于石膏夹板的凸侧来增加石膏的稳定性。

2. 水压原则

如果一桶水放在一个坚硬的容器里，容器可克服水自身的重力而保持水的高度不变。在胫骨骨折时，如果石膏强度足够的话，那么在复位固定后，利用水压原则，长度就不会丢失。

（四）石膏固定方法

1. 固定前准备

（1）向患者及家属仔细交待包扎注意事项及石膏固定的必要性。
（2）用肥皂水洗净患肢，有伤口者需先行换药。

2. 石膏固定

（1）首先将患肢置于功能位，用器械固定或专人扶持，并保持该位置直至石膏包扎完毕、硬化定型为止。扶持石膏时应用手掌，禁用手指。
（2）缠绕石膏时要按一定方向沿肢体表面滚动，切忌用力抽拉绷带，并随时用手抹平，使各层相互粘合。

（3）石膏包扎后应注明日期及诊断。

（4）石膏未定型前，注意凸出部勿受压，以免凹陷压迫皮肤，引起压迫性溃疡。

（5）为加速石膏凝固，可在温水中加放少许食盐，天气潮湿可用电炉、电吹风等方法烘干。

（五）注意事项

1. 内置薄层衬垫，保护骨突起部位。

2. 水温适宜，以 25~30℃ 最佳。

3. 待气泡完全停止排逸再排水，手握石膏绷带两端向中间挤压，减少石膏丢失。

4. 石膏绷带贴着肢体向前推缠，边缠边抹，松紧适宜。

5. 100~90°方法：如果欲将关节固定于90°屈曲位，则绑缠石膏时应屈曲100°，塑形前将其恢复至90°。

6. 石膏厚度根据石膏绷带质量和性能而定，应厚薄适宜。

7. 石膏固定应包括邻近上下关节，避免过长或过短；如胫骨骨折后石膏固定，应包括踝关节。

8. 留出肢体末端观察血液循环。

9. 一般固定关节于功能位，个别骨折为了防止复位后再移位，需要将关节固定于非功能位，但在两周左右初步愈合后，需要及早改为功能位固定。

10. 在关节部位应用石膏条加厚加固，搬动时要防止石膏折断。

11. 石膏固定完毕，需在石膏上注明骨折情况和固定日期。

12. 如石膏松动、变软失效时，应及时更换石膏。

13. 应鼓励患者活动未固定的关节并抬高患肢，固定部位的肌肉应作主动收缩、舒张的锻炼，以促进血液循环，防止肌肉萎缩及关节僵硬。

14. 石膏固定后应密切观察，尤其最初 6 个小时，如有下列情况，应及时切开或拆除石膏：①肢体明显肿胀或剧痛（坏疽及缺血性挛缩）。②肢体有循环障碍或神经受压。③不明原因的高热（压疮，化脓性皮炎，坠积性肺炎）。

（六）常用石膏固定技术

前臂石膏。适用于手腕部骨折及关节损伤等。其包扎范围为自肘关节以下一横指至掌指关节处。

上臂石膏。适用于前臂中下三分之一以上及上臂的骨折。其包扎范围为从肩峰下8~10 厘米处至掌指关节处。

小腿石膏。适用于踝部以下的骨折，包括踝关节、跖骨及趾骨等，其包扎范围为从胫骨结节至趾尖，跖侧过趾尖，背侧至跖趾关节，足趾背外侧露出，以便观察其活动功能。

下肢石膏。适用于小腿中下三分之一以上及股骨髁部骨折及膝关节损伤。其包扎范围为从大腿根部到趾端。

下肢石膏筒。适用于单纯髌骨骨折或其他膝关节损伤。其包扎范围为自大腿根部至踝关节上，膝关节取功能位。

三、夹板外固定技术

（一）夹板外固定技术概述

夹板外固定技术是骨折复位后局部外固定行而有效的固定方法，与必须包括上下关节的石膏固定相比，其具有良好的韧性及弹性，可以随时调整松紧度，比较灵活、方便。

（二）小夹板的制作和应用

1. 夹板

夹板是局部外固定的主要用具。应具备以下三种性能：①塑型：夹板可弯曲成各种形状，适应肢体各部外形，符合肢体的生理弧度。②韧性：能有足够的支持力，承担得起肢体的重力，起到外固定的支架作用，不致弯曲、劈裂和折断。③弹性：能适应肢体肌肉收缩和舒张所产生的肢体内部压力的变化。并由此通过夹板的弹性将力量作用于骨折端，发挥持续复位作用。

2. 夹板的材料与制作

夹板的材料以就地取材为宜，凡具有以上三种性能者均可应用。根据骨折部位所用夹板的规格要求，制作出大小合适之夹板，抛光打圆塑形，内粘毡垫，外套步套，备用。

3. 纸压垫

选用质地柔韧的毛头纸折叠而成。能维持一定体形，又有一定的支持力，能吸水，可散热，对皮肤无刺激作用。常用的有以下9种形状。

（1）平垫：适用于肢体平坦的部位，多用于骨干部。

（2）塔形垫：适用于关节凹陷处，如肘、踝关节。

（3）梯形垫：适用于肢体斜坡处，如肘后部、足踝部。

（4）高低垫：适用于锁骨或复位后固定不稳的桡、尺骨。

（5）抱骨垫：呈半月状，用于髌骨骨折。

（6）葫芦垫：适用于桡骨头脱位时。

（7）横垫：用于桡骨下端骨折。

（8）合骨垫：用于下尺桡关节分离时。

（9）分骨垫：用于前臂桡尺骨骨折等。

4. 布带

宽1.5厘米~2.0厘米，用双层白布或4~6层绷带缝成，大腿用宽厚布带，上肢用窄薄布带。

5. 小夹板固定适应证

1. 小夹板固定适用于常见的长管状骨干骨折。

2. 超关节夹板固定适用于关节及接近关节的干骺端骨折。

3. 夹板局部外固定或超关节夹板固定联合骨牵引，适用于肌力强大的骨干骨折（如股骨干骨折等）或斜性骨折、粉碎性骨折等不稳定骨折。

（三）小夹板固定方法

在复位骨折后，按下列步骤行夹板固定。

1. 外敷或贴消肿止痛膏药，再以绷带均匀缠绕患肢，切勿加压。

2. 放置纸垫。将选好的纸垫，准确地放在骨折的适当部位，正确运用各种类型的纸压垫，并按两点加压，三点加压，错对加压等方法作用于骨折端。

3. 安放夹板。按照骨折部位的具体要求，依次安放选好的夹板，由助手扶托固定。

4. 捆绑布带。夹板外缠绷带后以四条布带捆绑夹板。近侧端一道留在最后。捆绑时先将布带双折对齐，平均用力缠绕两周。检查布带的松紧度，要求布带在捆紧后能不费力地在夹板上下移动 1 厘米为宜。

（四）固定后患者的护理

1. 搬送患者。夹板固定后要防止因肢体重量而致骨折移位。

2. 抬高患肢，观察肢体血运。注意肢体颜色、体温、感觉及肿胀程度，如发现肢端肿胀，疼痛，体温下降，颜色发青，知觉麻木，伸屈活动障碍且伴剧痛，肢体有发生缺血性挛缩的危险，应即使处理。

3. 调整布带。一般在复位 4 日内，患肢肿胀有加重趋势，应每日将布带放松一点，保持 1 厘米左右的正常移动度。之后肢体肿胀渐轻，布带会变松，应每日捆紧一点。2 周后肿胀消退，夹板固定趋向平稳。

4. 复位后不稳定的骨折，最初 1 周内应复查 X 线片，如骨折有变位或纸压垫及夹板有移位，应及时调整。

5. 两周后骨折处已有纤维连接，嘱患者每周门诊复查一次，直至骨折愈合。

6. 及时指导患者进行功能活动，促进患肢功能恢复。

7. 骨折临床愈合日期即为解除外固定日期。

（五）注意事项

1. 所选择夹板长短、宽窄应当合适。太宽不能固定牢靠，太窄容易引起皮肤坏死。夹板应占肢体周径五分之四。

2. 应合理放置固定垫，并且位置要准确。

3. 多数夹板固定治疗骨折不包括骨折临近关节，仅少数近关节部位骨折使用超关节固定。

4. 应用夹板前应准确判断患者神经、血管等损伤情况，以利于观察。

5. 先扎骨折端，然后向两端等距离捆扎。缚带要松紧合适，要求缚后所打的结可以上下移动 1 厘米。

6. 有计划地指导患者做功能锻炼，并嘱患者随时复诊。每周 X 线复查及调整布带松紧度，直到骨折愈合。

7. 开放性骨折，皮肤广泛擦伤，骨折移位严重，肥胖不易固定，局部加压可加重神经症状者禁用。

四、外固定架技术

（一）外固定架技术概述

将骨折的远近两端用骨针或钉穿过，在皮肤外将穿过骨折两端的骨针固定在外固定架上，从而达到使骨折对位和固定的目的，即为外固定架技术。

（二）作用

1. 能保持骨折端的良好对位。
2. 可牵开骨折两端以延长肢体。
3. 可利用加压技术，促进骨折愈合。
4. 可以纠正早期的成角畸形与旋转畸形。

（三）适应证

1. 开放性骨折及开放性骨折患者的转送，方便伤口处理。
2. 治疗骨不连。
3. 肢体延长术。
4. 多段骨折。
5. 不稳定的粉碎骨折。
6. 关节融合术。

（四）种类

1. 单边式半针外固定架。
2. 双边式骨外固定架。
3. 四边式骨外固定架。
4. 半环、全环与三角式骨外固定架。

（五）使用方法

1. 术者需熟悉解剖，避免损伤重要血管与神经。
2. 严格无菌操作，针口处应用酒精敷料包扎。
3. 慎选穿针的粗细及穿针部位，不能离骨折端太近或太远。

4. 穿针在局麻下进行，穿针时宜用慢速钻进针。

5. 应每天检查外固定架连接部位有无松动及针眼处有无感染。

6. 根据骨折情况，指导患者早期进行功能锻炼。

五、关节穿刺及引流

临床上很多疾病表现为关节腔积液，不同性质的关节腔积液又可以与不同的关节疾病相关。进行关节腔穿刺不仅可以对关节腔积液的性质进行检测，还可以辅助临床医师对关节疾病进行诊断及治疗。

（一）关节穿刺及引流概述

关节穿刺及引流是一项有创检查和治疗方法，一般在局麻下进行，根据需要准备不同型号的穿刺针、套管针及注射器，在严格无菌操作下进行。

（二）目的

1. 检查关节腔内积液，以明确诊断。

2. 抽出关节腔内积液、积血或积脓，以达到减压。

（三）适应证

1. 四肢关节积液，积脓须行关节腔穿刺抽液检查或引流，或注射药物进行治疗。

2. 当外伤致发生关节腔积液时，通过关节腔穿刺，彻底抽出关节腔积液，可以防止关节腔内感染及后期关节腔内粘连，避免影响关节功能。

3. 通过关节腔穿刺，向关节腔注入空气或造影剂，进行关节腔造影术，以了解关节软骨或骨端的变化。

（四）操作方法

1. 穿刺用品准备

（1）常规消毒治疗盘 1 套。

（2）无菌关节穿刺包。内有穿刺针头、5ml 注射器和 20ml 注射器、洞巾、纱布。

（3）其他用物。无菌手套、1% 利多卡因，按需要准备标本瓶、培养瓶或注射药物、绷带。

2. 操作与护理

（1）向患者做好术前解释，消除顾虑，取得合作。

（2）按穿刺部位选择卧位，铺好橡皮巾和治疗巾，避免污染床单。

（3）协助术者进行常规皮肤消毒，戴无菌手套，铺好洞巾，穿刺点进行浸润麻醉。

（4）施行关节腔穿刺，抽出积液或注入药物。

（5）穿刺完毕，拔出针头，再次消毒穿刺部位，覆盖纱布，穿刺减压者局部需用加压包扎并适当固定。

（6）取积液做细菌培养和常规化检。

（7）整理用物，安置患者，及时将标本送检。

（五）各关节穿刺部位及方法

1. 肩关节穿刺术。患肢轻度外展外旋，肘关节屈曲位，于肱骨小结节与喙突之间垂直刺入关节腔。也可以从喙突尖下外侧三角肌前缘，向后外方向刺入关节腔。

2. 肘关节穿刺术。肘关节屈曲90°，紧依桡骨小头近侧，于其后外方向前下进针。也可在尺骨鹰嘴顶端与肱骨外上髁之间向内前方刺入。还可经尺骨鹰嘴上方，经肱三头肌腱向前下方刺入关节腔。

3. 腕关节穿刺术。经尺骨茎突侧面下方，垂直向内下进针，也可在桡侧进行，但需避免损伤桡动脉。

4. 髋关节穿刺术。在髂前上棘与耻骨结节连线的中点，腹股沟韧带下2厘米，股动脉的外侧垂直进针，也可取下肢内旋位，从股骨大转子上缘平行，经股骨颈向内上方刺入。

5. 膝关节穿刺术。髌骨四周无重要的血管和神经，均可穿刺，标准穿刺点在髌骨外上方及髌骨内外侧下方，可通过此三点做穿刺及经套管针安置引流冲洗管。

6. 踝关节穿刺术。紧贴内外踝尖部，向内上方进针，经踝部与相邻的距骨之间刺入关节腔。

（六）操作注意事项

1. 应边进针边回抽，如抽到新鲜血液，应退针少许，改换穿刺方向再进针。

2. 对抽出的关节液作肉眼观察，各种镜下及细菌培养检查。

3. 关节腔有明显积液者，应尽量抽尽积液，局部加压包扎，适当予以固定。

4. 可根据积液的多少，确定再次穿刺、引流时间，一般1周穿刺2次即可。

六、局部注射疗法

临床上经常遇到一些关节退行性病变的患者，患者未达到手术指征或因自身问题不适合手术治疗，而全身用药效果不佳或因不良反应而不能全身用药，常选择用局部注射疗法，即我们常用的局部封闭疗法，有抗感染和止痛的作用。

（一）适应证

1. 肩周炎。

2. 网球肘。

3. 腰三横突肥大综合征。

4. 其他部位的筋膜炎。

5. 腱鞘炎。

6. 棘间韧带炎。

7. 各关节韧带的急慢性损伤。

（二）使用药物的方法

醋酸强的松龙/1ml + 2% 普鲁卡因 2ml，在严格无菌条件下行局部注射，注射部位及进针深度非常重要，要准确地将药物注射到炎症部位。

（三）注意事项

1. 注射当天局部避免洗浴。
2. 糖皮质激素反复在关节腔内注射会造成关节损伤，故关节腔内注射激素不应超过 3 次。
3. 严重糖尿病患者应严格控制适应证，以避免感染。
4. 注射局部皮肤有炎症时禁止注射。
5. 注射过程中避免损伤周围的血管神经。

（四）操作及方法

同关节腔穿刺引流。

一般在局麻下进行，需根据需要准备不同型号的穿刺针，套管针及注射器，在严格无菌操作下进行。

七、清创术

（一）清创术概述

清创缝合是骨科的一种基本手术操作。伤口部初期处理的好坏，直接对伤口的愈合、受伤部位组织的功能及形态的恢复起决定性作用。

（二）清创术适应证

1. 伤后 6～8 小时的伤口，应行清创术。
2. 伤口污染较轻，如 8～24 小时的伤口仍可行清创术，但一期缝合是否行清创术应依伤口情况而定。

（三）清创术禁忌证

1. 超过 24 小时的伤口，通常不宜做清创术。
2. 伤口已有严重炎症，则不应作清创术。

（四）操作步骤

1. 刷洗
（1）充分麻醉、必要时上充气止血带。

（2）用肥皂水刷洗伤肢及伤口创缘皮肤，生理盐水冲洗，反复 3 遍。

（3）依次用双氧水、新洁尔灭液及生理盐水清洗创面。

（4）擦干伤肢，常规皮肤消毒、铺巾。

2. 清创

用刀、剪等器械清除污染和失活组织，按方向、层次循序进行。

3. 冲洗

（1）用无菌生理盐水清洗创面。

（2）伤口时间较长或某些特殊类型的创伤，再次用双氧水清洗。

（3）更换手术台最上层无菌单，更换用过的器械，术者更换手套。

第九章

骨内科围手术期管理

围手术期是指以手术为中心，从确定手术治疗之时起，至与这次手术有关的治疗结束为止的一段时间，包括术前、术中和术后三个阶段。尽可能减少并发症等不良后果。骨内科围手术期的管理重点在围手术期糖尿病的管理和骨病术前管理（图15）。

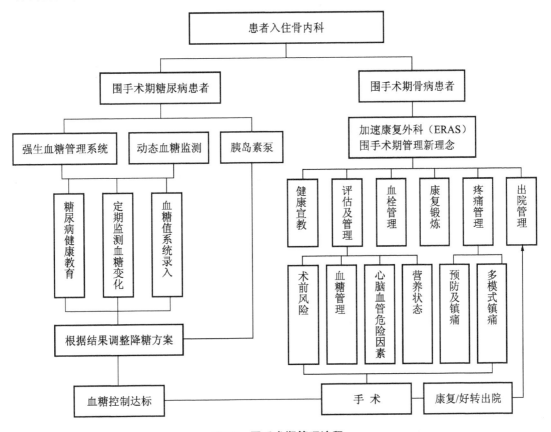

图15　围手术期管理流程

第一节　围手术期血糖管理

糖尿病患者在接受手术时，围术期风险相对于非糖尿病患者明显增加。因为糖尿病患者往往同时患有多种疾病，这些合并症包括视网膜病变、肾病、神经病变、伤口愈合延迟、卒中、心肌梗死、吸入性肺炎和猝死等。血糖控制欠佳的糖尿病患者可能出现严重的代谢异常如糖尿病酮症酸中毒和高血糖性非酮症状态，甚至死亡。据文献报道，合并糖尿病的患者围手术期死亡率较非糖尿病患者高 5 倍。

一、围手术期高血糖的病因及发病机制

（一）应激性高血糖

1. 内分泌调节异常应激使下丘脑－垂体－肾上腺轴（HPA）兴奋增加，众多胰岛素负调节激素分泌增加，例如，糖皮质激素、胰高血糖素、生长激素和儿茶酚胺等，可直接使血糖升高并抑制胰岛素的作用。

2. 机体大量释放参与血糖增高的细胞因子如肿瘤坏死因子－α（TNF－α）、白细胞介素－1（IL－1）、白细胞介素－6（IL－6）等。研究证实，多种细胞因子所组成的网络可以对胰岛素作用产生影响，并在应激性胰岛素抵抗的发生中起一定作用。

（二）医源性高血糖

手术前后治疗过程中含糖液体输入过多，或器官功能障碍不能代谢造成血糖升高。一些药物也可引起血糖升高如皮质激素、生长激素、血管活性药物、儿茶酚胺及噻嗪类利尿药等。

（三）糖尿病和隐性糖尿病

有糖尿病的外科患者比例增多，且围手术期糖尿病患者的血糖高低与预后有密切的相关性。值得注意的是，相当一部分患者的隐性糖尿病在围手术期首次发现，可借助糖化血红蛋白检测发现。

二、围手术期血糖控制目标

（一）糖尿病患者的术前血糖应个体化管理

1. 择期手术者空腹血糖应控制在 7.0～10.0mmol/L。

2. 急诊手术者随机血糖应小于 14.0mmol/L。

3. 对接受眼科手术者的血糖要求严格，应控制在 5.8～6.7mmol/L。

4. 如空腹血糖大于 10mmol/L、随机血糖大于 13.9mmol/L 或糖化血红蛋白（HbA1c）水平大于 9%，推迟非急诊手术。

5. 合并酮症酸中毒或高渗性昏迷者，禁忌手术。2009 年，美国内分泌协会、糖尿

病协会和心胸外科协会先后发布了血糖控制推荐目标：手术中血糖小于 8.3mmol/L，或随机血糖小于 10.0mmol/L；围手术期餐前血糖小于 7.8mmol/L，或随机血糖小于10.0mmol/L。

（二）急诊手术的糖尿病患者

1. 应同时检测血糖和酮体水平。如患者随机血糖大于等于 14.0mmol/L，可予 0.9% 氯化钠注射液 + 小剂量胰岛素每小时 0.10 ~ 0.15U/kg 静脉滴注，使血糖以每小时 4.0 ~ 6.0mmol/L 的速度平稳降至理想范围。

2. 如患者合并有酮症酸中毒或高渗性昏迷等糖尿病急性并发症，应先纠正代谢紊乱，至血糖小于 14.0mmol/L、酮体消失、渗透压和 pH 恢复正常后方可手术。

三、胰岛素泵在围手术期糖尿病中的应用

胰岛素泵自应用于临床以来，已经成为糖尿病患者强化降糖治疗的一种极为有效的措施。胰岛素泵模拟了正常人体胰岛素的生理分泌模式，是一种 24 小时自动连续输注胰岛素的装置，胰岛素泵的主要优点在于可以分时段设置胰岛素基础量和临时餐前大剂量，按时段制定合理的基础输入量可以有效而平稳的控制空腹血糖，同时餐前大剂量的设定可更好的模拟正常生理条件下胰岛素的第一时相分泌，从而纠正糖尿病患者胰岛素分泌的高峰缺失或延迟，维持餐后血糖正常。

胰岛素泵治疗控制血糖在围手术期具有以下优点：

1. 胰岛素泵模拟生理性胰岛素分泌形式，分为基础量及餐前大剂量，使全天胰岛素在体内分布均匀，控制血糖较传统多次皮下注射预混胰岛素更为快速和稳定，能较快减轻高血糖对胰岛 B 细胞的毒性作用，改善胰岛细胞功能。

2. 术中或术后禁食的患者，可给予小剂量基础量维持，解决了因患者不能进食而停用皮下注射胰岛素调整血糖的困难。

3. 胰岛素泵治疗更为安全，减少了黎明现象及低血糖的发生，这是因为每日胰岛素的总用量少于皮下注射预混胰岛素量，降低了高胰岛素血症发生的可能。

4. 胰岛素泵治疗可以明显缩短术前血糖调整期，从而减少住院时间，减轻患者的经济负担。且胰岛素泵体积小，配戴方便，操作简单，避免了多次、多部位皮下注射，消除了患者的恐惧。

第二节 ERAS——围手术期管理新理念

加速康复外科（enhanced recovery after surgery，ERAS）是基于循证医学证据的一系列围术期优化措施，以减少围术期的生理与心理创伤应激，减少并发症，达到加速康复的目的。ERAS 的概念是由丹麦哥本哈根大学 Henrik Kehlet 教授于 1997 年提出，其本人被誉为"快速康复外科"之父。

2001 年欧洲 5 国（苏格兰、荷兰、瑞典、挪威、丹麦）率先成立了 ERAS 合作组，2005 年欧洲临床营养和代谢委员会（ESPEN）提出了统一的 ERAS 方案，2006 年 Wind 等

提出的快速康复结肠外科方案也成了当前 ERAS 的基本要点,并逐步拓展应用,几乎覆盖到普通外科的所有手术,2010 年 ERAS 学会成立于瑞典,2012 年第一届 ERAS 年会在法国召开,2014 年第二届 ERAS 年会在西班牙瓦伦西亚举行。目前越来越多关于 ERAS 的文章发表,ERAS 已在多个领域得到应用如腰椎间盘突出、肩/膝关节重建术(内镜)等。多个领域已制定了相应的 ERAS 指南共识如骨关节术 ERAS 指南、肾切除术 ERAS 手册等。

一、围手术期管理新理念

(一) ERAS 理念核心

减少应激和创伤,减少应激反应的干预措施,更全面地重视微创理念,合理充分的镇痛药物,手术切口最小化,缓解疼痛,营养物质给予,调节合成代谢/分解代谢,防止低体温,减轻炎症反应(药物)。

(二) ERAS 本质

强化围手术期处理包括:术前宣教、术前评估及管理、抗菌药物使用与皮肤准备、麻醉、手术技术、激素应用、围术期血液管理与输液管理、血栓预防、疼痛管理、术后消化道管理、切口引流管管理、尿管管理、术后康复锻炼和出院后管理。ERAS 着眼的是整个围手术期,总的要求是强化围手术期处理,加速康复,争取做到不增加并发症发生率,不增加返院率,缩短住院时间。一项来自 Clinical Nutrition 的荟萃分析共纳入 6 个研究 452 例结直肠手术患者。患者施行 ERAS 项目的数量为 4~12 个,平均 9 个分析结果显示 ERAS 可降低并发症发作风险和患者死亡风险达 47%。可缩短住院时间 2.5 天,ERAS 可降低患者再入院风险 20%。此外,患者对 ERAS 依从性越高,获益越大。

(三) ERAS 的实施离不开多学科有效协作

1. 麻醉方法的改进
①联合局部麻醉。
②常规手术日晨间口服葡萄糖水。
③减少阿片类药物的用量;早苏醒、早拔管。

2. 液体治疗
①以患者的需求为目标的导向治疗。
②避免液体过多导致的胃肠道水肿。
③以口服补充为主。

3. 围术期疼痛治疗
①预防性镇痛:包括术前、术中和术后。
②多模式镇痛:以局部麻醉技术为主的多模式镇痛。

4. 其他措施
①体温监测和保温。
②抗血栓治疗。

二、骨内科的 ERAS

(一) 健康宣教 (包括健康教育和术前宣教)

健康教育和术前宣教是加速康复外科的重要组成部分，所有患者在术前应接受专门的咨询服务，术前宣教能减少患者恐惧和焦虑，鼓励患者完成围手术期的一些任务，如此可减少并发症发生，提高术后的恢复，帮助患者尽早出院；宣教方式包括个人辅导、提供宣传手册或多媒体信息等。骨病的健康教育和术前宣教需注意以下问题：疼痛、畸形、功能障碍是骨科疾病最常见的表现，互为因果。神经源性疼痛是骨科疾病疼痛最重要的类型。进行疼痛的神经生理学知识宣教能使脊柱手术患者获得更好的疗效。脊柱疾病患者常伴有呼吸功能减退，术前进行呼吸功能练习可改善患者肺功能。颈椎前路手术由于术中牵拉，患者常出现术后咽部不适或吞咽困难。术前进行气管推移练习可减少术后吞咽困难的发生。此外，健康宣教还包括优化患者基本状况：包括增强体质和功能锻炼及生活方式的改变（如戒烟、禁酒等），吸烟与术后并发症发生率和病死率的增加具有相关性，吸烟可导致腰椎术后融合率下降，增加切口感染、术中出血及输血、硬膜外血肿、脑脊液漏、螺钉松动及全身并发症发生率，影响神经功能及疼痛恢复，从而延长住院时间、增加术后死亡率，降低患者满意率。研究发现术前戒烟 4 周可降低 49% 的术后并发症发生风险，故建议术前 1 个月就需要戒烟，以减少术后并发症的发生。戒酒可缩短住院时间，降低并发症发生率和病死率，改善预后。戒酒时间长短对器官功能的影响不同，戒酒 2 周即可明显改善血小板功能，缩短出血时间，一般推荐术前戒酒 4 周。

(二) 评估及管理

1. 疼痛评估与管理

(1) 疼痛评估 VAS，即视觉模拟评分法（visual analogue scale/score，简称 VAS），该法比较灵敏，有可比性。在纸上面划一条 10cm 的横线，横线的一端为 0，表示无痛；另一端为 10，表示剧痛；中间部分表示不同程度的疼痛。

(2) 疼痛管理

缓解疼痛是 ERAS 的重要组成部分，Henrik Kehlet 教授在其提出 ERAS 概念的文章"多模式方法控制术后病生和康复"中，认为 ERAS 包括如下要素：术前咨询和培训、减少应激、缓解疼痛、运动锻炼、肠内营养、促进生长从而达到降低并发症发生和促进康复的目的。其中缓解疼痛包括预防镇痛和多模式镇痛。

(3) 预防镇痛

对于骨内科需要保守治疗的骨病患者缓解疼痛也是至关重要的。骨病的主要临床表现主要以疼痛为主，临床上能有效缓解患者疼痛症状可以增加患者治疗信心，也是增加依从性的重要方法。ERAS 建议术前"预防镇痛"来积极控制患者的疼痛，为防止痛觉过敏的发生，在术前采取镇痛措施以减缓术后痛的发生，即"预防镇痛与抗炎"。建议尽早进行术后镇痛。不管是骨病的保守治疗还是术前预防镇痛，非甾体抗炎药（NSAIDs）都是理想选择，使用 NSAIDs 预防镇痛围手术期获益明确。

ERAS 推荐术后采取多模式镇痛。多模式镇痛就是联合应用不同作用机制的多种镇痛药物或采用机制不同的多种镇痛措施，以达到更好的镇痛效果，同时将不良反应降至最低，这代表着术后镇痛技术的主要发展方向。控制术后疼痛是减少患者卧床及住院时间，加速康复的重要方法。脊柱术后疼痛包括切口周围疼痛与神经根性疼痛，与其他类型手术相比疼痛程度更严重，因此需制定更加完善的围术期疼痛控制方案。在脊柱外科非甾体类抗炎药是多模式镇痛的重要组成部分，是多模式镇痛中的基础用药。在口服药物有禁忌或困难的情况下，患者自控镇痛（patient controlled analgesia，PCA）可获得良好的镇痛效果。因为使用阿片类药物的持续基础输注并不会提高镇痛效果，反而增加术后恶心、呕吐发生的概率。通过联合应用多种药物的方法达到减少阿片类药物的用量及其不良反应的目的，可以有效促进术后康复。对于围术期神经根性疼痛的管理，在足量规律使用非甾体类抗炎药的基础上，加用神经修复剂、肌松剂及抗惊厥药，可提高总体疗效及患者满意度。

2. 术前手术风险评估生理能力与手术应激评分系统（the estimation of physiological ability and surgical stress，E‑PASS）和死亡率及并发症发生率的生理学和手术严重程度评分系统（the physiological and operative severity score for the enumeration of mortality and morbidity，POSSUM）均能较好地预测脊柱手术患者术后并发症的发生率和死亡率，建议参考相关指标进行风险评估，必要时可对部分指标进行干预，例如补充铁剂纠正贫血、纠正电解质紊乱等（表46）。

表46　E‑PASS 评分和 POSSUM 评分

参数	E‑PASS 评分	POSSUM 评分
术前生理指标	年龄、是否有严重的心脏疾病、是否有严重的肺部疾病、是否有糖尿病、体能状态指数和美国麻醉师协会分级	年龄、心脏体征、呼吸系统病史、收缩压、脉搏、格拉斯哥昏迷量表评分、血色素、白细胞计数、血尿素氮、血钠、血钾和心电图
手术指标	预计失血量、体重、手术时间和切口长度	手术等级、是否二次手术、预计失血量、是否有腹腔污染、是否为恶性肿瘤、是否急诊手术

3. 糖尿病的评估和管理

胰岛素抵抗和高血糖与术后患者并发症发生率和死亡率密切相关。ERAS 要求改善患者胰岛素抵抗，加强血糖控制，避免低血糖。所以在术后血糖控制上我们应尽量避免高血糖，同时不能导致低血糖的发生。围术期高血糖会导致术后并发症发生率增高，椎间盘突出复发率增加，而且神经功能改善亦会受到影响，糖尿病患者术前血糖 > 6.9mmol/L 和术后血糖 > 11.1mmol/L 是脊柱术后感染独立危险因素。因为糖尿病会降低手术后患者的远期疗效，尤其是围术期的血糖控制不好会直接影响手术患者的远期疗效。因此根据《中国围术期血糖管理专家共识》空腹血糖应控制在 10mmol/L 以内，随机血糖应控制在 12.0mmol/L 以内。血糖控制推荐目标：手术中血糖 < 8.3mmol/L，或随机血糖 < 10.0mmol/L；围手术期餐前血糖 < 7.8mmol/L，或随机血糖 < 10.0mmol/L。

4. 心、脑血管疾病的评估和管理

骨内科骨病患者多数为老年人，常合并有心、脑血管疾病，需长期口服抗血小板药物。这些药物对于需要保守治疗的患者来说长期使用既可以预防血栓的形成，又可以防止心、脑血管疾病的急性发生。但是对于围手术期有心脑血管疾病，长期服用抗凝药物的患者我们如何评估使用抗凝药物？对此需权衡停药导致心、脑血管意外的风险和不停药导致围术期出血的风险。抗血小板药物作为一级预防用药时，围术期停药不增加血栓性并发症风险，而作为二级预防用药时，围术期停药会导致血栓性并发症的发生风险增加 1.82 倍；因此，建议抗血小板药物作为一级预防用药时可停药，作为二级预防用药时不可停药。

5. 营养状况的评估和管理

由于术后患者机体需要较高的基础能量，即使一些术前营养状况良好的患者，术后营养指标（血清白蛋白、血淋巴细胞总数等）仍有可能出现明显的下降，这可能会导致术后并发症的发生率升高、伤口的延迟愈合和住院时间的延长。

因此，术前应该常规口服碳水化合物，糖尿病患者同时给予降糖药物。鼓励患者术后开始经口进食。经口营养补充（约 200ml，高能量食品，每日 2～3 次）应该从手术之日至患者可正常摄食之日执行。推荐营养耗尽患者出院在家中继续进行几周时间的经口营养补充。若患者严重营养不良，则应该给与口服营养补充剂或术前肠内营养，术前口服补充营养素和微量营养素有利于改善患者的营养状况，有利于改善患者术后的营养指标，减少并发症的发生。

6. 血栓预防

骨内科患者因骨科疾病活动受限导致长期卧床或围手术期，需要预防血栓形成。对于骨科疾病患者尤其是对于骨质疏松伴有新发骨折的保守治疗患者，预防血栓治疗至关重要，我们一般给予物理治疗、药物治疗及康复治疗联合预防血栓形成。物理治疗包括：气压式血液循环驱动、穿戴合适的弹力袜等；药物治疗包括：阿司匹林肠溶片、硫酸氢氯吡格雷片、低分子肝素钙等；康复治疗包括：肢体功能锻炼、下肢按摩、针灸和艾灸等。而对于术后患者预防血栓形成更重要。研究发现脊柱手术后深静脉血栓发生率为 2.8%～12.5% 不等。卧床、高龄、肥胖、D－二聚体增高、手术时间长等都是术后深静脉血栓及肺栓塞高危因素。术后血栓预防主要包括物理预防、药物预防及康复基础预防。研究表明，术后肢体主动及被动活动、应用弹力袜及充气加压装置等物理措施可明显降低脊柱手术术后深静脉血栓发生率。此外，因为硬膜外血肿是脊柱术后一种较为严重的并发症，因此，对于术后是否行药物预防目前仍存在争议。对截瘫及恶性肿瘤等高危患者，在无出血风险情况下应联合药物预防措施，药物预防（主要为低分子肝素）于术后 24～36 小时开始应用，截瘫患者预防时间应持续到伤后 3 个月。

7. 康复锻炼

康复锻炼亦是骨内科常见骨病保守治疗的重要手段，它能有效缓解疼痛，增加钙的沉积，维持和提高骨密度，提高肌力，增强耐力，增强平衡协调能力，以达到预防骨折发生的目的。康复锻炼要遵循一定原则：①安全性，有的运动是双刃剑如太极拳，我们要在其不损伤关节的前提下锻炼；②有效性，所做康复锻炼需能增加骨骼钙含量，纠正身体姿势，训练肌力，训练肢体平衡和协调性，可以提高心肺功能的训练等；③个体化原则，根据性别、年龄、严重程度、有无运动基础及并发症等具体情况，制定适当的康复锻炼方案，遵循量力而行、循序渐进（次数、强度和频率）、持之以恒（运动见效慢，但停止运动将前功尽弃）、功效递减（开始收效较为明显，但到一定程度后收效减弱）的原则。而术后长期卧床的患者，会出现胰岛素抵抗、肌肉萎缩、肌肉强度下降、肺功能降低、组织氧合指数下降及血栓栓塞等，危害严重。对于这部分患者，ERAS 鼓励他们尽早下床活动，进行早期功能锻炼。术后早期进行功能锻炼有利于减轻术后疼痛、促进功能恢复、减少并发症、缩短住院时间及提高患者的满意度。在遵循"提高患者自信""尽早离床""安全而不加重疼痛""主动运动为主被动为辅""适应性起步逐渐增量"的原则下，制定相对个体化的康复锻炼方案，其具体项目主要包含：术后早期适应性训练（如足趾屈伸、踝泵运动、直抬腿等）、脊柱稳定性训练（腹横肌、多裂肌锻炼）、心血管功能训练（吹气球）、步行训练、脊柱交界区（颈胸段、胸腰段）和邻近肢体关节的牵拉训练等。

8. 出院后管理

患者出院后定期随访监测有利于了解患者的恢复情况并及时处理并发症。骨内科的随访除常规生化指标及疼痛评价外，应注意指导患者服用药物及进行正确的康复锻炼。

尽管 ERAS 的研究还处于初步阶段，但其减少疼痛应激、促进康复的理念及追求"零痛苦无风险"（zero pain and no risk）的目标体现了以患者为中心的新医学模式宗旨，顺应了医学的发展方向和潮流。

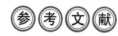

1. Chen Z, Wei X, Li F, et al. Tracheal traction exercise reduces the occurrence of postoperative dysphagia after anterior cervical spine surgery. Spine (Phila Pa 1976), 2012, 37 (15)：1292-1296.

2. 孙天胜，沈建雄，刘忠军，et al. 中国脊柱手术加速康复——围术期管理策略专家共识. 中华骨与关节外科杂志, 2017, (10)：279.

3. Park CK. The effect of patient positioning on intraabdominal pressure and blood loss in spinal surgery. Anesth Analg, 2000, 91 (3)：552-557.

4. 郝丽娜，侯少科，李建辉，等. 目标导向液体管理对老年患者脊柱融合术后认知及机体功能的影响. 中国老年学杂志, 2017, 37 (03)：675-678.

5. Delaney AP, Dan A, McCaffrey J, et al. The role of albumin as a resuscitation fluid for patients with sepsis：a systematic review and meta-analysis. Crit Care Med, 2011, 39 (2)：386-391.

6. Lassen K, Coolsen MM, Slim K, et al. Guidelines for perioperative care for pancreaticoduodenectomy：Enhanced Recovery After Surgery (ERAS ®) Society recommendations. Clin Nutr, 2012, 31 (6)：817-830.

7. Mortensen K, Nilsson M, Slim K, et al. Consensus guidelines for enhanced recovery after gastrectomy：Enhanced Recovery After Surgery (ERAS ®) Society recommendations. Br J Surg, 2014, 101 (10)：1209-1229.

8. Mankin KP, Moore CA, Miller LE, et al. Hemostasis with a bipolar sealer during surgical correction of adolescent idiopathic scoliosis. J Spinal Disord Tech, 2012, 25 (5)：259-263.

9. Ochroch EA, Mardini IA, Gottschalk A. What is the role of NSAIDs in pre-emptive analgesia? Drugs, 2003, 63 (24)：2709-2723.

10. Ong CK, Lirk P, Seymour RA, et al. The efficacy of preemptive analgesia for acute postoperative pain management：a meta-analysis. Anesth Analg, 2005, 100 (3)：757-773.